Mütze/Schweer

# Der ältere beinamputierte Patient

**Pflaum Physiotherapie**
**Herausgeberin: Ingeborg Liebenstund**

Elke Mütze / Ralf Schweer

# Der ältere beinamputierte Patient

Pflaum

**Anschrift der Autoren:**
Elke Mütze
Dr. Ralf Schweer
Grüner Weg 6
01109 Dresden

**Impressum**

Bitte beachten Sie: Die medizinische Entwicklung schreitet permanent fort. Neue Erkenntnisse, was Medikation und Behandlung angeht, sind die Folge. Autoren und Verlag haben größte Mühe walten lassen, um alle Angaben dem Wissensstand zum Zeitpunkt der Veröffentlichung anzupassen. Dennoch ist der Leser aufgefordert, Dosierungen und Kontraindikationen aller verwendeten Präparate und medizinischen Behandlungsverfahren anhand etwaiger Beipackzettel und Bedienungsanleitungen eigenverantwortlich zu prüfen, um eventuelle Abweichungen festzustellen.

**Die Deutsche Bibliothek – CIP-Einheitsaufnahme**
Ein Titelsatz für diese Publikation ist bei Der Deutschen Bibliothek erhältlich.

**ISBN 3-7905-0876-4**

© Copyright 2002 by Richard Pflaum Verlag GmbH & Co. KG
München • Bad Kissingen • Berlin • Düsseldorf • Heidelberg

Alle Rechte, insbesondere die der Übersetzung, des Nachdrucks, der Entnahme von Abbildungen, der Funksendung, der Wiedergabe auf fotomechanischem oder ähnlichem Wege und der Speicherung in Datenverarbeitungsanlagen, bleiben, auch bei nur auszugsweiser Verwertung, vorbehalten.
Die Wiedergabe von Gebrauchsnamen, Handelsnamen, Warenbezeichnungen usw. in diesem Werk berechtigt auch ohne besondere Kennzeichnung nicht zu der Annahme, dass solche Namen im Sinne der Warenzeichen- und Markenschutzgesetzgebung als frei zu betrachten wären und daher von jedermann benutzt werden dürften. Wir übernehmen auch keine Gewähr, dass die in diesem Buch enthaltenen Angaben frei von Patentrechten sind; durch diese Veröffentlichung wird weder stillschweigend noch sonst wie eine Lizenz auf etwa bestehende Patente gewährt.

Herstellung: Buchundmehr, München
Innenlayout: Carsten Tschirner, München
Satz: Mitterweger & Partner Kommunikationsgesellschaft mbH
Druck und Bindung: LegoPrint, Trento

Informationen über unser aktuelles Buchprogramm finden Sie im Internet unter: http://www.pflaum.de

# Inhalt

| 1 | **Die Rehabilitation des älteren Beinamputierten – ein integrativer Behandlungsansatz** .................... | 9 |
|---|---|---|
| | *Ralf Schweer* | |

| 2 | **Internistische Ursachen für Amputationen** .............. | 13 |
|---|---|---|
| | *Christina Naumann* | |
| 2.1 | Einführung ............................................... | 13 |
| 2.2 | Arterielle Durchblutungsstörungen ....................... | 14 |
| 2.2.1 | Die chronische periphere arterielle Verschlusskrankheit (pAVK) .. | 14 |
| 2.2.2 | Akuter peripherer Arterienverschluss (arterielle Embolie und arterielle Thrombose) ................................... | 25 |
| 2.3 | Diabetes mellitus ........................................ | 27 |
| 2.4 | Sonstige Amputationsursachen ........................... | 43 |
| 2.4.1 | Endangitis obliterans (Morbus Winiwater-Buerger) ......... | 43 |
| 2.4.2 | Phlegmasia coerulea dolens .............................. | 44 |
| 2.4.3 | Haut- und Weichteilinfektionen .......................... | 45 |
| 2.4.4 | Tumoren ................................................ | 47 |
| 2.4.5 | Traumata ................................................ | 47 |

| 3 | **Grundlagen der Amputationschirurgie** ................. | 50 |
|---|---|---|
| | *Boris Kiesewalter* | |
| 3.1 | Geschichte der Amputationschirurgie .................... | 50 |
| 3.2 | Amputation allgemein ................................... | 53 |
| 3.3 | Amputation speziell ..................................... | 57 |
| 3.4 | Komplikationen und deren Therapie ...................... | 62 |

| 4 | **Die physiotherapeutische Behandlung in der prä- und postoperativen Phase** ................................. | 66 |
|---|---|---|
| | *Elke Mütze* | |
| 4.1 | Präoperative Maßnahmen ................................ | 66 |
| 4.1.1 | Befundaufnahme ........................................ | 66 |

| 4.1.2 | Präoperative Übungen | 72 |
| --- | --- | --- |
| **4.2** | **Postoperative Maßnahmen** | 72 |
| 4.2.1 | Die Atemtherapie | 72 |
| 4.2.2 | Die Lagerung zur Kontrakturprophylaxe | 74 |
| 4.2.3 | Dekubitusprophylaxe | 75 |
| 4.2.4 | Behandlung des Wundödems – Stumpfkompression | 75 |
| 4.2.5 | Bewegungstherapie | 77 |
| 4.2.6 | Mobilitätstraining | 82 |
| **5** | **Physiotherapie in der Rehabilitation** | 87 |
| | *Elke Mütze* | |
| **5.1** | **Die Rehabilitation** | 87 |
| 5.1.1 | Der interdisziplinäre Befund | 88 |
| **5.2** | **Die Einzeltherapie** | 91 |
| 5.2.1 | Desensibilisierende Maßnahmen | 91 |
| 5.2.2 | Die physiotherapeutische Schmerzbehandlung | 92 |
| 5.2.3 | Kontrakturprophylaxe | 93 |
| 5.2.4 | Kontrakturbehandlung | 95 |
| 5.2.5 | Kräftigung | 99 |
| 5.2.6 | Das Gleichgewichtstraining | 103 |
| 5.2.7 | Ganganbahnung auf der Therapieliege | 104 |
| 5.2.8 | Transfertraining und Sturzprophylaxe | 106 |
| 5.2.9 | Gangschule | 110 |
| **5.3** | **Gruppentherapie** | 137 |
| 5.3.1 | Rollstuhlgruppe | 138 |
| 5.3.2 | Standgruppe ohne Prothese | 138 |
| 5.3.3 | Amputationsgruppe mit Prothese | 140 |
| **5.4** | **Das Hausübungsprogramm** | 141 |
| **5.5** | **Ambulante Physiotherapie** | 146 |
| **6** | **Trainingstherapie des beinamputierten Patienten** | 150 |
| | *Elke Mütze* | |

Inhalt

| | | |
|---|---|---|
| **7** | **Häufige Erkrankungen multimorbider Patienten – Symptomatik und therapeutische Konsequenz** ............ | 157 |
| | *Elke Mütze* | |
| 7.1 | Diabetes mellitus ........................................ | 158 |
| 7.2 | Erkrankungen des Herz-/Kreislaufsystems ................. | 160 |
| 7.3 | Sekundäre Wundheilungsstörungen ....................... | 162 |
| 7.4 | Neurologische Begleiterkrankungen ....................... | 162 |
| | | |
| **8** | **Orthopädietechnische Versorgungsmöglichkeiten** .......... | 164 |
| | *Daniel Hermann* | |
| 8.1 | Grundlagen der Prothesenversorgung ..................... | 164 |
| 8.2 | Erstversorgungsprothese ................................. | 165 |
| 8.3 | Prothetische Versorgung nach Unterschenkelamputation ..... | 170 |
| 8.4 | Prothesen nach Knieexartikulation ........................ | 175 |
| 8.5 | Prothesen nach Oberschenkelamputation ................. | 180 |
| 8.6 | Die Zusammenarbeit zwischen Orthopädietechniker und Physiotherapeut ........................................ | 186 |
| | | |
| **9** | **Therapiebegleitende biomechanische Methoden während der Amputationsnachbehandlung** .............. | 188 |
| | *Günter Rockstroh* | |
| 9.1 | Messung der Gewichtsverteilung und Feedback-Training .... | 189 |
| 9.2 | Gleichgewichtsanalyse und sensomotorisches Training ...... | 192 |
| 9.3 | Visualisierung von Gewichts- und Belastungslinien im Stand .... | 194 |
| 9.4 | Ganganalyse ............................................ | 196 |
| 9.5 | Oberflächen-Elektromyografie ............................ | 200 |
| 9.6 | Pedobarografie ......................................... | 202 |
| | | |
| **10** | **Maßnahmen zur Verbesserung und zum Erhalt der Selbstständigkeit** ...................................... | 206 |
| | *Anja Schreiber* | |
| 10.1 | Ziel der Ergotherapie .................................... | 206 |
| 10.2 | Aktivitäten des täglichen Lebens – Konzept und Therapie ..... | 207 |
| 10.3 | Funktionelle Einzeltherapie ............................... | 217 |

| 11 | **Psychologische Aspekte bei der Behandlung älterer Beinamputierter** | 220 |
|---|---|---|

*Ralf Schweer*

| 11.1 | Hirnleistungsstörung – Symptomatik, Diagnostik und Therapiemöglichkeiten | 223 |
|---|---|---|
| 11.1.1 | Die Mini-Mental-State-Examination (MMSE) | 225 |
| 11.1.2 | Der Uhrentest | 227 |
| 11.1.3 | Geriatrische Depressionsskala (GDS) | 230 |
| 11.1.4 | Nutzen des psychologischen Assessments für den Physiotherapeuten | 232 |
| 11.2 | Amputations- und Phantomschmerzen beim älteren Patienten – Möglichkeiten psychologischer Behandlung | 233 |
| 11.2.1 | Schmerz – Begriffsklärung und Konsequenzen | 235 |
| 11.2.2 | Behandlung des Phantomschmerzes | 236 |
| 11.3 | Tipps für die Behandlung älterer, beinamputierter Patienten zur Optimierung der physiotherapeutischen Behandlung | 242 |

# 1 Die Rehabilitation des älteren Beinamputierten – ein integrativer Behandlungsansatz

*Ralf Schweer*

Drei Viertel aller Amputationen werden an Patienten vorgenommen, die älter als 65 Jahre sind. Von diesen älteren Patienten leiden etwa 85% an einer peripheren arteriellen Durchblutungsstörung und wiederum 50% dieser Patienten sind zusätzlich an Diabetes mellitus erkrankt (Vallarino & Sherman, 1981).
Ganz im Gegensatz zu diesen Zahlen steht die Behandlung des Themas in der Fachöffentlichkeit. Die vorliegenden Untersuchungen und Fachbücher beschäftigen sich in der Regel entweder mit jüngeren, amputierten Patienten oder mit älteren Patienten, die einen ausgesprochen hohen Rehabilitationserfolg hatten.
Das Vorhaben dieses Buches ist es daher, Möglichkeiten der Rehabilitation älterer Beinamputierter aufzuzeigen, deren Krankheitsverlauf als normal oder durchschnittlich einzuschätzen ist. Dies dürfte bei der überwiegenden Anzahl der älteren Amputierten der Fall sein. Es geht uns also nicht darum, unrealistische Behandlungsziele zu verfolgen, sondern im Rahmen der Möglichkeiten eines (in der Regel) multimorbiden Alterspatienten Behandlungsvorschläge für ein individuelles, rehabilitatives Vorgehen zu unterbreiten. Wir möchten schon hier am Anfang darauf hinweisen, dass die meisten älteren Menschen gesund altern und längst nicht alle multimorbid sind (vgl. Lehr, 2000). Die älteren Beinamputierten leiden aber in der Regel an mehreren Krankheiten und bedürfen dabei besonderer Beachtung.

## Kapitel 1 — Die Rehabilitation des älteren Beinamputierten

Vor allem aus diesem Grund, aber auch aufgrund der Erfahrungen der geriatrischen Rehabilitation insgesamt (Runge & Rehfeld, 2000), haben wir uns für einen integrativen Ansatz entschieden, der nicht allein von der Medizin bestimmt wird, sondern sich durch ein interdisziplinäres Vorgehen im Rahmen der rehabilitativen Behandlung auszeichnet. In Abbildung 1.1 haben wir die Disziplinen aufgelistet, die bei der Rehabilitation des älteren Beinamputierten unverzichtbar sind. Den hier aufgeführten Disziplinen sind im vorliegenden Buch jeweils ein oder – wie im Fall der Physiotherapie – sogar mehrere Kapitel gewidmet. Natürlich kann die Aufstellung des Rehabilitationsteams noch ausgeweitet werden, und wir erheben keinen Anspruch auf Vollständigkeit. Denken wir hier nur an den Sozialdienst, der für die weitere Unterbringung oder Reintegration des Patienten unverzichtbar ist.

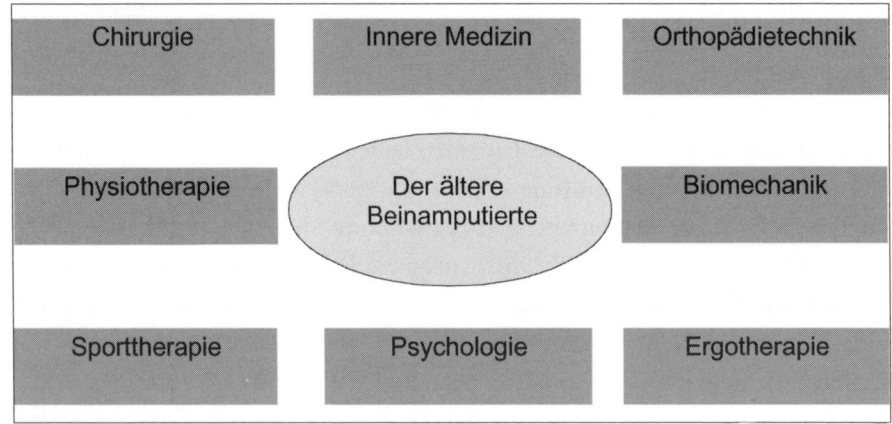

**Abb. 1.1**  Das interdisziplinäre Rehabilitationsteam

Bevor wir nun die einzelnen Rehabilitationsmöglichkeiten näher vorstellen, wollen wir, wenn auch nur kurz, den Begriff der medizinischen Rehabilitation im Allgemeinen und den der geriatrischen Rehabilitation im Besonderen erläutern.

Die **medizinische Rehabilitation** ist darauf ausgerichtet, Menschen zu helfen, die an den Folgen akuter Ereignisse leiden (z.B. Unfälle und Operationen). Sie soll Maßnahmen einbringen, die eine Wiederherstellung auf das vorherige Funktionsniveau ermöglichen. Aufgrund der zunehmenden Zahl chronischer Erkran-

kungen ist die medizinische Rehabilitation jedoch auch darauf ausgelegt, Menschen zu helfen, die unter bleibenden gesundheitlichen Beeinträchtigungen leiden. Hier ist die Aufgabe, die vorhandenen Kräfte zu stärken und/oder durch den Aufbau kompensatorischer Fähigkeiten ein weitgehend selbstständiges Leben zu gewährleisten. Im Mittelpunkt jeder Rehabilitationsmaßnahme steht als Leitmotiv, dem Patienten „Hilfe zur Selbsthilfe" zu vermitteln.
Der Begriff der Rehabilitation wird in einer richtungsweisenden Definition der Weltgesundheitsorganisation von 1980 wie folgt definiert: „Rehabilitation umfaßt alle Maßnahmen, die das Ziel haben, das Einwirken jener Bedingungen, die zu Einschränkungen und Benachteiligungen führen, abzuschwächen und die eingeschränkten und benachteiligten Personen zu befähigen, soziale Integration zu erreichen. Rehabilitation zielt nicht nur darauf ab, eingeschränkte und benachteiligte Personen zu befähigen, ihr Leben auf ihre Umwelt abzustimmen, sondern auch auf Intervention und Vermittlung innerhalb ihrer unmittelbaren Umgebung sowie innerhalb der Gesellschaft insgesamt, um ihre soziale Integration zu erleichtern und zu fördern" (VDR, 1991, 8).
Die **geriatrische Rehabilitation** hat zum Ziel, die individuell sehr vielfältigen körperlichen, seelischen und sozialen Auswirkungen von Krankheiten eines älteren Patienten zu behandeln, auszugleichen und zu mildern. Sie geht damit weit über den allgemeinen Rehabilitationsbegriff hinaus und trägt dem Wunsch älterer Menschen nach mehr (aktivierender) Unterstützung Rechnung. Durch ein umfassendes Konzept moderner, aktivierender Pflege, verbunden mit gezielten, multidisziplinären Behandlungsverfahren, werden die medizinischen, diagnostischen und therapeutischen Maßnahmen ergänzt. Individuell auf die vorhandenen Fähigkeiten, Probleme und Ressourcen jedes einzelnen Patienten zugeschnitten, wird eine Verbesserung der funktionellen Fähigkeiten und Möglichkeiten bei der Ausführung lebenspraktischer Alltagsaktivitäten angestrebt. Häufig drohende Immobilität und Pflegebedürftigkeit sollen verhindert und – soweit möglich – eine Rückkehr des Patienten in seine bisherigen Lebensumstände erreicht werden. Dies gilt insbesondere auch für den älteren, beinamputierten Patienten, dem dieses Buch aus unserer langjährigen Erfahrung heraus gewidmet ist.

**Literatur**

Lehr, U. (2000). *Psychologie des Alterns*. 9. Auflage. Stuttgart: UTB

Runge, M. & Rehfeld, G. (2000). *Geriatrische Rehabilitation im therapeutischen Team*. Stuttgart: Thieme

Vallarino, R. & Sherman, F. T. (1981). Stroke, fractured hip, amputation, pressure sores, and incontinence: principles of rehabilitation treatment. In L. Libow & F. T. Sherman (Hrsg.), *The Core of Geriatric Medicine*. St. Louis: Mosby

VDR (1991). Kommission zur Weiterentwicklung in der gesetzlichen Rentenversicherung. Abschlußberichte der Arbeitsbereiche. Band III. Frankfurt: Selbstverlag

# 2 Internistische Ursachen für Amputationen

*Christina Naumann*

## 2.1 Einführung

Jede Amputation bedeutet gerade für den älteren und betagten Patienten einen irreversiblen Verlust, der auch durch eine noch so raffinierte prothetische Versorgung nicht ausgeglichen werden kann. Mit steigendem Alter mindern sich die Chancen einer Funktionswiedergewinnung. Dies betrifft sowohl die lokale Gewebeadaptation im Bereich des Stumpfes als auch die allgemeine funktionelle Adaptation im Umgang mit der Prothese. Die Amputation ist daher in jedem Fall als Ultima ratio anzusehen!
Um alle therapeutischen Möglichkeiten im Vorfeld einer Amputation ausschöpfen zu können, bedarf es eines subtilen differentialdiagnostischen Vorgehens und der Kenntnis der ursächlichen Erkrankungen.
Amputationen begleiten die Menschheitsgeschichte seit 36 000 Jahren. Unsere Kenntnis der prothetischen Versorgung reicht über 2500 Jahre (Aristophanes, Herodotus) zurück. In der ersten Hälfte dieses Jahrhunderts erfolgten Amputationen noch überwiegend aufgrund von Kriegsverletzungen und schweren Unfällen. Die Entwicklung in Amputationstechnik und -versorgung war somit vor allem auch Ergebnis der Kriegschirurgie eines Jahrhunderts.
Demgegenüber hat sich in den vergangenen Jahrzehnten ein Ursachenwandel vollzogen. Als häufigste Amputationsursachen sind heute im Wesentlichen drei Krankheitsgruppen zu nennen:

- Chronische arterielle Durchblutungsstörungen auf dem Boden einer Arteriosklerose
- Akute arterielle Durchblutungsstörungen durch Embolien oder Thrombosen und
- Diabetes mellitus mit seinen Spätkomplikationen.

Dagegen sind unfallbedingte Amputationen durch die Erfolge der Mikrochirurgie und Replantation deutlich rückläufig.

## 2.2 Arterielle Durchblutungsstörungen

### 2.2.1 Die chronische periphere arterielle Verschlusskrankheit (pAVK)

*Definition*

Es handelt sich um chronische arterielle Durchblutungsstörungen der unteren (in seltenen Fällen der oberen) Extremitäten infolge organischer Arterienwandveränderungen.

Diese Durchblutungsstörungen entstehen, wenn durch Einengungen (Stenosen) oder Verschlüsse (Okklusionen) von arteriellen Gefäßen Funktionseinschränkungen bzw. Funktionsverluste in dem von diesem Gefäß versorgten Bereich auftreten. Häufigste Ursache für diese Einengungen und Verschlüsse ist die Atherosklerose bzw. Arteriosklerose (Gefäßverkalkung).

*Häufigkeit*

Die periphere arterielle Verschlusskrankheit (pAVK) ist ein häufiges Krankheitsbild in der Allgemeinpraxis. Europaweit sind 5 bis 10% der Bevölkerung von einer pAVK betroffen.

In Deutschland werden jährlich mehr als 2 Millionen Patienten wegen einer pAVK behandelt, davon 215 000 stationär. Bei etwa 22 000 Patienten wird eine Amputation notwendig.

## 2.2 Arterielle Durchblutungsstörungen

*Pathogenese*

Die **Arteriosklerose** ist eine der häufigsten Erkrankungen unserer Zeit. Je älter ein Mensch wird, desto ausgeprägter sind in der Regel seine arteriosklerotischen Gefäßveränderungen. Die Arteriosklerose ist ein Sammelbegriff für anfänglich nicht-entzündliche Veränderungen der Arterien. Ausgelöst wird die Erkrankung durch Ablagerungen von Fettsubstanzen an den Gefäßwänden (atherosklerotische Plaques). Diese Ablagerungen führen durch bindegewebige (fibrinöse) Umbauvorgänge zur Verdickung, zur Verhärtung und zum Elastizitätsverlust der Gefäßwände. Im weiteren Verlauf kann es zum Einriss der inneren Wandschicht (Intima) im Bereich einer solchen atherosklerotischen Plaque (Plaqueruptur) mit nachfolgender Entwicklung eines geschwürigen Defekts in der Gefäßwand kommen, welcher Blutplättchen und Blutgerinnsel an sich bindet. Auf diese Weise wird das Gefäß zunehmend verengt oder vollständig verschlossen.

Nahezu 90% der Stenosen und Verschlüsse finden sich an den unteren Extremitäten, nur etwa 10% an den oberen Extremitäten. Nach Ratschow wird die periphere arterielle Verschlusskrankheit der unteren Extremitäten nach der Verschlusslokalisation eingeteilt:

▷ Peripherer Typ: 20% (Stenose bzw. Verschluss im Bereich der Unterschenkelarterien). Dabei kann ein peripher-akraler Typ, der vorwiegend die Fußarterien betrifft, differenziert werden.
▷ Oberschenkeltyp: 50% (Stenosen im femoropoplitealen Bereich)
▷ Beckentyp: 30% (Stenosen, Verschlüsse im aortoiliakalen Bereich).

Verschiedene **Risikofaktoren** fördern die Entstehung einer Arteriosklerose und ihrer Folgeerkrankungen. Hierbei sind insbesondere zu nennen:

▷ Fettstoffwechselstörungen (Erhöhung von Gesamtcholesterin und LDL-Cholesterin, Verminderung von HDL-Cholesterin)
▷ Rauchen
▷ Hypertonie (Bluthochdruck)
▷ Diabetes mellitus (Zuckerkrankheit)
▷ Übergewicht und Fettsucht
▷ Genetische Disposition.

Inwiefern auch durch Bakterien ausgelöste Entzündungsprozesse eine Rolle spielen, lässt sich beim gegenwärtigen Forschungsstand noch nicht abschließend beurteilen.

Im Regelfall spielt sich die Arteriosklerose in sämtlichen Gefäßen des Organismus ab. Deshalb sind häufig auch die Herzkranzgefäße, die Hirngefäße und die Nierenarterien betroffen. Patienten mit peripherer arterieller Verschlusskrankheit erleiden daher doppelt so häufig einen Schlaganfall mit bleibenden Schäden wie gleichaltrige Personen ohne diese Störung. Ein Viertel aller Patienten mit koronarer Herzkrankheit weist auch eine arterielle Verschlusskrankheit der Beine auf.

### *Klinische Symptomatik*

Im Frühstadium verursacht eine periphere arterielle Verschlusskrankheit noch keine Symptome. Dennoch können mit verschiedenen Untersuchungsmethoden (s.u.) schon Gefäßveränderungen nachgewiesen werden (Stadium I nach Fontaine).

Neben dem Stenosegrad hängt die klinische Symptomatik wesentlich davon ab, inwieweit sich bereits Kollateralen, d.h. Gefäßaussprossungen zur Umgehung der Stenose gebildet haben. Je langsamer sich eine Stenose entwickelt, desto besser funktioniert normalerweise dieser Kollateralkreislauf. Auch die Fließeigenschaften des Blutes (z.B. Viskosität, Erythrozytenverformbarkeit) beeinflussen die klinische Symptomatik mit.

Bei weiterem Fortschreiten der Gefäßverengungen treten belastungsabhängige Schmerzen in den minderdurchbluteten Weichteilen der Beinmuskulatur distal der Stenose, meist im Wadenbereich auf. Weil die Durchblutung und damit das Sauerstoffangebot unter Belastung nicht ausreichend ist, werden durch anaerobe Energiegewinnungsprozesse und unter lokaler Azidose Metaboliten gebildet, die zu Schmerzen führen. Infolgedessen kann mit zunehmender Schwere der Mangeldurchblutung nur noch eine begrenzte Gehstrecke ohne Schmerzen bewältigt werden. Die Patienten reagieren darauf meistens mit Unterbrechung der körperlichen Aktivität, sie bleiben für einige Zeit stehen, was zur Bezeichnung „Schaufensterkrankheit" (Claudicatio intermittens) führte (Stadium II nach Fontaine). Liegt die schmerzfreie Gehstrecke bei mehr als 200 Metern, spricht man von einem Stadium IIa, bei einer Gehstreckenverkürzung auf weniger als 200 Meter liegt ein Stadium IIb nach Fontaine vor.

Bei weiterer Zunahme der Gefäßveränderungen kommt es zu anhaltenden Schmerzen auch bei körperlicher Ruhe und vor allem in Horizontallagerung (Stadium III nach Fontaine). Deshalb stehen die Patienten nachts häufig auf

## 2.2 Arterielle Durchblutungsstörungen

oder lassen das Bein aus dem Bett hängen, um so durch eine Tieflagerung eine Verbesserung der Durchblutung zu erzielen.

Schließlich kommt es zu Gewebeuntergängen besonders an den Akren und im Vorfußbereich (Nekrosen, Gangrän; Stadium IV nach Fontaine). Bei trockenen Nekrosen zeigt sich ein Absterben der minderdurchbluteten Geweberegion (Mumifizierung, z.B. schwarze Zehe). Im Fall einer lokalen Keimbesiedelung entwickeln sich eitrig belegte Entzündungen (feuchte Gangrän). In solchen Fällen ist der Patient durch Keimstreuungen in benachbarte Weichteile oder in den Knochen sowie in die Blutbahn (Sepsis) besonders gefährdet. Aufgrund der ungenügenden Durchblutung ist es sehr schwierig, diese einmal entstandenen Gewebeschäden zum Abheilen zu bringen.

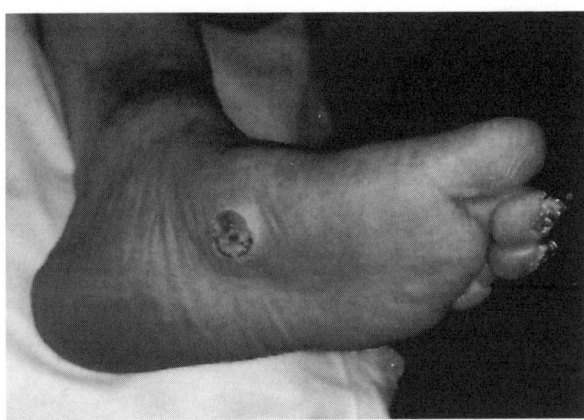

**Abb. 2.1a**
Trockene Gangrän

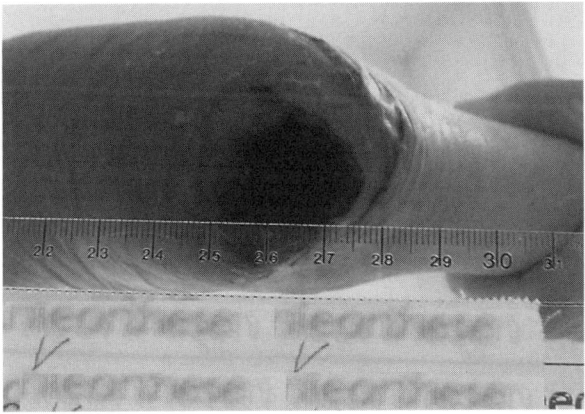

**Abb. 2.1b**
Fersennekrose

## Diagnostik – körperliche Untersuchung

Zur primären Diagnostik der peripheren arteriellen Verschlusskrankheit dient ein einfaches angiologisches Untersuchungsprogramm, das ohne technischen Aufwand in der täglichen Praxis durchgeführt werden kann. Ziel dieses diagnostischen Vorgehens ist es, Gefäßkrankheiten schon in einem frühen Stadium zu erkennen, um die Behandlung so zeitig wie möglich einleiten zu können und letztendlich Amputationen zu verhindern.

Dieses Untersuchungsprogramm beinhaltet:

- Anamnese
  - Erfassung von Risikofaktoren und Begleiterkrankungen
  - Erfragen der Symptomatik
- Inspektion von Beinen und Füßen
  - Hautfarbe
  - Hauttemperatur
  - Hautveränderungen
  - Läsionen
- Palpation aller tastbaren Arterienpulse: Fehlen, Abschwächungen und Seitendifferenzen der Arterienpulse weisen auf Stenosen oder Verschlüsse auch bei bisher nicht vorhandener klinischer Symptomatik hin. Ein Pulsverlust ist erst bei einer Lumeneinengung von mehr als 90% zu erwarten.
- Auskultation: Erfassung abnormer Strömungsgeräusche über den großen Gefäßen, die durch Wirbelbildung des Blutes an eingeengten Gefäßabschnitten entstehen. Im Allgemeinen sind Stenosegeräusche erst ab Lumeneinengungen von über 50% nachweisbar. Gefäßstenosen, die unter Ruhe noch keine Strömungsgeräusche verursachen, können häufig durch Steigerung des Blutzeitvolumens (durch Arbeit, z.B. Kniebeugen) nachgewiesen werden.
- Beidseitige Blutdruckmessung
- Ratschow'sche Lagerungsprobe: Der Patient führt in Rückenlage ca. 2 Minuten Rollbewegungen in den Sprunggelenken aus. Danach setzt sich der Patient und lässt die Beine herabhängen. Bei einer Stenose oder einem Verschluss kommt es zu einer verzögerten reaktiven Hyperämie und Venenfüllung.
  - Erste Rötung: normal nach 3–5 Sekunden
  - Venenfüllung am Fußrücken: normal nach 5–12 Sekunden
  - Reaktive Hyperämie: normal nach 15–20 Sekunden

▷ Standardisierter Gehtest mittels Metronom: Austestung der Gehstrecke bis zum Auftreten ischämischer Schmerzen (1 bis 2 Schritte/Sekunde).

## Apparative Diagnostik

Die Anwendung apparativ-technischer Verfahren dient der Bestätigung der Diagnose und der Feststellung der funktionellen Leistungsreserve sowie der Planung invasiver therapeutischer Maßnahmen. Folgende Verfahren kommen zum Einsatz:
▷ Ultraschalldiagnostik der Gefäße (Doppler- und Duplexsonographie)
▷ Doppler-Druckmessung und Doppler-Blutflussuntersuchung: Messung des systolischen arteriellen Drucks am Knöchel und an der Großzehe. Eine kritische Gliedmaßenischämie ist bei absoluten Druckwerten von unter 50 mmHg im Knöchelbereich und von unter 30 mmHg im Bereich der Großzehe anzunehmen.
▷ Ermittlung des Doppler-Index, dem Quotienten aus dem Doppler-Druck im Bereich der Knöchelarterien und dem dopplersonographisch gemessenen Blutdruck am Arm. Bei einer hämodynamisch nicht relevanten Stenose wird dieser Quotient größer als 1 oder gleich 1 sein, je nach Schweregrad der Durchblutungsstörung sinkt er unter 1.
▷ Doppler-B-Bild: Darstellung der Arterien in ihren beschallbaren Verlaufsabschnitten. Krankhafte Veränderungen der Gefäßwand, speziell arteriosklerotische Wandverdickungen, Auflagerungen, Gerinnselbildungen (Thromben) können auf diese Weise erfasst werden.
▷ Farbduplex-Sonographie: farbige Darstellung des Blutflusses in den Arterien und Vermessung mittels Strömungskurven
▷ Angiographie: Die intraarterielle digitale Subtraktionsangiographie gilt heute als Goldstandard der Kontrastmitteldarstellung der Gefäße. Da bei richtiger Vorbereitung kaum Komplikationen auftreten, kann deren Einsatz durchaus frühzeitig erfolgen. Die Indikation zur Angiographie ist auf alle Fälle zu stellen, wenn die lokale Operabilität geklärt werden muss (Stadium IIb bis IV).
▷ Andere Verfahren (nicht in der Routinediagnostik)
▷ Venenverschlussplethysmographie: Messung der Durchblutungs- und Strömungskapazität der Arterien im direkten Seitenvergleich
▷ Oszillographie, Oszillometrie, Rheographie: orientierende Schweregradeinteilung arterieller Durchblutungsstörungen

▷ Magnetresonanztomographie: technisch aufwändige und teure Untersuchung mit geringerer Sensitivität und Spezifität als die Angiographie; kommt vor allem bei Kontraindikationen gegen Kontrastmittelgabe (z.B. KM-Unverträglichkeit, Niereninsuffizienz, Hyperthyreose) in Betracht.

## *Therapie*

Bei der Behandlung der peripheren arteriellen Verschlusskrankheit gilt es zu bedenken, dass die pAVK selbst nur ein Symptom der zugrunde liegenden systemischen obliterierenden Arteriosklerose ist. Die **kausale Behandlung** der peripheren arteriellen Verschlusskrankheit muss deshalb auf die Beseitigung der vorhandenen Risikofaktoren und die Erziehung zu einer vernünftigen Lebensweise mit viel körperlicher Bewegung und normalisiertem Körpergewicht gerichtet sein.

Unabdingbar ist eine absolute Nikotinabstinenz. Ein Diabetes mellitus sollte durch Diät und gegebenenfalls Insulin kompensiert werden. Abgestimmt auf den Typ der Hyperlipoproteinämie sind erhöhte Blutfettwerte mit diätetischen Maßnahmen und Medikamenten zu senken. Ein arterieller Hypertonus sollte moderat eingestellt werden, wobei Diuretika wegen der Beeinträchtigung der Mikrozirkulation und der ungünstigen Beeinflussung zahlreicher Stoffwechselparameter nur in Ausnahmefällen indiziert sind.

Die **symptomatische Therapie** der peripheren arteriellen Verschlusskrankheit richtet sich nach dem Stadium der Erkrankung und umfasst:

▷ Stadium I:
  - Physikalische Therapie – aktives Gehtraining

▷ Stadium II bis IV:
  - Medikamentöse Therapie
  - Revaskularisierungsmaßnahmen
    – Interventionell-radiologische Verfahren
    – Operative Verfahren
    – (Sympathektomie)

▷ Stadium IV:
  - Infektionsbehandlung
  - Amputation
  - Adjuvante Maßnahmen (Patientenschulung, Schmerztherapie).

## 2.2 Arterielle Durchblutungsstörungen

**Physikalische Therapie – aktives Gehtraining**
Die wirksamste Maßnahme bei einer pAVK im Stadium II nach Fontaine ist das systematische Gehtraining. Hierbei handelt es sich um eine kontrollierte dosierte Form gezielter körperlicher Aktivität im Intervallstil mit gleichmäßiger mittelstarker Belastung. Die Trainingsdosierung ist der individuellen Belastbarkeit des Patienten anzupassen und auf zwei Drittel seiner schmerzfreien Gehstrecke auszurichten. Der Trainingseffekt wird einerseits auf das Erlernen einer ökonomischen Gehweise und andererseits auf die bessere Durchblutung schlecht versorgter Bezirke durch die Ausbildung von Kollateralkreisläufen sowie metabolische Anpassungsvorgänge zurückgeführt.
Hauptkriterium für ein erfolgreiches Gehtraining ist die Zunahme der schmerzfreien Gehstrecke.
Bei fortgeschrittenen Stadien mit Zeichen der Ruheinsuffizienz oder bei bestehenden leistungslimitierenden Begleiterkrankungen (kardio-pulmonale Insuffizienz, degenerative Gelenkerkrankungen usw.) ist ein Gehtraining jedoch kontraindiziert bzw. nicht möglich.

**Medikamentöse Therapie**
Zur Prophylaxe einer arteriellen Thrombose im Bereich der atheromatösen Plaques ist in jedem Fall die Verordnung eines Thrombozytenaggregationshemmers (Acetylsalizylsäure, z.B. ASS®, ggf. Clopidogrel, z.B. Plavix®, Iscover®) indiziert. Wenn eine revaskularisierende Therapie (s.u.) technisch nicht möglich oder dem Patienten nicht zumutbar ist, sollte eine intraarterielle oder intravenöse Behandlung mit Prostanoiden (z.B. Prostavasin®) in Betracht gezogen werden. Dadurch können zumindest in begrenztem Umfang eine Gefäßweitstellung mit verbessertem Abfluss über Kollateralen, eine Thrombozytenaggregationshemmung sowie günstige Stoffwechseleffekte im Ischämiegebiet erreicht werden.
Verschiedene Therapieansätze sind auf die Verbesserung der Fließeigenschaften des Blutes gerichtet (isovolämische oder hypervolämische Hämodilution, Medikamente zur Erhöhung der Erythrozytenverformbarkeit), wobei die Effizienz derartiger Maßnahmen heute eher als fraglich eingeschätzt werden muss.
Eine thrombolytische Therapie (Lyse) wird meist in Form einer lokalen Applikation mittels Katheter angewendet (s. S. 22).

**Revaskularisierungsmaßnahmen**
Die Stadien IIb bis IV nach Fontaine sind mit besonderer Sorgfalt und unter Ausschöpfung einer intensiven interdisziplinären Zusammenarbeit zu behandeln. Hier ist insbesondere bei Ruheschmerzen, bei einer Nekrose oder Gangrän durch invasive Diagnostik zu entscheiden, ob revaskularisierende Maßnahmen indiziert und durchführbar sind.

*Interventionell-radiologische Verfahren*
Die modernen nicht-chirurgischen Verfahren der Katheterrekanalisation (in erster Linie die PTA) haben in den letzten Jahren einen wesentlichen Fortschritt erbracht und ermöglichen oft eine lumeneröffnende Therapie ohne wesentliche Belastung oder Gefährdung des Patienten. Zu diesen Verfahren gehören:
▷ Perkutane transluminale Angioplastie (PTA): Durch einen in das Gefäß eingebrachten Katheter wird der verengte Gefäßabschnitt mittels Ballon aufgedehnt (= Standardmethode bei kurzstreckigen, wenig verkalkten Stenosen)
▷ Kombination von PTA mit lokaler Lyse bei arteriosklerotischen Stenosen mit Appositionsthromben
▷ Perkutane Thrombembolektomie (PTEE)
▷ Rotations-/Laser-Angioplastie
▷ Implantation von Stents (Metallprothesen) in das Gefäß.

*Gefäßchirurgische Therapiemaßnahmen*
▷ Thromb-End-Arteriektomie (TEA): Eröffnung segmentaler oder längerstreckiger Gefäßverschlüsse; die stenosierte oder verschlossene Arterie wird längs eröffnet, die atherosklerotischen Massen mitsamt der Intima herausgeschält
▷ Erweiterungsplastik (Venen-Patch, Kunststoff-Patch)
▷ Umleitungsoperationen: Einsatz von Bypässen zur Überbrückung verschlossener Gefäßabschnitte
▷ Gefäßersatz durch autologe V. saphena magna zur Überbrückung von Stenosen im Oberschenkel- und Unterschenkelbereich
▷ Gefäßersatz durch körperfremdes Material bei aortoiliakalen Stenosen oder Verschlüssen.

## Lumbale Sympathektomie

Die lumbale Sympathektomie, heute in der Regel in Form der CT-gesteuerten Sympathikusblockade vorgenommen, kann durch Senkung des peripheren Gefäßwiderstandes in Einzelfällen die Durchflussrate erhöhen. Eine Kontraindikation ist ein gleichzeitig bestehender Diabetes mellitus mit Neuropathie.

## Infektionsbehandlung

Die meisten durch eine arterielle Verschlusskrankheit hervorgerufenen Läsionen weisen Zeichen einer entzündlichen Umgebungsinfektion auf. Dabei sind die Ausbreitungsmöglichkeiten einer Infektion am Fuß durch den differenzierten Bindegewebsapparat besonders günstig. Deshalb ist eine konsequente antibiotische Behandlung möglichst nach entsprechender mikrobiologischer Erregerdiagnostik bei ersten Zeichen einer Wundinfektion unbedingt angezeigt.

## Amputation

Grundsätzlich sollten vor einer Amputation alle Möglichkeiten der interventionellen oder operativen Revaskularisierung und der konservativen Therapie ausgeschöpft werden.

Die Indikation zu einer Amputation ist mit absteigender Dringlichkeit unter folgenden Umständen gegeben:
▷ Einschmelzende Läsion (feuchte Gangrän) mit lokaler, klinisch bedeutsamer Superinfektion mit Aszension (Lymphangitis) und klinischen Zeichen einer Sepsis
▷ Fortschreitende ischämische Defekte im Sinne des progredienten Stadiums IV bei absolut unzureichender Perfusion ohne die Möglichkeit revaskularisierender Maßnahmen und ohne konservativen Therapieerfolg
▷ Weitgehend therapieresistente, vom Patienten nicht mehr tolerierbare Ruheschmerzen.

Ist eine Amputation unvermeidbar, so wird diese im „Gesunden" (durchbluteten Gewebe) durchgeführt. Voraussetzung ist eine vorherige Angiographie der erkrankten Gefäße, um gegebenenfalls durch eine vorangehende gefäßrekonstruierende Maßnahme zumindest die Ausgangssituation zu verbessern, damit zum einen möglichst sparsam amputiert werden kann, zum anderen, um günstige Bedingungen für die nachfolgende Wundheilung zu schaffen.

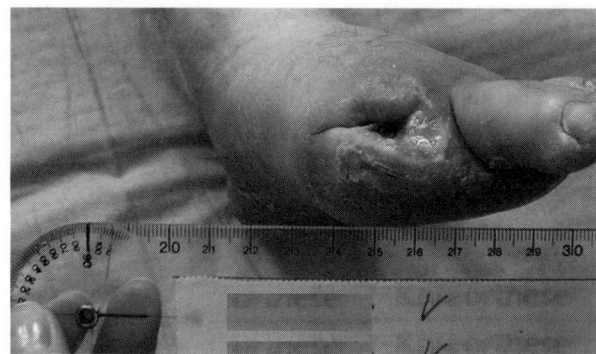

**Abbildung 2.2**
Zustand nach Großzehenamputation

### Adjuvante Maßnahmen
*Patientenschulung*
Patienten, die an einer pAVK leiden, sollen besonders auf passendes, nicht zu enges, warmes Schuhwerk achten, um so Druckstellen und Hautveränderungen zu verhindern. Es sollten keine einschnürenden Strümpfe getragen werden, da diese die Durchblutung zusätzlich einschränken.

Um Durchblutungsschwankungen zu reduzieren, sind sowohl Kälte als auch übermäßige Wärme kontraindiziert (heiße Fußbäder oder Wärmflaschen und Heizdecken).

Bei der Pflege der Fußnägel sind Verletzungen unbedingt zu vermeiden, da sich diese in schlecht durchblutetem Gewebe sehr schnell infizieren können und ein Abheilen sehr langwierig und schwierig ist. Eine sorgfältige Fußhygiene, speziell in den Zehenzwischenräumen, soll verhindern, dass Erreger wie Pilze oder Bakterien Entzündungen auslösen.

*Schmerztherapie*
Schmerzen der Beine bei Belastung oder in Ruhe sind die Symptome, die den Patienten in der Regel zum Arzt führen. So nimmt das Phänomen Schmerz einen zentralen Platz in der Bewertung arterieller Durchblutungsstörungen ein. Der Schmerz entscheidet über die Notwendigkeit diagnostischer und therapeutischer Maßnahmen. Eine Behandlung mit Analgetika nach dem bekannten Stufenschema (s. S. 237) sollte bei Patienten mit arteriellen Durchblutungsstörungen deshalb nur zur Überbrückung bzw. erst nach Ausschöpfung aller sonstigen therapeutischen Maßnahmen erfolgen.

## 2.2.2 Akuter peripherer Arterienverschluss (arterielle Embolie und arterielle Thrombose)

### Definition
Die akute periphere Durchblutungsstörung ist durch einen plötzlichen inkompletten oder kompletten Verschluss einer Arterie mit akuter Bedrohung der abhängigen Extremität gekennzeichnet. Die Toleranzgrenze der Skelettmuskulatur beträgt nur etwa 5 Stunden.

### Häufigkeit
Epidemiologisch gesicherte Daten über Inzidenz und Prävalenz des akuten Arterienverschlusses liegen nicht vor. Der akute Gefäßverschluss tritt im höheren Alter häufiger auf und betrifft Frauen und Männer gleichermaßen.

### Pathogenese
Häufigste Ursachen für den plötzlichen Verschluss einer Extremitätenschlagader sind arterielle Embolien (meist Verschleppung von thrombotischem Material aus dem Herzen bei Herzrhythmusstörungen, Mitralklappenfehlern, Endokarditis) und arterielle Thrombosen.
Pathogenetische Ursachen arterieller Thrombosen sind in der Regel zuvor bestehende arteriosklerotische Veränderungen der Gefäßwand, selten auch Aneurysmen. Als auslösende Co-Faktoren für die Entstehung arterieller Thrombosen fungieren eine gesteigerte Gerinnungsfähigkeit des Blutes (z.B. bei Exsikkose, Hyperkoagulabilität), eine Stase bei Herzinsuffizienz oder iatrogene Maßnahmen (Gefäßpunktion, Angiographie).
Seltene Ursachen stellen Gefäßrupturen und Gefäßdissektionen dar.

### Klinische Symptomatik
Leitsymptom für den akuten arteriellen Gefäßverschluss ist ein peitschenhiebartiger Extremitätenschmerz, bei kompletter Ischämie mit sofortiger Ausbildung der sog. „sechs Ps":
▷ Pain = Schmerz (distal der Verschlussstelle)
▷ Pallor = Blässe
▷ Paraesthesia = Gefühllosigkeit

▷ Paralysis = Lähmung
▷ Prostration = Schock
▷ Pulselessness = Pulslosigkeit (distal der Verschlussstelle).

Beim inkompletten Ischämiesyndrom fehlt der sensomotorische Ausfall.

Für eine Embolie ist der plötzliche Beginn bei einer meist bekannten kardialen Erkrankung typisch, für eine arterielle Thrombose der meist langsamere Beginn bei einer zuvor bestehenden peripheren arteriellen Verschlusskrankheit.

Das Ausmaß der peripheren Ischämie richtet sich zum einen nach Lokalisation und Länge des Gefäßverschlusses, zum anderen nach dem Vorhandensein bereits ausgebildeter Kollateralen.

In einem gesunden Gefäßsystem kann z.B. ein kurzstreckiger Verschluss der Oberschenkelarterie zum Absterben der Unterschenkelmuskulatur führen, da die Ausbildung von Kollateralbahnen länger dauert als die tolerable Ischämiezeit der Muskulatur. Andererseits ruft ein langstreckiger Verschluss der Oberschenkelarterie auf dem Boden einer vorbestehenden chronischen Stenose oft nur eine geringe klinische Symptomatik hervor, da die Kollateralisation bereits weitgehend ausgebildet ist.

## *Diagnostik*

Sprechen alle Kriterien für einen zentral gelegenen, rein embolischen Gefäßverschluss kann auf eine weitergehende Diagnostik verzichtet und der Patient unmittelbar einer operativen Therapie zugeführt werden.

In allen anderen Fällen ist eine apparative Diagnostik durchzuführen.

Führendes diagnostisches Verfahren ist die transarterielle Subtraktionsangiographie. Duplexsonographie, CT und Kernspintomographie kommen als Ergänzung (Nachweis von Dissektionen, Aneurysmen) in Betracht.

## *Therapie*

Bei einer arteriellen Embolie ist bei mehr zentralen Verschlüssen die Methode der Wahl die sofortige chirurgische Embolektomie, die auch in Lokalanästhesie durchführbar ist.

Eine konservative medikamentöse Therapie (in der Regel systemische Heparinisierung, evtl. Thrombolyse) ist nur bei peripheren Embolien unter laufender Beobachtung der klinischen Symptomatik angezeigt.

Bei einer arteriellen Thrombose richtet sich die Behandlung nach der klinischen Symptomatik.

Bestehen ausgeprägte Symptome, ist in der Regel die sich unmittelbar an die Angiographie anschließende Katheterlyse die Methode der Wahl. Sie ist jedoch nur vertretbar, so lange nicht die Ischämietoleranz der Extremität überschritten wird. Ansonsten besteht auch hier keine Alternative zum gefäßchirurgischen Eingriff.

Ist durch die Ischämie eine strukturelle Schädigung der Muskulatur eingetreten, besteht nachfolgend die Gefahr der Entwicklung eines „Stauschlauch"(Tourniquet)-Syndroms. Durch den Untergang von Muskelgewebe (Rhabdomyolyse) kommt es zu einer metabolischen Azidose, Hyperkaliämie bis hin zum akuten Nierenversagen. In diesem Fall ist eine intensivmedizinische Behandlung zwingend erforderlich.

Besteht eine komplette Ischämie einer Extremität über einen Zeitraum von mehr als 8 bis 10 Stunden, ist der Patient vital gefährdet. In diesem Fall muss in kritischer Abwägung der vorbestehenden Organschäden und des Ausmaßes der ischämischen Muskelschädigung eine primäre Amputation der Extremität erwogen werden.

### *Sekundärprophylaxe*

Nach Überwindung der ischämischen Phase steht, wenn möglich, die adäquate Behandlung der Grunderkrankung im Vordergrund, um Rezidiven vorzubeugen (z.B. Behandlung von ursächlichen Herzrhythmusstörungen, Therapie einer Endokarditis). Als Sekundärprophylaxe nach Embolie ist eine Antikoagulation indiziert, nach einer arteriellen Thrombose alternativ auch die Gabe von Thrombozytenaggregationshemmern.

## 2.3 Diabetes mellitus

### *Definition*

Der Diabetes mellitus ist eine chronisch verlaufende Stoffwechselerkrankung, die durch Störungen sowohl im Kohlenhydrat- als auch im Fett- und Eiweißstoffwechsel gekennzeichnet ist. Beim Diabetes mellitus besteht ein absoluter oder

relativer Insulinmangel. Im Verlauf der diabetischen Stoffwechselstörung kann es zur akuten Stoffwechselentgleisung sowie zu diabetestypischen Komplikationen (diabetisches Spätsyndrom) kommen. Diese Komplikationen manifestieren sich an verschiedenen Organen, z.B.:
▷ Veränderungen am Augenhintergrund (Retinopathie)
▷ Veränderungen an den Nieren (Nephropathie)
▷ Veränderungen an den Nerven (Neuropathie)
▷ Veränderungen an großen Gefäßen (Makroangiopathie):
  • periphere AVK
  • koronare Herzkrankheit
  • zerebrovaskuläre Insuffizienz
▷ Veränderungen an kleinen Gefäßen (Mikroangiopathie).

Diabetiker haben ein hohes Risiko, eine Amputation zu erleiden. Die Extremität des Diabetikers ist in erster Linie durch die Entwicklung des so genannten „diabetischen Fußsyndroms" gefährdet.

Bei dem Begriff „diabetischer Fuß" handelt es sich im weitesten Sinne um den Fuß eines jeden zuckerkranken Patienten, der v.a. bei längerer Dauer der Erkrankung durch vielfältige Folge- und Begleiterkrankungen des Diabetes gefährdet wird. Im engeren Sinn bezeichnet das „diabetische Fußsyndrom" das Auftreten von Läsionen (Nekrosen, Gangrän, Mal perforans) mit oder ohne Infektion oder den durch Luxation und Spontanfraktur deformierten Fuß eines zuckerkranken Patienten.

## *Häufigkeit*

In Deutschland leiden etwa 5% der Gesamtbevölkerung und etwa 10% der über 65-Jährigen an einem manifesten Diabetes mellitus; über 90% sind Typ-2-Diabetiker, etwa 5% Typ-1-Diabetiker.

Epidemiologische Untersuchungen haben ergeben, dass etwa jeder vierte bis zehnte Diabetiker im Lauf seines Lebens mit einem behandlungsbedürftigen diabetischen Fußsyndrom als Spätkomplikation rechnen muss. Im Vergleich zum Stoffwechselgesunden besteht beim Diabetiker ein über 50-mal höheres Risiko, eine Fußgangrän zu entwickeln. Diabetiker haben ein etwa 15fach höheres Amputationsrisiko als die Durchschnittsbevölkerung. Danach werden etwa sechs von 1000 Diabetikern im Verlauf ihrer Krankheit amputiert. Amerikanischen

## 2.3 Diabetes mellitus

Studien zufolge sind 70% aller Patienten, die sich einer Fußamputation unterziehen mussten, Diabetiker. In Deutschland muss von rund 28 000 Amputationen pro Jahr aufgrund eines Diabetes mellitus ausgegangen werden. Die meisten Amputationen erfolgen im höheren Lebensalter, ca. 64% aller Amputationen werden bei Patienten vorgenommen, die älter als 65 Jahre sind.

Durch eine optimale Blutzuckereinstellung, die intensivere Bekämpfung der Risikofaktoren sowie standardmäßige Fußuntersuchungen und bessere Fußpflege wären bis zu 50% der Amputationen vermeidbar. Das entspricht den Forderungen der St.-Vincent-Deklaration, die eine Reduktion der Amputationsrate und Verbesserung der Prognose bei Diabetes mellitus zum Ziel hat.

### Pathogenese des diabetischen Fußsyndroms

Der diabetische Fuß entsteht durch das Zusammenwirken verschiedener pathogener Faktoren.

Fußläsionen manifestieren sich in der Regel erst nach längerer Krankheitsdauer und unzureichender Diabeteseinstellung.

Folgende pathogene Mechanismen sind zu unterscheiden:
▷ Neuropathie (sensomotorische und autonome Polyneuropathie, Mediasklerose, Osteoarthropathie)
▷ Makroangiopathie (Arteriosklerose)
▷ Mikroangiopathie.

Die Fußproblematik lässt sich grob in prädominant „neuropathisch" oder „angiopathisch" klassifizieren. Angiopathische Läsionen weisen fast immer auch eine neuropathische Komponente auf, diese tritt jedoch bei einer zusätzlichen Ischämie häufig in den Hintergrund. Die Neuropathie hingegen kann auch ohne Angiopathie vorkommen.

In ungefähr 50% liegt eine reine Neuropathie zugrunde, in weiteren 20% eine Angiopathie bei nicht nachweisbarer Neuropathie, und ca. 30% sind Mischformen. Erst nach Klassifizierung der diabetischen Fußläsion können wirksame therapeutische Maßnahmen eingeleitet werden.

### Diabetische Neuropathie

Der Neuropathie kommt sicher die wichtigste und eine besonders vielfältige Rolle bei der Entstehung des diabetischen Fußsyndroms zu. Betroffen sind vor allem die sensomotorischen Nervenfasern der Schmerz- und Temperaturleitung und die autonomen Nervenfasern, die Vasomotorik und Trophik der Gewebe (z.B. Schweißsekretion) beeinflussen. Charakteristisch ist die distale und symmetrische Verteilung der Nervenschädigungen.

Die Schädigung der **sensiblen Nervenfasern** führt zu einem symmetrischen „socken- oder strumpfförmigen" Gefühlsverlust, der auch von einem Achilles- oder Patellarsehnenreflexverlust begleitet werden kann. Durch die verminderte oder fehlende Schmerz- und Temperaturwahrnehmung geht die protektive Eigenschaft des Schmerzes verloren, sodass Fußverletzungen von den Patienten häufig wochenlang unbemerkt bleiben. Dies erklärt die oft unerklärliche Missachtung auch fortgeschrittener krankhafter Prozesse durch den Patienten selbst.

Aus der Schädigung **motorischer Nervenfasern** resultiert eine Veränderung der Statik sowie eine Fehlregulation der gesamten Fußmotorik. Häufige motorische Störungen beim diabetisch-neuropathischen Fuß sind Schwäche und Atrophie der kleinen Fußmuskeln. Durch Überwiegen der langen Fußextensoren kann es zur Ausbildung von Hammerzehen und/oder eines Hohlfußes sowie einer Prominenz der Metatarsalköpfchen kommen. Eine muskuläre Dysfunktion der anterioren Muskelgruppe des Unterschenkels begünstigt zudem einen ungebremsten Abrollvorgang mit übermäßiger Belastung des Vorfußes. Die Veränderungen der Statik des Fußes sind Wegbereiter für Fehlbelastungen und letztendlich für Ulzerationen.

Aus der Degeneration **autonomer Fasern** resultieren eine Anhidrose (verminderte Schweißsekretion) und trophische Veränderungen an Haut, Nägeln, Bändern und Gelenken. Die sebostatischen Füße neigen zur Rhagaden- und Schrundenbildung und so zur Infektion. Typischerweise bilden sich Hyperkeratosen über der Haut der Metatarsalköpfchen des medialen und lateralen Fußstrahls.

Mechanische Fehlbelastung führt zu Druckgeschwüren und schließlich zum Mal perforans (= neuropathisches Ulkus, nahezu immer plantar lokalisiert, meist im Vorfußbereich unter den Metatarsalköpfchen, seltener im Bereich der Zehen oder Fersen). Charakteristisch sind Hyperkeratosen um das Ulkus. Die Schmerzlosigkeit des Ulkus ist ein diagnostisches Kriterium.

Nach **sympathischer Denervierung** kommt es zu einer deutlich erhöhten Ruhedurchblutung bei gleichzeitig verringerter Durchblutungssteigerung unter Belastung. Da der größte Teil des Blutes über präkapilläre Shunts abfließt, ist die nutritive Versorgung des Fußes stark eingeschränkt. Im Kapillarbett entsteht eine hypertone Situation, und durch Flüssigkeitsaustritt in die Umgebung wird die Entwicklung eines Ödems gefördert, das als der hauptsächliche beschleunigende Faktor für die Entwicklung diabetischer Fußläsionen angesehen wird.

Die peripher sensomotorische und peripher autonome Neuropathie kann auch zu einem Elastizitätsverlust mit eingeschränkter Gelenkbeweglichkeit, hervorgerufen durch Fettgewebsschwund, vermehrte Wassereinlagerung und erhöhte Quervernetzung des Kollagens führen (= Cheiroarthropathie).

**Diabetische Makroangiopathie**
Patienten mit Diabetes mellitus sind überdurchschnittlich oft von einer Arteriosklerose betroffen. So kommt die pAVK bei Diabetikern im Vergleich zu Nichtdiabetikern etwa fünfmal häufiger vor. Die Inzidenz der Makroangiopathie ist nicht direkt mit dem Ausmaß der Hyperglykämie assoziiert, sondern scheint eher von additiven Risikofaktoren determiniert. Für das häufige Auftreten der Arteriosklerose beim Diabetes mellitus spielt die weit überdurchschnittliche Koinzidenz von Diabetes mellitus, Hyperlipidämie, Hypertonie, Adipositas und Hyperurikämie (sog. metabolisches Syndrom) eine überragende Rolle. Im Mittelpunkt des metabolischen Syndroms steht die Insulinresistenz mit Hyperinsulinämie, welche für die beschleunigte Entwicklung der Arteriosklerose mit verantwortlich ist.

Die Veränderungen an den großen Gefäßen sind pathologisch-anatomisch mit der Arteriosklerose des Nichtdiabetikers identisch.

Die Arteriosklerose der Beinarterien tritt bei Diabetikern typischerweise diffus und ausgeprägt, oft multisegmental und bilateral auf.

Neben dem im Vergleich zu Nichtdiabetikern früheren Beginn und der rascheren Progression der Verschlusskrankheit ist im Bereich der Extremitätenarterien die periphere Lokalisation (Makroangiopathie vom Unterschenkeltyp) mit diffusen, langstreckigen, unregelmäßigen Stenosierungen und Verschlüssen charakteristisch. Neben Veränderungen im Bereich der Unterschenkelarterien finden sich in typischer Weise auch Stenosen bzw. Okklusionen im Bereich des Plantarbogens sowie der Metatarsalarterien.

Bei einer kritischen Ischämie führen schon geringe Druckbelastungen und Weichteilverletzungen rasch zur lokalen Dekompensation der grenzwertigen

Durchblutungssituation. Ist erst einmal ein Ulkus entstanden, wird die Wundheilung durch die Ischämie erheblich behindert.

Aufgrund der häufig gleichzeitig vorliegenden peripher sensomotorischen und autonomen Neuropathie können Leitsymptome der pAVK fehlen, sodass auch bei fortgeschrittener Angiopathie keine typische Claudicatio-Symptomatik angegeben wird.

Das Zusammenwirken dieser diabetes-typischen Phänomene verleiht der peripheren arteriellen Verschlusskrankheit einen hohen Malignitätsgrad mit der bekannten Neigung zum Gewebsuntergang und zur infizierten Nekrose. Die Kollateralisationsmöglichkeiten sind infolge der langen Verschlussstrecken und der peripher akralen Akzentuierung besonders schlecht.

Eine für den Langzeitdiabetiker typische, aber nicht spezifische Gefäßwandveränderung stellt die Mönckeberg'sche Mediasklerose dar, die im Röntgen als linear-röhrenförmige Verkalkung imponiert. Die Mediasklerose an sich bedingt keine Einschränkung der Durchblutung, es findet sich aber bei etwa 50% der Patienten mit einer Mediasklerose gleichzeitig eine hämodynamisch relevante arterielle Durchblutungsstörung. Ursächlich wird der vasomotorischen Dysregulation defekter autonomer Fasern eine entscheidende Rolle zugeschrieben.

### Diabetische Mikroangiopathie

Die diabetische Stoffwechselstörung führt zu einer Beeinträchtigung der Mikrozirkulation gerade im Bereich der kleinsten peripheren Gefäße und Kapillaren. Deshalb findet man häufig periphere (akrale) Nekrosen, obwohl die üblichen Pulse noch gut tastbar sind.

Verdickung der Basalmembran der Kapillaren, perikapilläre Strukturveränderungen, gestörter Blutstrom und Gerinnungsstörungen können zu einem Kapillarverschluss und nachfolgend zur Nekrose des Gewebes führen.

Die Mikroangiopathie ist diabetesspezifisch und ihre Ausprägung mit der Güte der Stoffwechseleinstellung assoziiert.

### Einfluss von Traumen und Infektionen

Fußdeformitäten und Fehlbelastungen führen oft – begünstigt durch ischämische und neuropathisch-dystrophische Gewebeschädigungen – zu Nekrosen und/oder Druckgeschwüren (Ulkus, Mal perforans).

## 2.3 Diabetes mellitus

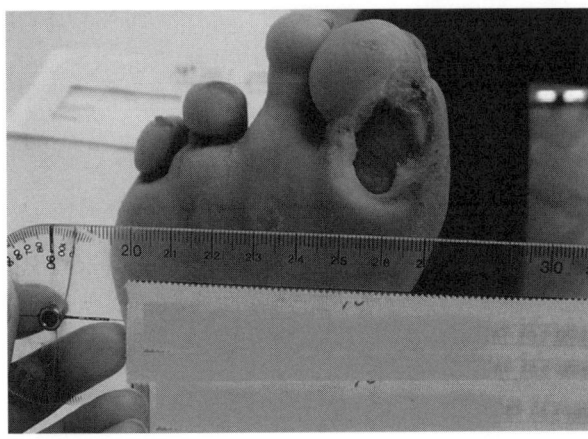

**Abb. 2.3**
Neuropathisches Ulkus
(Mal perforans)

Ungeeignetes Schuhwerk ist mit Abstand die wichtigste auslösende Ursache für die Entstehung von neuropathischen und angiopathischen Fußläsionen beim Diabetiker. Außerdem spielen mechanische Verletzungen durch nicht sachgemäße Pediküre, Aufliegen und thermische Traumen (Verbrennung oder Verbrühung) eine wichtige Rolle.

Diese Verletzungen bleiben aufgrund des Verlustes des sensiblen Schmerzempfindens oft unbemerkt.

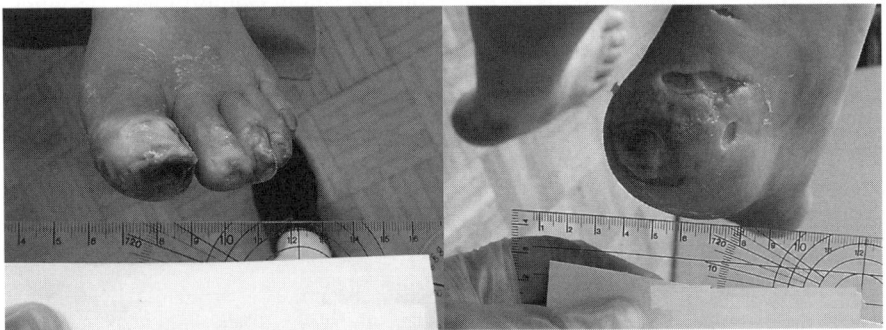

**Abb. 2.4**  Feuchte Gangrän bei diabetischem Fuß

Verletzungen bereiten den Boden für bakterielle Infektionen des diabetischen Fußes. Eintrittspforten können jedoch auch Nagelveränderungen und sehr häufig Interdigitalmykosen sein. Über diese Mikro- oder auch Makroläsionen gelangen Bakterien in den subkutanen Bereich und bedingen eine Gewebeentzündung, die ohne Behandlung in eine Gewebezerstörung übergeht. Ab einem bestimmten Grad der bakteriellen Zerstörung ist eine Restitution des Gewebes nicht mehr möglich.

Selbst bei geringgradigen Infektionen kann sich aufgrund der mangelnden autonomen Regulationsmechanismen des Diabetikers „explosionsartig" eine ausgeprägte Weichteilphlegmone entwickeln. Dabei handelt es sich stets um ein dramatisches Ereignis. Plantarer Bereich und Fußrücken zeigen eine charakteristische Schwellung; insgesamt ist der Fuß verplumpt. Bei mangelnder Sensibilität wird dieses Stadium oft verkannt und erst bemerkt, wenn sich Epidermolysen und ausgedehnte Hautnekrosen entwickeln.

Infizierte Läsionen weisen eine Mischflora mit durchschnittlich fünf verschiedenen Keimen auf. Neben aeroben Keimen spielen besonders bei tiefen Wunden auch anaerobe Keime eine große Rolle. Staphylococcus aureus ist der häufigste Erreger bei Wundinfektionen überhaupt.

Für die erhöhte Infektionsbereitschaft von Patienten mit Diabetes mellitus gibt es sowohl systemische als auch lokale Gründe. Systemisch spielen Defekte in der Leukozytenfunktion eine Rolle, lokal begünstigen sowohl trophische Störungen im Rahmen der autonomen Neuropathie als auch Durchblutungsstörungen im Zusammenhang mit der Angiopathie die Entstehung der Infektion und deren Ausbreitung. Das eingeschränkte oder fehlende Schmerzempfinden ermöglicht ein Fortschreiten der Infektion aus den oberflächlichen Weichteilen in den Knochen und ins Blut, bis hin zur Sepsis. Infektionen sind die größte Gefahr für den diabetischen Fuß! Der infizierte diabetische Fuß stellt stets einen Notfall dar.

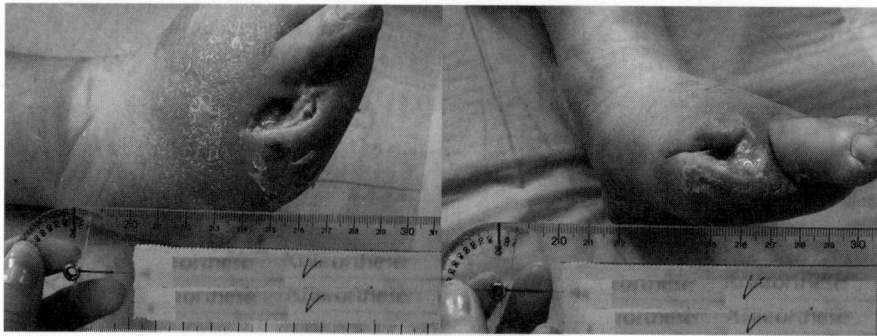

**Abb. 2.5** Fußphlegmone bei Zustand nach Zehenamputation

## Diagnostik

Die differentialdiagnostische Zuordnung einer Läsion, also ob Fußveränderungen überwiegend angiopathisch oder neuropathisch bedingt sind, ist letztendlich entscheidend für die weiteren therapeutischen Schritte sowie die Prognose. Hierfür reichen zunächst einfache Untersuchungstechniken aus.

Aus Inspektion und Palpation des Fußes sowie einer gezielten Anamnese lassen sich bereits wichtige differentialdiagnostische Hinweise auf eine diabetische Fußläsion ableiten. Ergänzend steht eine Vielzahl apparativer Untersuchungsmethoden zur Verfügung (vgl. Tabelle 2.1).

**Tabelle 2.1** Differentialdiagnose des diabetischen Fußes im Überblick

|  | Angiopathischer Fuß | Neuropathischer Fuß |
|---|---|---|
| **Anamnese** | Zusätzliche Risikofaktoren<br>Claudicatio intermittens | Langjähriger Diabetes mellitus<br>Schlechte Stoffwechselführung<br>Gleichzeitig diabetische Nephropathie und/oder Retinopathie |
| **Schmerzen** | Belastungsschmerzen, v.a. im Wadenbereich (Claudicatio intermittens)<br>Später Ruheschmerzen, v.a. bei Hochlagerung<br>Läsionen sind schmerzhaft | Wenig bis keine<br><br><br>Läsionen sind nicht schmerzhaft |
| **Inspektion** | Fuß kalt<br>Blass livide, atrophische Haut<br>Verlust von Haaren im Zehen- und Fußbereich | Fuß warm, rosig, trocken<br>Häufig normale Farbe<br>Ödemneigung, verstrichene Konturen |

**Tabelle 2.1** *Fortsetzung*

| | Angiopathischer Fuß | Neuropathischer Fuß |
|---|---|---|
| *Inspektion* | | Knöcherne und muskuläre Fußdeformität („Krallenfuß") Hornhautbildung an belasteten Stellen Mal perforans |
| **Lokalisation von Läsionen** | Akral Zehen, Ferse | Plantar, selten dorsal Druckstellen, Schwielen |
| **Progression von Läsionen** | Rasch progredienter Verlauf | Länger bestehende Druckulzera an exponierter Stelle |
| **Infektionszeichen** | Trockene Nekrose | Feuchte Gangrän; rasche, massive Ausbreitung oder chronisches Ulkus |
| **Palpation** | Fußpulse nicht tastbar oder abgeschwächt | Fußpulse gut tastbar |
| **Auskultation** | Strömungsgeräusche über großen Gefäßen ab Stenosegrad über 50% | Keine Strömungsgeräusche |
| **Sensibilität** | Unauffällig | Reduziert, oft aufgehoben Häufig: sensible Reizerscheinungen: Ameisenlaufen, Taubheitsgefühl, „Gehen wie auf Watte", Brennen der Fußsohle, nächtliche „burning feet", motorische Unruhe („restless legs") |

## 2.3 Diabetes mellitus

**Tabelle 2.1** *Fortsetzung*

| | Angiopathischer Fuß | Neuropathischer Fuß |
|---|---|---|
| **Vibrationsempfinden/ Reflexe** | Normal | Vermindert |
| **Radiologischer Knochenbefund** | Geringe Osteoporose Meist unauffällige Knochenstruktur auch im Nekrosegebiet | Schwere osteodystrophische Veränderungen, Deformierungen, Luxationen, Mediasklerose, frühzeitig Osteolysen |
| **Untersuchungen** | Ratschow'sche Lagerungsprobe pathologisch Arterieller Doppler-Druck im Knöchel- bzw. Zehenbereich pathologisch vermindert, Doppler-Index < 0,8 Nervenleitgeschwindigkeit normal | Ratschow'sche Lagerungsprobe normal Arterieller Doppler-Druck im Knöchel- bzw. Zehenbereich normal oder überhöht (Mediasklerose), Doppler-Index > 0,8 Nervenleitgeschwindigkeit pathologisch |

**Funktionelle und apparative Diagnostik**

*Funktionsprüfungen*
- ▷ Ratschow'sche Lagerungsprobe (pathologisch bei Angiopathie)
- ▷ Beurteilung der schmerzfreien Gehstrecke (1 bis 2 Schritte/Sekunde)
- ▷ Prüfung der Vibrationsempfindung mit der Stimmgabel nach Riedel-Seiffert (Einschränkung bei Neuropathie)
- ▷ Testung von Patellar- und Achillessehnenreflex, der Schmerz-, Berührungs- und Tiefensensibilität sowie des Temperaturempfindens (Einschränkung bei Neuropathie).

### Angiologische Verfahren

Wenn eine Nekrose aufgetreten ist und klinisch Hinweise auf eine ursächliche oder zusätzliche arterielle Minderdurchblutung bestehen, bedarf es einer sehr sorgfältigen angiologischen Untersuchung. Häufig sind bei Vorliegen einer diabetischen Mikroangiopathie und/oder Neuropathie gleichzeitig hämodynamisch wirksame Stenosen im Bereich von chirurgisch zugänglichen Gefäßen vorhanden, die den peripheren Perfusionsdruck zusätzlich vermindern.

- ▷ Doppler- und Duplexsonographie
- ▷ Messung der absoluten Knöchelarteriendruckwerte: sensitive Methode zur Erfassung von Durchblutungsstörungen. Absolute Druckwerte unter 50 mmHg sprechen für eine kritische Ischämie (Stadium III – IV nach Fontaine)
- ▷ Bei einer Mediasklerose erlauben dopplersonographisch gemessene Knöchelarteriendrücke allerdings keine zuverlässige Aussage über die Güte der Durchblutung. Das Gefäß ist so starr, dass die Druckmanschette keine Kompression mehr ermöglicht. In diesen Fällen empfiehlt sich die zusätzliche Messung des Großzehendrucks, wobei hier ein Druckwert von < 30 mmHg als kritische Ischämie angesehen wird
- ▷ Bestimmung des Doppler-Index: Relation des Knöchelarteriendrucks zum dopplersonographisch gemessenen Druck in der A. brachialis (Normalwert > 1); Werte unter 0,5 sprechen für eine kritische Ischämie (Fontaine-Stadien III bis IV)
- ▷ Doppler-B-Bild: Erfassung krankhafter Veränderungen der Gefäßwand, speziell arteriosklerotische Wandverdickungen, Auflagerungen, Gerinnselbildungen (Thromben)
- ▷ Farbduplex: farbige Darstellung des Blutflusses in den Arterien und Vermessung mittels Strömungskurven
- ▷ Angiographie (als intraarterielle Angiographie in digitaler Subtraktionstechnik).

Die Angiographie bei diabetischen Fußläsionen ist dann indiziert, wenn eine Gefährdung des Fußes vorliegt und ein begründeter Verdacht auf eine makroangiopathische Komponente besteht, die revaskularisierende Maßnahmen zulässt.

Die Indikation für eine Angiographie beim diabetischen Fußsyndrom ist somit gegeben:
- ▷ bei einer Infektion, die u.U. eine Amputation befürchten lässt

▷ bei Dopplerverschlussdrücken unter 60 mmHg, einer Gehstrecke < 100 m, einer Rekapillarisierungszeit > 4 sec in der Ratschow'schen Lagerungsprobe
▷ bei fehlenden Leisten-, Popliteal- und Fußpulsen
▷ bei chronischen Geschwüren mit mangelnder Heilungstendenz.

*Neurologische Diagnostik*
▷ Bestimmung der Temperaturschwellen und des Vibrationsempfindens
▷ EMG: Messung der Nervenleitgeschwindigkeit.

*Röntgenuntersuchung beider Füße in zwei Ebenen zum Nachweis einer*
▷ Osteomyelitis und/oder
▷ Osteoarthropathie und/oder
▷ Mediasklerose der Fußarterien.

*Bei Läsionen: Wundabstrich zur Anzüchtung von Keimen und Resistenzbestimmung*

*Sonstige diagnostische Maßnahmen (nur in Speziallabors)*
▷ Rektionale Dopplersonographie: graphische Registrierung des Profils der Blutflussgeschwindigkeit
▷ Elektronische Oszillographie: Erfassung akraler Durchblutungsstörungen
▷ Venenverschlussplethysmographie: Quantifizierung der arteriellen Ruhedurchblutung, der arteriellen Durchblutungsreserve und des Kompensationsgrades bei arterieller Verschlusskrankheit
▷ Pedographie: Dynamische Druckverteilungsmessung und Ganganalyse zur Diagnostik neuropathisch bedingter Fehlbelastungen und Schäden am Fußskelett.

## Therapie

*Prävention*
Die frühzeitige Erfassung und kontinuierliche Überwachung von Patienten mit einer diabetischen Stoffwechselstörung besitzt die größte Effizienz in der Behandlung des diabetischen Fußsyndroms. Aufklärung und Patientenschulung sowie die Beachtung einiger einfacher Regeln der Fußpflege sind die Basis einer wirksamen Prophylaxe. Dazu gehören:

- ▷ Gründliche Inspektion der Füße bei der Untersuchung zuckerkranker Patienten als Standard für jede Arztkonsultation
- ▷ Intensive Schulung des Patienten bezüglich Fußinspektion, Fußpflege, Schuhwerk. Aufklärung über mögliche Folgen und Komplikationen der Erkrankung, insbesondere auch über diabetische Durchblutungsstörungen mit all ihren Konsequenzen bis hin zur Amputation
- ▷ Vermeiden extremer Temperaturen (z.B. Fußbad)
- ▷ Vermeiden von Verletzungen
- ▷ Strenges Hygieneregime, Fußpflege
- ▷ Fußentlastung: Verordnung von orthopädischem Schuhwerk und Gehhilfen.

*Optimale Blutzuckereinstellung*
Die Einstellung der Blutglukose sollte so normoglykämisch wie irgend möglich erfolgen. Die Normoglykämie hat einen günstigen Einfluss auf die meisten ätiologischen und pathogenetischen Faktoren des diabetischen Fußsyndroms und ist eine besonders wichtige Voraussetzung für die Ausheilung von Wundinfektionen. Das Basis-Bolus-Konzept ahmt die physiologischen Gegebenheiten einer basalen und einer mahlzeitbezogenen Insulinsekretion nach.

*Therapie von Begleiterkrankungen, Vermeiden von Risikofaktoren*
Wie im Kapitel 2.2.1 „Periphere arterielle Verschlusskrankheit" beschrieben, z.B.:
- ▷ Behandlung von Hypertonie, Fettstoffwechselstörungen
- ▷ Minimierung von Risikofaktoren: Adipositas, Nikotin, Inaktivität.

*Physikalische Therapie – aktives Gehtraining*
Bei einer isolierten makroangiopathischen Durchblutungsstörung im Stadium II nach Fontaine ist das systematische Gehtraining eine wirksame Maßnahme zur Verbesserung der klinischen Symptomatik. Bei einer zusätzlichen neuropathischen Komponente ist hierbei jedoch äußerste Vorsicht geboten.

*Medikamentöse Therapie*
- ▷ Thrombozytenaggregationshemmer: Verhinderung von Gerinnungsprozessen an arteriosklerotischen Plaques.

- Rheologika: z.B. Pentoxifyllin (= Trental®, Ralofect®), Naftidrofuryl (= Dusodril®), Buflomedil (= Bufedil®). Der Stellenwert rheologisch wirksamer Medikamente und Maßnahmen wie der isovolämischen Hämodilution (Aderlass und Plasmaexpander) wird zum Teil kontrovers diskutiert. Eine endgültige Aussage kann hier noch nicht erfolgen.
- Prostaglandin E1 (= Prostavasin®): Als Therapieversuch für Patienten mit einer peripheren arteriellen Verschlusskrankheit mit oder ohne Diabetes mellitus, bei denen keine Möglichkeit zur chirurgischen Gefäßrekonstruktion oder zur Angioplastie besteht, durchaus legitim.
- Medikamentöse Therapie der Neuropathie: Die Möglichkeiten der Neuropathiebehandlung sind eher bescheiden. Der Einsatz von Thioctsäure (z.B. Thioctacid®) als Kurzinfusion in hoher Dosierung oder von B-Vitaminen soll den gestörten Energiestoffwechsel der Nervenzelle fördern.

## Maßnahmen zur Revaskularisierung

### Interventionelle Verfahren

Eine Katheterrekanalisation kann beim Diabetiker im Prinzip mit den gleichen Erfolgschancen wie beim Nichtdiabetiker mit einer pAVK durchgeführt werden, allerdings sind die Langzeitergebnisse beim Diabetiker schlechter. Dies hängt einerseits mit dem rascheren Fortschreiten der Arteriosklerose beim Diabetes mellitus sowie andererseits mit einer meist insuffizienten peripheren Ausstrombahn zusammen. Die angewandten Verfahren sind die gleichen wie bereits in Kapitel 2.2.1 „Periphere arterielle Verschlusskrankheit" beschrieben.

Eine Sympathikusblockade ist beim Diabetes mellitus aufgrund der krankheitsimmanenten autonomen Neuropathie mit Autosympathikolyse in der Regel kontraindiziert.

### Gefäßchirurgische Therapiemaßnahmen

Der Erfolg gefäßchirurgischer Maßnahmen erfordert sowohl einen guten Zustrom als auch einen ausreichenden Abstrom des Blutes. Gerade beim Diabetiker mit seiner generalisierten Angiopathie ist jedoch häufig keine intakte Arterie für den distalen Blutabstrom vorhanden.

Operationen der Bauchschlagader und der Becken- und Oberschenkelarterien gehören heute zum Standardrepertoire jeder gefäßchirurgischen Abteilung. Eingriffe an Unterschenkel- und v.a. an Fußarterien gelten aber immer noch als technisch schwierig und für den täglichen Routinebetrieb als zu aufwändig. Die möglichen Therapieverfahren sind prinzipiell die gleichen wie in Kapitel 2.2.1 „Die chronische periphere arterielle Verschlusskrankheit" beschrieben.

**Lokalmaßnahmen**
▷ Behandlung von Infektionen:
- Ruhigstellung und strikte Druckentlastung als Grundvoraussetzung für die Wundheilung
- Operative Entlastung und aggressives kompromissloses Wunddebridement, um weitere schwere Komplikationen wie Osteitis, Osteomyelitis mit Gelenkbeteiligung und Plantarphlegmone zu vermeiden. Abtragung von nekrotischem Material unter sterilen Bedingungen, Eröffnung und Drainage von Abszesshöhlen und Fistelgängen
- Wundverband, lokale Wunddesinfektion, chemische Wundreinigung, Granulationsförderung
- Systemische Antibiotikabehandlung: Beim infizierten neuropathischen Fuß ist sofortiges Handeln erforderlich. Deshalb zunächst kalkulierte Antibiose mit Breitspektrum-Antibiotikum, nach dem Ergebnis der Erregerdiagnostik und Resistenzbestimmung ggf. Umstellung auf eine gezielte antibiotische Behandlung

▷ Anpassung therapeutischer Schuhe (Interims-Verbandsschuhe, Interims-Rehabilitationsschuhe)
▷ Anpassung orthopädischer Schuhe
▷ Lymphdrainage.

**Amputation**
Auch wenn die Erhaltung der funktionsfähigen Extremität das oberste Ziel der Behandlung des diabetischen Fußsyndroms darstellt, so ist dennoch eine Amputation in vielen Fällen nicht zu umgehen. Bei gezielter Indikationsstellung muss die Amputation notwendigerweise in das Gesamtkonzept einbezogen werden. Grundsätzlich sind vor einer Amputation alle Möglichkeiten der interventionellen oder operativen Revaskularisierung und der konservativen Therapie auszuschöpfen.

*Absolute Indikationen*
▷ Infizierte Nekrose von Knochen und Weichteilgeweben
▷ Nicht kontrollierbare Infektion mit Sepsis.

*Relative Indikationen*
▷ Progressiver Muskelschwund bei Langzeitimmobilisation durch rezidivierende Ulkusbehandlung
▷ Therapieresistenter Dauerschmerz
▷ Therapierefraktäre Kontrakturen.

Anhand des Ausmaßes der Gewebsnekrose und der arteriellen Blutversorgung muss die Höhe der Amputation festgelegt werden. Bei neuropathisch bedingter Gangrän ist immer eine möglichst sparsame Resektion in der Grenzzone zum nekrotischen Gewebe indiziert (Minor-Amputation = lokal begrenzte Amputation bis in den Mittelfußbereich). Bei angiopathisch bedingten Läsionen bestimmt die Möglichkeit der Revaskularisierung den Umfang der Amputation.

Eine vorgeschaltete Stenosierung der arteriellen Strombahn hat für die Prognose des Endorganschadens am Fuß entscheidende Bedeutung. Die besten Voraussetzungen für einen guten Heilungsverlauf bestehen, wenn durch Revaskularisierungsmaßnahmen die periphere Durchblutung verbessert wird und dann mit einer eng umschriebenen Minorchirurgie die nekrotischen und infizierten Knochen- und Weichteilgewebe entfernt werden. Wird umgekehrt verfahren, reichen die Perfusionsverhältnisse oft nicht aus und die fortschreitende Nekrotisierung führt zur nächsthöheren Amputation.

Bei der Festlegung der Amputationshöhe sollte immer auch berücksichtigt werden, welche Schuh- oder Prothesenversorgung für den Patienten anschließend möglich und funktionell optimal ist.

# 2.4 Sonstige Amputationsursachen

## 2.4.1 Endangitis obliterans (Morbus Winiwater-Buerger)

Die Endangitis obliterans ist eine schubweise verlaufende entzündliche Gefäßerkrankung der kleinen und mittleren Arterien und Venen der Extremitäten (distal von Knie oder Ellenbogen), die mit einer frühzeitigen gefäßobliterierenden Thrombenbildung einhergeht.

Es sind meist junge Männer zwischen dem 20. und 40. Lebensjahr mit starkem Nikotinkonsum betroffen. In unseren Breiten ist die Erkrankung für 2 bis 4% der arteriellen Durchblutungsstörungen verantwortlich. Durch serologische und histochemische Untersuchungen konnte in den letzten Jahren eine Immunpathogenese nachgewiesen werden.

Typische Symptome sind Schmerzen, Zyanose, Kältegefühl, eine Phlebitis migrans oder saltans und letztendlich Nekrosen oder Gangrän der Endglieder, die häufig die Amputation von Zehen, Fingern oder größeren Extremitätenabschnitten notwendig machen.

Eine Kausaltherapie ist nicht bekannt. Nur bei absoluter Nikotinabstinenz ist mit einem Stillstand zu rechnen. Die symptomatische Therapie zielt sowohl auf eine Verbesserung der Fließbedingungen (Sympathikolyse, Prostaglandine) als auch der Fließeigenschaften des Blutes (Defibrinogenierung).

## 2.4.2 Phlegmasia coerulea dolens

Es handelt sich um eine seltene Erkrankung mit foudroyant fortschreitender perakuter Thrombosierung aller Venen und konsekutiv der Arterien einer Extremität. Die maximale venöse Stauung führt zum Austritt von Flüssigkeit ins Gewebe und damit schließlich zur arteriellen Minderdurchblutung.

Klinisch ist die gesamte Extremität massiv geschwollen (hartes, „holziges" Ödem), schmerzhaft, zyanotisch, kühl und pulslos.

Die Patienten sind akut durch einen hypovolämischen Schock und eine Verbrauchskoagulopathie, Rhabdomyolyse, Lungenembolien sowie die sich entwickelnde Gangrän gefährdet.

Unbehandelt ist mit einer Amputationsrate von 50% und einer Letalität von 25% zu rechnen.

Therapie der Wahl ist die sofortige operative Thrombektomie.

## 2.4.3 Haut- und Weichteilinfektionen

Die meisten bakteriellen Hautinfektionen präsentieren sich als flächenhafte Entzündungen der verschiedenen Hautschichten oder als lokalisierte Infektionen, die mit Hautanhangsgebilden assoziiert sind. Die häufigsten pathogenen Erreger sind Staphylokokken, Streptokokken und verschiedene Anaerobier, die zur normalen Flora der intakten Haut gehören. Bei vorbestehenden Ulzera kommen auch Enterobacteriaceae als Erreger von Weichteilinfektionen in Frage. Kleine, kaum erkennbare Hautverletzungen genügen oft als Eintrittspforte. Durch Ausbreitung und Eindringen in tiefere Schichten können lebensbedrohliche Infektionen entstehen.

### *Phlegmone*

Eine Phlegmone ist eine eitrige Infektion der tieferen Hautschichten, die sich im unteren Korium und in der Subkutis abspielt. Die phlegmonöse Entzündung ist gekennzeichnet durch eine rasche Ausbreitung in den Weichteilen, die auf fehlende anatomische Barrieren zurückzuführen ist.
Sie geht von traumatischen Verletzungen (z.B. Biss), chirurgischen Wunden oder vaskulär und/oder neuropathisch bedingten Hautläsionen aus.
Die Symptomatik ist geprägt durch Schmerzen, unscharf begrenzte Hautrötung und Schwellung der betroffenen Region. Lymphadenopathie und Bakteriämie sind häufig.
Therapeutisch ist die Kombination von chirurgischem Vorgehen (Drainage) und Antibiose indiziert. Wenn durch eine Gewebeschwellung die arterielle Durchblutung behindert wird, ist eine Fasziotomie angezeigt. Bei nicht beherrschbaren Infektionen und Sepsis ist eine Amputation nicht zu umgehen.

### *Nekrotisierende Fasziitis*

Die nekrotisierende Fasziitis ist eine seltene, häufig lebensbedrohliche phlegmonöse Entzündung. Betroffen sind das subkutane Fettgewebe und die Muskelfaszien. Durch Toxinbildung und Einbeziehung der Gefäße in den Entzündungsprozess kommt es zu einer progredienten Nekrose des Fettgewebes, der Faszien und der Muskeln. Erreger sind in erster Linie β-hämolysierende Streptokokken der Gruppe A. Betroffen sind junge Erwachsene, die aus voller Gesundheit heraus erkranken. Die lokale Entzündung wird von den Zeichen eines septischen Schocks (Streptokokken-toxisches Schock-Syndrom) begleitet. Die Letalität liegt bei 30%. Als Antibiotika werden Betalaktame und zusätzlich Lincomycine eingesetzt. Die betroffenen Patienten werden intensivmedizinisch betreut und in jedem Fall wird ein chirurgisches Debridement durchgeführt. Bei Krankheitsbildern mit ausgeprägter Muskelbeteiligung ist eine Amputation fast unumgänglich.

### *Gasbrand*

Der Gasbrand ist eine der schwersten Formen aller Weichteil- und Wundinfektionen, hervorgerufen durch Clostridium perfringens.

Bei einer Inkubationszeit von 8 bis 72 Stunden nach einer Verletzung entwickeln sich zuerst starke lokale Schmerzen, zu denen sehr rasch die klinischen Zeichen der Sepsis und des septischen Schocks kommen. Die Haut über der betroffenen Region ist gelblich-bräunlich, bronzeähnlich verfärbt, im Infektionsgebiet sind Ödem- und Gasbildung typisch.

Eine sofortige chirurgische Intervention mit großzügigem Debridement und evtl. sogar mit Amputation ist notwendig und oft lebensrettend. Als Antibiotikum der Wahl wird hochdosiert Penicillin i.v. verabreicht.

### *Ostitis, Osteomyelitis*

Entzündungen des Knochens und Knocheninnenraumes, evtl. unter Einbeziehung von Gelenken, entstehen häufig durch fortgeleitete Entzündungen ausgehend von Weichteilinfektionen oder Dekubituslulzera. Im Rahmen einer Sepsis und Bakterienstreuung aus anderen Herden kann es auch zu einer hämatogenen Infektion kommen. Häufigster Erreger ist Staphylococcus aureus.

Die Patienten klagen über länger andauerndes Fieber, meist auch über Schmerzen und Funktionsstörungen im betroffenen Bereich, evtl. verbunden mit entzündlicher Schwellung.

Der Befund ist durch bildgebende Verfahren zu sichern (Röntgen, CT, MRT). Bei intermittierenden Fieberschüben kann der Erreger häufig in Blutkulturen nachgewiesen werden.

Die Therapie richtet sich nach Umfang und Lokalisation der Infektion. Aufgrund der relativ schlechten Durchblutung des Knochengewebes ist eine syste-

mische antibiotische Therapie häufig nicht ausreichend und muss durch chirurgische Maßnahmen ergänzt werden.
Bei nicht kontrollierbaren Infektionen mit Sepsis ist eine Amputation mitunter nicht zu umgehen.

### 2.4.4 Tumoren

Bei malignen Tumoren im Bereich der Extremitäten handelt es sich im Wesentlichen um Weichteilsarkome und osteogene Sarkome.
Maligne Tumoren der Extremitäten sind im Erwachsenenalter selten. Ihre jährliche Inzidenz liegt bei zwei bis drei Erkrankungen pro 100 000 Einwohnern. Ihr Anteil an den malignen Tumorerkrankungen beim Erwachsenen beträgt ca. 1%. Operative Standardverfahren sind die radikale Resektion und die weite Exzision. Die radikale Resektion beinhaltet die Amputation oder Kompartmentresektion mit Entfernung der umgebenden Muskelgruppe, die weite Resektion, die En-bloc-Resektion des Tumors unter Einschluss eines 2 bis 5 cm breiten Sicherheitssaumes aus gesundem Gewebe. Zusätzlich werden Chemotherapie und Bestrahlung eingesetzt.
Meist bestimmen onkologische Gründe die Indikation zur Amputation, z.B. Nerveninfiltration des Tumors oder schlechtes Ansprechen auf die präoperative Chemotherapie und/oder Bestrahlung.
Bei 90% der Patienten kann in speziellen Tumorzentren die betroffene Extremität erhalten werden.

### 2.4.5 Traumata

Unfallbedingte Amputationen sind durch die Erfolge der Mikrochirurgie und Replantation deutlich rückläufig. Gerade bei älteren Patienten spielen rein traumatische Indikationen kaum eine Rolle. Häufiger sind jedoch traumatische Anlässe bei zu Grunde liegender Gefäßerkrankung oder Neuropathie für eine Amputation verantwortlich, da die unfallbedingten Gewebsläsionen dann eine schlechte Heilungstendenz haben und zu Infektionen neigen.

## Literatur

Aalam, M. Rehabilitation Beinamputierter. In: Finkbeiner GF, Hrsg. Rehabilitation. BVO-Info. Demeter, Gräfelfing 6; 1993

Baumgartner R: Beinamputationen und Prothesenversorgung bei arteriellen Durchblutungsstörungen. Bücherei d. Orthopäden, Bd. 11, Enke, Stuttgart 1973

Beischer W, Frost D, Nedder KH: Der diabetische Fuß. tägl prax 1993; 34: 39–58 und 327–344

Dederich R: Die muskelplastischen Stumpfkorrekturen bei Amputationen der oberen und unteren Extremitäten einschließlich der prothetischen Sofortversorgung. Kongreßberichte 1. Internat. Kongr. f. Prothesentechnik und funktionelle Rehabilitation 19. bis 24. März 1973, Wien, Egermann, Wien 1973, Vol-I-Amputationstechniken-13

Diabetes Care and Research in Europe: The Saint Vincent Declaration. IDF-Bulletin 1990; 35: 530–545

Dörrler J: Das diabetische Fußsyndrom – Angiologische Diagnostik und Therapie. MMM-Fortschr. Med 2001; 143: 39–41

Finkbeiner GF: Rehabilitation bei Krankheiten der Haltungs- und Bewegungsorgane. In: Delbrück H, Haupt E, Hrsg. Rehabilitationsmedizin. Urban & Schwarzenberg, München, Wien, Baltimore. 1996; 263–267

Friedmann LW: Amputation, Rehabilitation, and Civilization – a History. Kongreßberichte. 1. Internat. Kongr. f. Prothesentechnik und funktionelle Rehabilitation 19. bis 24. März 1973, Wien, Egermann, Wien 1973, Vol-I-Amputationstechniken-5

Füsgen I: Ulkus und Gangrän bei peripherer arterieller Verschlußkrankheit. Home Care 1996; 4: 4–6 [Heft 3]

Gfesser M, Vogt HJ: Der Fuß des diabetischen Patienten. Geriatrie Praxis 1995 10; 55–56

Hahn D, Kenn W, Wittenberg G, Krause U, Schultz G, Pabst T: Nichtinvasive Gefäßdiagnostik. Dt. Ärztebl 2000; 97: B-2156–2161

Kujath P, Eckmann C: Die nekrotisierende Fasziitis und schwere Weichteilinfektionen durch Gruppe-A-Streptokokken. Dt. Ärztebl 1998; 95: B-347–352 [Heft 8]

Kujath P, Schiedeck T: Das diabetische Fußsyndrom. Klinik für Chirurgie, Medizinische Universität Lübeck

Ratzmann KP: Der diabetische Fuß – ein interdisziplinäres Problem. Diabetes Dialog 1993; 16–18 [Heft 2]

Rietzsch H, Hanefeld M: Therapie des neuropathischen Fußes. Arzneimitteltherapie 1994; 12: 47–53 [Heft 2]

Schnell O, Standl E: Fußläsionen beim Diabetiker: Neuropathie oder arterielle Verschlußkrankheit? Geriatrie Praxis 1996; 11: 52–56 [Heft 11]

Welt HH: Diabetisch-neuropathische Osteoarthropathie. Dt. Ärztebl 1998; 95: B-2108–2112

Winkelmann W: Extremitätenerhalt bei malignen Knochentumoren. Dt. Ärztebl 1999; 96: B-987–990

Ziegler D, Gries FA: Diabetische Neuropathie. Klassifikation, Epidemiologie, Prognose und sozialmedizinische Bedeutung. Dt. Ärztebl 1996; 93: B-543–545 [Heft 11]

# 3 Grundlagen der Amputationschirurgie

*Boris Kiesewalter*

Der Verlust einer Gliedmaße stellt eine unvergleichliche Problematik dar. Für den Patienten bedeutet die Amputation den endgültigen Verlust eines gut sichtbaren Organs, häufig verbunden mit erheblicher Einschränkung seines Aktionsradius und seiner Lebensqualität. Für seine Umwelt ist sie ein unmittelbar erkennbares Stigma, das die Gefahr der Isolation birgt.

Aus medizinischer Sicht ist die Extremitätenamputation gleichermaßen unvergleichlich, da eine unabänderliche Einbahnstraßensituation entsteht: Herzkranzgefäße, Hauptschlagader, Herzklappen, Gelenke, Knochen, Augenlinsen etc., der vielfache operative Ersatz dieser Organe ist möglich. Die Reimplantation einer Extremität bleibt aber die Ausnahme. Nahezu alle Versuche der Transplantation, also der Gliedmaßenübertragung, verliefen bislang erfolglos.

## 3.1 Geschichte der Amputationschirurgie

### Problem der Blutungsbeherrschung

Die Amputation von Extremitäten ist so alt wie die Menschheitsgeschichte. Jahrtausende lang war sie ein Eingriff mit häufig lebensbedrohlichen Folgen. Bis ins Mittelalter hinein blieb sie aufgrund der Unfähigkeit zur Blutstillung auf das „heiße" Absetzen der Gliedmaßen beschränkt. Wollte man nicht das Verbluten des Patienten in Kauf nehmen, kam nur die Amputation verbrannter Gliedmaßenabschnitte infrage. Trotz erstmals durch Celsus (1. Jh. v. Chr.) und Arhigenes (1. Jh. n. Chr.) beschriebener Gefäßunterbindungen blieb deren Nutzung lange Zeit unerkannt. So konnten Extremitäten nur nach oder durch Veröden und Verschorfen mit glühenden Eisen, Verätzen mit Säuren oder Übergießen mit heißem Öl und Pech abgesetzt werden. Erst durch die von Paré (1564) beschriebene Gefäßligatur war die primäre Amputation von Extremitäten ohne den barbarischen Akt verschorfender Blutstillung möglich. Weitere Verbesserungen zur Vermeidung von Blutverlusten waren die durch Gersdorf (1517) und Esmarch (1873) entwickelten Möglichkeiten der Operation in Blutleere durch abbindende Maßnahmen.

## *Infektionsgefahr*

Ein weiteres Hauptproblem der Amputationschirurgie war lange Zeit die Infektionsgefahr. Bis zur Einführung der Asepsis gegen Ende des 19. Jahrhunderts glichen Krankenhäuser und besonders chirurgische Abteilungen wahren Seuchenstätten, die den Erfolg der Operationen maßgeblich beeinflussten. Nicht besser sah es in Feldlazaretten oder an Kriegsschauplätzen bis in die Neuzeit hinein aus, in denen zum Teil unter freiem Himmel oder gleich am Ort der kriegerischen Auseinandersetzungen amputiert wurde. Aufgrund der hohen Infektionsgefahr war die offene Wundbehandlung mit ggf. späterem Wundverschluss jahrhundertelang die Methode der Wahl. Auch die noch bis ins 19. Jahrhundert verbreitete Sitte, Amputationen mit zeitlicher Verzögerung durchzuführen, verursachte häufige Wundheilungsstörungen und gefährdete das operative Ergebnis erheblich. Erst die durch den Chefchirurgen Napoleons Larrey (1766–1842) und seinen englischen Kollegen Guthrie (1785–1865) eingeführte sofortige und primäre Amputation verstümmelter Gliedmaßen brachte einen erheblichen Fortschritt in der Senkung der postoperativen Mortalität. So ist es Larrey zu verdanken, dass sog. „fliegende Lazarette" schon während der Kampfhandlungen Verletzte abtransportierten und diese so rasch wie möglich versorgten. Üblich war bis zu dieser Zeit, das Ende der Auseinandersetzungen abzuwarten, um dann die Schlachtfelder nach Verwundeten abzusuchen, welche dadurch nur mit erheblicher Verzögerung behandelt wurden. Larreys Forderung, alle großen Operationen und insbesondere Amputationen innerhalb der ersten 24 Stunden durchzuführen, entspricht in etwa der modernen Lehre, Wunden rasch zu versorgen und nur innerhalb der ersten sechs bis acht Stunden primär zu verschließen.

### Wandel der Operationsmethoden

Nur allmähliche Verbesserungen waren auch bei der Art der Absetzung der Gliedmaßen zu verzeichnen. Während noch bis ins Mittelalter der Knochen durch ein Fallbeil oder gar durch Abhacken abgesetzt wurde, setzte sich erst allmählich die weniger traumatisierende Säge durch. Versuche der osteosynthetischen Knochenstumpfversorgung wie z.B. das Anfügen von autologen Knochenteilen an das Stumpfende, um so eine verbesserte Auflage zu bilden, waren so zahlreich, dass sie hier nicht aufgezählt werden können. Sie spielen letztlich heute in ihrer Gesamtzahl auch keine Rolle mehr. Von historischer Bedeutung ist unter anderen das noch gegen Ende des 19. Jahrhunderts von Bier durchgeführte Verfahren, mit einer Umkippplastik des Schienbeinknochens im 90-Grad-Winkel eine Art Kufe zu bilden.

Alle diese Umstellungsosteotomien zur Stumpfverbesserung konnten sich letztlich nicht durchsetzen. Dagegen sind die zahlreichen Versuche einer plastischen Stumpfdeckung mit Haut-Muskellappen in die moderne Amputationschirurgie übergegangen. Hierbei waren vor allem Verbesserungen und Variationen in der Schichtstärke, der Größe, der Länge und der Lokalisation der Hautlappen zur Stumpfdeckung maßgeblich.

Erst im 18. Jahrhundert setzten sich Stimmen durch, die eine schonende Exartikulation statt Amputation wegen der geringeren Blutverluste, kleineren Wundfläche und geringeren Schmerzen forderten.

### Schmerzbehandlung

Unabhängig von der Operationstechnik waren alle Operationsmethoden wegen der erheblichen Schmerzhaftigkeit einem starken Zeitdruck unterworfen. Von Larrey ist überliefert (Dederich, 1987, 3), dass seine Amputationen im Regelfall nur vier Minuten in Anspruch nahmen. Eine Analgesie war oft nur durch Einflößen erheblicher Mengen Alkohols, berauschender Medikamente oder durch Ausnutzen des Schockzustandes möglich. Erst die Erfindung der Narkose 1848 erlaubte differenzierte Operationsmethoden und ein insgesamt humaneres Vorgehen bei der Amputation.

## Meilensteine

Mit der Einführung der Narkose und mit der konsequenten Durchsetzung der Antisepsis/Asepsis (keimfreies Arbeiten) waren die Voraussetzungen für die moderne Amputationschirurgie geschaffen. Fortan konnte eine primäre Amputation mit Formung eines gebrauchsfähigen Stumpfes durch den primären Wundverschluss erzielt werden.

## 3.2 Amputation allgemein

### Voraussetzungen

Ist eine Amputation unausweichlich, so sollte durch geeignete Maßnahmen, z.B. gefäßrekonstruktive Eingriffe, die Amputationshöhe soweit wie möglich nach distal verschoben werden. Grundsätzlich darf im Fall einer zur Amputation führenden Durchblutungsstörung (periphere arterielle Verschlusskrankheit/pAVK) diese erst nach Durchführung einer Angiographie erfolgen, um rekanalisierbare Gefäßabschnitte auszuschließen.

### Vorgehensweise

Als allgemeines Vorgehen bei amputationsgefährdeten Extremitäten hat sich das IRA-Prinzip (Infektionsbehandlung, Revaskularisation, Amputation) nach Vollmar (Kremer u.a., 1993, 246) durchgesetzt. Zunächst steht die akute Infektbeherrschung (siehe Ausnahmen: z.B. Tumor-Amputationen etc.) durch eine die Entzündung bekämpfende Wundbehandlung und durch Gaben von Antibiotika im Vordergrund. Nach Sanierung oder Begrenzung der Entzündung sollte die Rekonstruktion der Gefäßstrombahn (also stenosierter oder verschlossener Gefäßabschnitte) in Angriff genommen werden. Hierbei steht der modernen Gefäßchirurgie von der Gefäßaufdehnung (Angioplastie) über die lokale Ausräumung von Kalkplaques (Thrombendarteriektomie), der Bypassimplantation bis hin zur Blockade gefäßverengender Nerven (Sympathektomie) eine große Palette unterschiedlich aufwändiger und risikoreicher Möglichkeiten zur Verfügung. Am Ende der Behandlungskette kommt oft nur die unvermeidbare Amputation nicht revitalisierbarer Gewebsabschnitte – möglichst sparsam im so genannten Grenzbereich – in Frage.

Bei Patienten mit bösartigen Tumorerkrankungen, die zur Amputation zwingen, ist der Abstand zum Tumorbefund selbstverständlich großzügig zu wählen. Die histologische Aufarbeitung entscheidet dann über weitere Resektionen. Präoperativ kann unter Umständen auch eine Chemo- oder Strahlentherapie zur Tumorverkleinerung und damit eventuell zur sparsameren Amputation führen.

## *Indikationen*

Die Indikation zur Amputation hat sich im Lauf der letzten Jahrzehnte deutlich gewandelt. Die häufige primäre Amputation nach Unfällen in früheren Jahren ist dank moderner rekonstruktiver Möglichkeiten deutlich zurückgegangen. Heute stehen die Durchblutungsstörungen arteriosklerotischer bzw. diabetischer Genese deutlich im Vordergrund. Hier besteht unter Umständen noch die einzige Indikation zur absoluten, sofortigen Amputation, nämlich bei aufsteigender Gangrän mit vitaler Bedrohung durch die Gefahr einer Sepsis,. Weitere Indikationen, wie akute/chronische Schmerzen, maligne Tumoren, Traumafolgen, Fehlbildungen und sonstige Ursachen treten zunehmend in den Hintergrund.

## *Diagnostik*

Die spezielle präoperative Diagnostik vor Amputationen ist gering. Ist erst einmal die angiologische Diagnostik zur Klärung der Durchblutungssituation in Form von Dopplersonographie und Angiographie erfolgt, bleiben nur die Operation und die intraoperative Beurteilung der Gewebedurchblutung zur genauen Festlegung der Amputationsgrenzen. Eine ergänzende präoperative Röntgendarstellung der entsprechenden Knochenstrukturen kann nach Traumatisierung oder bei fraglicher Knocheninfektion sinnvoll sein, stellt aber die Ausnahme dar. Weitere Grundlagen vor dem zuweilen blutreichen Eingriff sind Laboruntersuchungen wie die Bestimmung der Gerinnungs- und Hämoglobinwerte. Bei schlechter Gerinnungslage und/oder niedrigem Hb-Ausgangswert kann die Gabe oder Bereitstellung von Blutkonserven sinnvoll sein. Schließlich sollte noch den Blutzuckerwerten besondere Aufmerksamkeit gelten. Ein schlecht eingestellter Diabetes mellitus bedingt eine fast garantierte Wundheilungsstörung. Daher ist – bei verzögerbarem Eingriff – die präoperative Blutzuckereinstellung unbedingt anzustreben.

## 3.2 Amputation allgemein

### Narkoseverfahren

Die Wahl der Narkose ist so variabel wie die Operationsverfahren. Im Regelfall wird die Amputation der unteren Extremität in Vollnarkose durchgeführt. In Abhängigkeit vom Allgemeinzustand des Patienten kann selbst eine Oberschenkelamputation problemlos in Spinal- oder Periduralanästhesie durchgeführt werden. Zehenamputationen sind auch bei lokaler Betäubung gut zu bewältigen.

### Zeitliche Dauer

Aus chirurgischer Sicht stellt die Amputation der Gliedmaßen heute einen Eingriff mit niedrigem bis mittlerem Schwierigkeitsgrad dar, der auch durch den weniger geübten Chirurgen am Anfang der Facharztausbildung durchgeführt werden kann. Es ist keinerlei „Fachdisziplin" notwendig. Amputationen werden durch Allgemein-, Gefäß- und Unfallchirurgen, ggf. auch durch orthopädische Chirurgen durchgeführt. Die durchschnittliche Dauer der Amputation der unteren Extremität ist mit etwa 30 Minuten zu veranschlagen. Die durchschnittliche Liegedauer amputierter Patienten im Krankenhaus, ohne vorausgehende Gefäßrekonstruktionen, beträgt etwa zwei Wochen. Die Kosten sind im bisherigen Vergütungssystem schwer bestimmbar, da für Amputationen keine Fallpauschalen oder Sonderentgelte anrechenbar sind und daher die Leistungen nicht gesondert abgerechnet werden. Gemessen am Einsatz von Mensch und Material handelt es sich um Eingriffe mit sehr geringen Kosten.

### Einteilung

Von der Amputation, der Absetzung von Körperteilen, unterscheidet man die **Exartikulation**. Darunter versteht man das Absetzen in einem Gelenk, wie Hüft-, Knie- oder Sprunggelenk. Amputationen werden abhängig von der Notwendigkeit einer prothetischen Versorgung in Minor- (keine Prothese erforderlich) und Majoramputationen unterteilt. Die **Minoramputation** stellt einen Grenzzoneneingriff, wie Zehen- oder Vorfußamputation, dar. Die **Majoramputation** dagegen umfasst die großen Gliedmaßenamputationen im Unterschenkel-, Kniegelenks-, Oberschenkel- oder Hüftbereich.

## Postoperative Versorgung

Eine besondere postoperative Nachbetreung ist im Regelfall nicht angezeigt. Üblicherweise wird für einige Tage eingeschränkte Bettruhe verordnet. Der Stumpf wird für den Zeitraum des Wundausflusses mit einer beliebigen Zahl und Art an Drainagen sowie zur Vorbeugung eines Ödems bzw. eines Hämatoms mit einem elastischen Wickelverband versehen. Das Nahtmaterial wird je nach Schwellungszustand des Stumpfes und der auf der Wunde lastenden Spannung nach 10 bis 14 Tagen entfernt. Eine begleitende medikamentöse Therapie, z.B. zur Durchblutungsförderung, ist von fraglichem Nutzen. Für den Zeitraum der Immobilisation ist selbstverständlich für eine medikamentöse Thromboseprophylaxe in Form einer subkutanen Heparinisierung zu sorgen.

## Formen der Wundbehandlung

Bei der Frage der geschlossenen oder offenen Wundbehandlung, also dem primären Hautverschluss oder einer offen belassenen Wunde, gehen die Meinungen auseinander. Wann immer möglich, sollte ein einzeitiges und definitives operatives Vorgehen gewählt werden. In Fällen erheblicher Infektionsgefahr oder bei schon gegebener Infektsituation, immer auch in der Kriegschirurgie, ist eine offene Wundbehandlung angebracht. Diese Wunden werden üblicherweise mit einer getränkten Tamponade zum Zweck der Blutstillung, Drainage und als Medikamententräger versorgt. Jedoch sollten zur Meidung der Weichteilretraktion (Haut zieht sich mehr als alle anderen Gewebsschichten zurück!) die Wundränder mit Haltefäden unter Spannung gehalten werden. Nach Stabilisierung der Wundverhältnisse kann dann ein sekundärer Wundverschluss (verzögerte Wundnaht) erfolgen.

Größere Hautdefekte oder Wunddehiszenzen (klaffende Wunden) nach Amputationen können mit den verschiedenen Methoden der Hauttransplantation meist problemlos gedeckt werden.

## Zeitpunkt der Stumpfbelastbarkeit

Der Zeitpunkt der ersten Belastbarkeit des Stumpfes ist sehr individuell zu wählen. Generell sollten so früh wie möglich Krankengymnastik und prothetische Übungsbehandlung einsetzen. Dies macht jedoch bei nicht abgeschlossener Wundheilung, unvollständig rückgebildetem postoperativem Ödem und vorübergehendem ausgeprägten Narbenschmerz wenig Sinn. Da die genannten Aspekte, insbesondere bei Diabetikern und Patienten mit pAVK von sehr unterschiedlicher Dauer sind, muss eine individuelle Entscheidung manchmal erst durch den Arzt der Rehabilitationsklinik, getroffen werden.

„Ziel einer Amputation ist der schmerzfreie, muskelkräftige und gut durchblutete Stumpf von möglichst gleichmäßiger Form und glatter Oberfläche, der eine Endbelastung erlaubt und mit modernen Kontaktprothesen versorgt werden kann" (Dederich, 1987, 4).

## 3.3 Amputation speziell

### Wahl der Amputationshöhe

Die Bestimmung der Amputationshöhe stellt eine schwierige Aufgabe dar. Ein großes Maß an Erfahrung ist notwendig, um mit den wenigen objektiven und eindeutigen Kriterien zu einer Entscheidung zu kommen. Einerseits gilt zweifellos die Maxime, so peripher und so wenig wie möglich zu amputieren. Andererseits besteht im Interesse einer optimalen Rehabilitation und zur Vermeidung von Sekundärkomplikationen ein berechtigtes Interesse an der raschen „Sanierung" des Patienten. So birgt eine zu sparsame Amputation die Gefahr einer fortschreitenden Infektion oder Ischämie und weiterführenden Nachamputation. Hierdurch kommt es zu anhaltenden Schmerzen, zur Immobilisation mit der Gefahr von Dekubitus, Pneumonie und – insbesondere beim Diabetiker – zu weiterer, zum Teil lebensgefährlicher Stoffwechselentgleisung. Da jedoch beim Diabetiker durch die gefäßchirurgisch nicht revaskularisierbaren Mikroangiopathien häufig von einer Wundheilungsstörung nach Amputation auszugehen ist, sollte besonders in diesen Fällen äußerst sparsam amputiert werden.

Zudem kann die Durchführung weiterer Narkosen für viele Patienten eine zusätzliche Belastung darstellen.

Objektiv zeigen Nekrosezonen, Weichteilinfektgrenzen, Tumorausdehnungsgrade, Beschaffenheit der Knochen und Lokalisationen von Gefäßverschlüssen (Angiographie) an, wo eine primäre Abheilung nach Amputation zu erwarten ist. Ferner sind technische Aspekte wie die Herstellung eines funktionstüchtigen

Stumpfes durch eine ausreichende Muskelbedeckung zu bedenken. Andererseits ist die Entscheidung über die genaue Absetzungszone endgültig erst intraoperativ am Zustand der Weichteil-, das heißt insbesondere der Muskulaturdurchblutung zu treffen. Ebenso wichtig ist die genaue Beurteilung des Gefäßstatus. Eine auf Höhe der Amputation verschlossene Arterie kann durch kleinere zahlreiche Kollateralgefäße suffizient ausgeglichen werden. Sollte jedoch die Hauptvene verschlossen sein, ist kein ausreichender Rückfluss aus der Peripherie garantiert.

Aus den genannten Gründen lässt eine seriöse Operationsaufklärung stets einen gewissen Spielraum bei der Amputationslinie zu. So sollte im Fall einer durch pAVK bedingten distalen Unterschenkelischämie zwar eine Aufklärung über eine Unterschenkelamputation durchgeführt werden, jedoch mit der Option – in Abhängigkeit vom Durchblutungszustand der Muskulatur – zur Erweiterung der Operation bis zur Oberschenkelamputation.

Ein weiteres wichtiges Kriterium zur Bestimmung der Amputationshöhe ist das Vorliegen von **Gelenkkontrakturen**, insbesondere im Kniegelenksbereich. Hierbei ist durch den ständig gebeugt gehaltenen Stumpf mit einseitiger Wundauflage eine erhebliche Dekubitusgefahr gegeben. Daher sollte in solchen Fällen die Indikation zur Amputation in höherer Etage großzügig gestellt werden.

Entscheidend für die Wahl der Amputationshöhe ist im Regelfall also die Beschaffenheit des Haut- und Weichteilmantels, welche indirekt Rückschlüsse auch auf die Gefäß- und Knochenbeschaffenheit zulässt.

Gewarnt werden sollte vor dem fatalen Anspruch der Schaffung einer Symmetrie: Ein bereits einseitig am Oberschenkel amputierter Patient, bei dem sich ein Eingriff an der Gegenseite anbahnt, ist allemal besser mit einer Amputation des Unterschenkels als mit einer symmetrischen Oberschenkelamputation bedient.

### *Allgemeine Operationsmethoden*

Unabhängig von der Lokalisation sollte der Hautschnitt als so genannter **Fischmaulschnitt** erfolgen. Hierbei wird ein vorderer und (etwas längerer) hinterer Hautlappen in geeigneter Entfernung zur geplanten Knochenabsetzungsstelle zur spannungsfreien Stumpfdeckung präpariert. Haut-, Subkutangewebe und Faszie werden von der Muskulatur einige Zentimeter weit getrennt. Dann erfolgt die Durchtrennung der Muskulatur in Höhe der Hautdurchtrennung bis auf die Knochenhaut. Diese wird bis zur geplanten Absetzungsstelle zurückpräpariert.

3.3 Amputation speziell

- 7 Hüftexartikulation
- 6 Oberschenkelamputation
- 5 Knieexartikulation
- 4 Unterschenkelamputation
- 3 Fußamputation

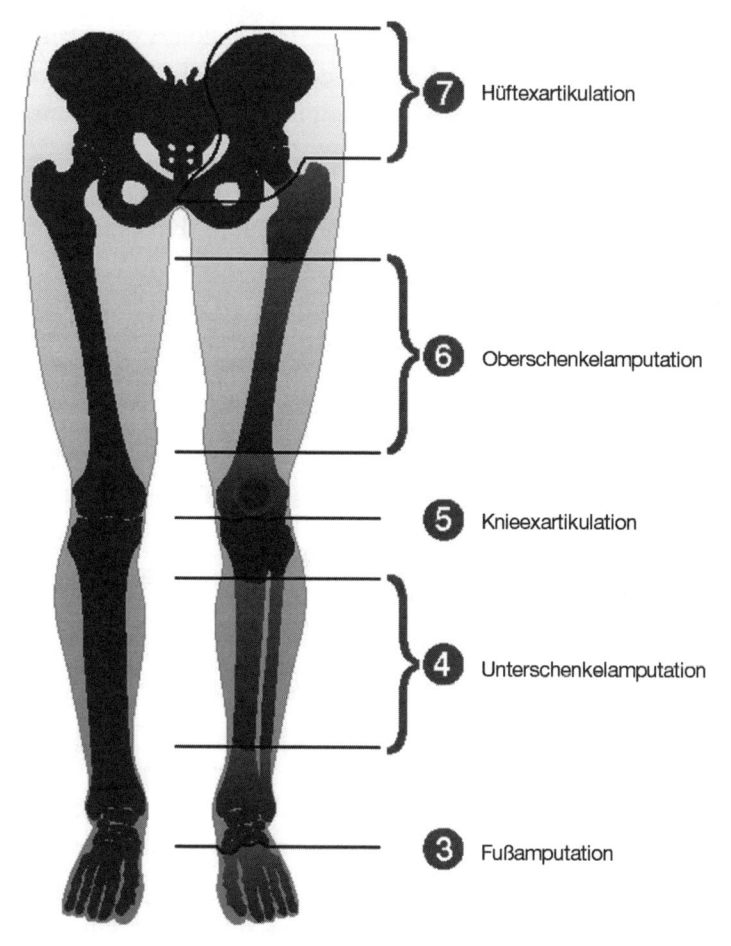

**Abbildung 3.1** Amputationshöhen (Abbildung aus dem Prothesenkompendium der Otto Bock HealthCare GmbH, mit freundlicher Genehmigung der Firma).

Blutgefäße werden dargestellt und zur Vermeidung von arteriovenösen Fisteln einzeln ligiert. Nerven werden ebenfalls isoliert und unter Zug ligiert und durchtrennt. Dadurch treten sie nach proximal zurück und können nicht in die Prothesenzone hineingeraten und durch Kompression (Prothesendruck) gereizt werden. Anschließend erfolgt die Durchtrennung des Knochens mit einer Säge, wobei der Weichteilmantel mit einer Beinscheibe zurückgehalten und so vor thermischen Schädigungen beim Sägen bewahrt wird. Fakultativ erfolgt dann zur Vermeidung von Markraumblutungen der Verschluss der Markhöhle durch Naht des Knochenhautstrumpfes über der abgerundeten Knochenkante. Der nächste Schritt ist die myoplastische Stumpfdeckung, bei der die antagonisierenden Muskelstränge miteinander vereint werden.

Nach Einlage von Drainagen erfolgt abschließend die spannungsfreie Hautadaptation mittels Einzelknopfnähten über dem Stumpf. Ein elastischer Wickelverband beendet die Operation.

Zur Herstellung eines gut versorgbaren Stumpfes haben sich die **Myoplastik** und die **Myodese** durchgesetzt. Bei der myoplastischen Stumpfdeckung werden antagonistische Muskelgruppen (Extensoren/Flexoren und Adduktoren/Abduktoren) schichtweise über dem gekürzten Knochenstumpf miteinander verbunden. Hierdurch wird neben der Herstellung des muskulären Gleichgewichts eine gute Stumpfpolsterung sowie eine zentrale Lage des Knochens im Weichteilmantel garantiert.

Bei der **Myodese** werden die Muskelstränge zur Vermeidung des Gleitens über dem Knochenstumpf über Bohrlöcher an selbigem fixiert.

## *Amputationsformen der unteren Extremität*

### Die Oberschenkelamputation

Die Oberschenkelamputation hat durch verbesserte gefäßchirurgische Rekonstruktionsmöglichkeiten viel von ihrer früheren Bedeutung verloren, stellt allerdings noch immer eine häufige Amputationslokalisation dar. Unbedingte Voraussetzung zur Abheilung des Amputationsstumpfes ist die angiographisch gesicherte intakte Beckengefäßstrombahn (Aa. iliacae) mit guter Perfusion der A. profunda femoris.

Die Amputation des Oberschenkels wird in oben genannter Weise mit Fischmaulschnittführung durchgeführt. Die übliche Absetzungslinie verläuft ca. 10 bis 15 cm („handbreit") oberhalb des Kniegelenkspalts. Dadurch wird eine gute Führung des Stumpfes ermöglicht. Darüber hinaus besteht bei mangelhafter Wundheilung genügend Spielraum für eine Nachamputation.

### Die Kniegelenksexartikulation

Die vor allem bei Kindern und Patienten mit pAVK besonders geeignete Kniegelenksexartikulation hat mit dem Kniegelenksspalt ihre natürlich vorgegebene

Amputationslokalisation. Sie wird durchgeführt, wenn eine Unterschenkelamputation nicht mehr möglich, eine Oberschenkelamputation jedoch vermeidbar scheint. Die Knieexartikulation ist wenig traumatisch, da keine Durchtrennung von Knochen und größeren Muskelgruppen notwendig ist. Ein weiterer Vorteil liegt in dem durch die belassene Oberschenkelmuskulatur erhaltenen Hebelarm, der für die allgemeine Mobilität und prothetische Versorgung wesentlich von Vorteil ist.

Zur Schnittführung werden ebenfalls lateralseitige Fischmaulschnitte etwa eine Handbreit unterhalb des Kniegelenkspalts beginnend, durchgeführt. Zum Teil wird die Fixation der Kniescheibe mit einem zuvor eingebrachten Bohrdraht (Kirschner) propagiert.

**Die Unterschenkelamputation**
Die Amputation des Unterschenkels erfordert die Durchtrennung von zwei Knochen, nämlich der Tibia und der statisch untergeordneten Fibula. Die Schnittführung geschieht in üblicher Fischmaulweise, wobei der hintere Lappen deutlich länger sein sollte. Die Stumpflänge darf zudem zur ausreichenden Prothesenversorgung nicht zu kurz oder aufgrund schlechter Deckungsmöglichkeiten nicht zu lang geraten. Die günstigste Stumpflänge wird üblicherweise mit 15 cm (ab Kniegelenksspalt) erreicht. Wichtig ist die selektive Muskelwahl zur Stumpfdeckung (Mm. gastrocnemii), da die Muskelgruppen des Unterschenkels sehr unterschiedlich durchblutet sind.

Die Absetzung des Wadenbeins sollte etwa 2 cm höher als die des Schienbeins erfolgen, da hierdurch eine bessere prothetische Versorgung ermöglicht wird.

Aufgrund der besonderen Gefahr der postoperativen Stumpfbeugekontraktur ist eine Schienung mittels Gipsschiene für ein bis zwei Wochen vorteilhaft. Wesentlicher ist jedoch die frühestmögliche physiotherapeutische Kontrakturprophylaxe.

**Weitere Amputationsformen**
Die Hüftgelenkexartikulation ist die am weitesten proximal reichende Amputationsstelle der unteren Extremität. Sie ist eine insgesamt sehr seltene Amputation und stellt häufig den Abschluss einer ganzen Serie von Operationen dar. Aufgrund des notwendigen großen Hautlappens zur Wunddeckung und des nicht

mehr vorhandenen Spielraums zur Nachamputation ist die Prognose insgesamt schlecht. Ebenso gestaltet sich die prothetische Versorgung schwierig, sodass die meisten Patienten mit Hüftgelenksexartikulation an den Rollstuhl gebunden sind.

Die verschiedenen Formen der Zehen- und Fußamputationen spielen für die prothetische Versorgung eine eher untergeordnete Rolle, sollten aber der Vollständigkeit halber hier genannt werden. Amputationen der Zehen bereiten bis auf die Gefahr eines Hallux valgus bei Verlust der zweiten Zehe und Problemen beim Abrollen und Abstoßen bei einer Großzehenentfernung keine weiteren Probleme. Amputationen am Fuß sollten so weit wie möglich distal erfolgen. Die klassische Vorgehensweise nach Lisfranc und Chopart gilt als überholt. Dagegen wird die transmetatarsale (Vorfuß-)Amputation häufig durchgeführt und erfordert keine prothetische Versorgung.

Besonderheiten der Fußamputationen sind die Syme-Amputation, bei der – grob – eine Exartikulation des oberen Sprunggelenks mit Abdeckung durch einen Fersenhautlappen erfolgt sowie die Pirogoff-Amputation, bei der bis auf das Fersenbein, welches mit Schien- und Wadenbein verschraubt wird (Arthrodese), der gesamte sonstige Fuß entfernt wird.

## 3.4 Komplikationen und deren Therapie

### *Allgemein*

Die Komplikationsrate nach Amputationen ist wesentlich von den Vorerkrankungen des Patienten abhängig. Bei durch Trauma bedingter Amputation ist im Regelfall von einer primären Wundheilung auszugehen. Bei Diabetikern oder Patienten mit pAVK ist jedoch mit einer erheblichen Komplikationsrate, vor allem in Form von Wundheilungsstörungen, zu rechnen. Da das zur Amputation kommende Patientenkollektiv jedoch zunehmend älter wird, ist auch die Gefahr sekundärer, meist durch die Immobilisation bedingter Komplikationen deutlich erhöht. Hierzu zählen insbesondere venöse Thrombosen, Embolien, Dekubiti, Harnwegsinfekte und Pneumonien. Hinsichtlich der Wundheilung spielt das Alter eine untergeordnete Rolle.

Die Operationsletalität wird in den verschiedenen Quellen mit 5 bis 25% (Häring u.a., 1997, 482; Kremer u.a., 1993, 246) angegeben und liegt damit deutlich über der Letalitätsrate nach gefäßchirurgischen Eingriffen.
Andererseits darf nicht unerwähnt bleiben, dass sich nicht selten auch der Allgemeinzustand der Patienten postoperativ erheblich bessert. Insbesondere Diabetiker, die oftmals aufgrund der Infektsituation schwere Blutzuckerentgleisungen erleben, sind postoperativ wieder gut steuerbar. Besonders trägt natürlich der Wegfall der zum Teil unerträglichen Schmerzen – insbesondere bei akuten Ischämien – zur Genesung der Patienten bei.

## *Vorsorge*

Zur Erkennung von Komplikationen und deren Prävention bedarf es einer engmaschigen Wundkontrolle. Hierzu zählen tägliche Verbandwechsel durch den Operateur oder seinen versierten Kollegen. Der erste Verbandwechsel erfolgt am zweiten postoperativen Tag. Eine Wundkontrolle am ersten postoperativen Tag birgt die Gefahr der Keimeinschleppung. Überdies würde dadurch die notwendige vorbeugende Kompression zur Hämatom- und Ödemvermeidung in den ersten 48 Stunden unterbrochen. Ein weiteres Augenmerk gilt auch den oben genannten sekundären Komplikationsgefahren wie Harnwegsinfekten oder Pneumonien.

## *Frühkomplikationen*

Unter Frühkomplikationen versteht man in den ersten postoperativen Tagen auftretende Unregelmäßigkeiten. Hierzu zählen insbesondere die sekundäre Wundheilung mit Wunddehiszenz, Wundinfekt, Wundrandnekrosen und avitalen Gewebsabschnitten, meist als Folge mangelhafter Durchblutung. Selten kann es auch zu einer Gangrän des Stumpfes mit Lymphangitis und Lymphadenitis kommen.
Die Therapie der Wahl ist stets die Wunderöffnung sowie das sparsame Debridement (Wundtoilette). Ergänzend kann die Einlage von Medikamententrägern und/oder eine begleitende antibiotische Therapie sinnvoll sein. Abhängig vom Ausmaß und der Persistenz des Befundes kann eine Nachamputation indiziert sein.
Statistisch liegt die Notwendigkeit der Stumpfrevision, je nach Höhenlokalisation, zwischen 10 und 25% (Kremer u.a., 1993, 258).

## Spätkomplikationen

Zu den typischen Spätkomplikationen, die nach Wochen und Monaten auftreten, zählen Phantomempfindungen und Neurome. Phantomempfindungen stellen die Projektion von Empfindungen in ein fehlendes Glied dar. Diese äußern sich meist in Form von Schmerzen, seltener als Juckreiz oder Kribbelgefühl. Häufig werden sie durch Berührung ausgelöst und sind daher besonders für die prothetische Versorgung ein großes Problem. Durch eine effektive perioperative Schmerztherapie (z.B. durch einen Periduralkatheter) kann die Gefahr der Entstehung von Phantomschmerzen gemindert werden. Manifeste Phantombeschwerden werden medikamentös behandelt.

Neurome entstehen durch eine überschießende Regeneration des abgesetzten Nervenendes mit meist kolbiger Auftreibung im Sinne eines gutartigen Nerventumors. Sie sind gekennzeichnet durch eine besondere Berührungs- und Schmerzempfindlichkeit. Neben der symptomatischen Schmerztherapie kommt als Mittel der Wahl nur die operative Revision in Betracht.

Durch Progression der pAVK der proximalen Gefäßabschnitte kann es zu Gefäßverschlüssen der vorgeschalteten Abschnitte und dadurch zur Ischämie des Stumpfes kommen. Hier, wie auch bei Narbenbeschwerden, bleibt meist nur eine mehr oder weniger ausgeprägte Nachamputation übrig.

Im Fall eines Stumpfschwundes durch Retraktion verschiedener Gewebsanteile kann es zu einer Inkongruenz der vorhandenen Prothese und zu möglichen Druckulzerationen kommen. In diesem Fall – wie auch im Fall allergischer Reaktionen auf Prothesenoberflächen – ist die Neuanpassung der Prothese unabdingbar.

Stumpfödeme durch Lymphstau, die ebenfalls zu einem schlechten Prothesensitz führen, können durch Lymphdrainagen erfolgreich therapiert werden.

Bei Patienten mit länger bestehendem Diabetes mellitus und typischer Polyneuropathie kann die verminderte Sensibilität zu einer Fehlbelastung und dadurch verstärkt zur Dekubitusbildung führen. In diesen Fällen sind – auch langfristig – gründliche Stumpfkontrollen notwendig.

Zusammenfassend bleibt festzuhalten, dass die modernen (insbesondere gefäßchirurgischen) Rekonstruktionsmöglichkeiten zur Vermeidung einer drohenden Amputation derzeit ausgereizt scheinen. Auch lassen die Möglichkeiten der Transplantationschirurgie in absehbarer Zeit keine Übertragung ganzer Gliedmaßen nach erfolgter Amputation erwarten. Daher nimmt die Prävention der ursächlichen Erkrankungen (Diabetes mellitus, pAVK, Tumorwachstum etc.) zur Amputationsvorbeugung derzeit den höchsten Stellenwert ein.

**Literatur**

Allgöwer, M. & Siewert, J.R. (1992). *Chirurgie*. Berlin: Springer

Burghart, Ch., Junge, K., Kiesewalter, B. et. al. (2001). *Chirurgie pur 1+2 – Die Karteikarten*. Grünwald: Börm Bruckmeier

Dederich, R. (1987). Amputationen der Gliedmaßen. Operationstechnik und prothetische Sofortversorgung. Stuttgart: Thieme

Denecke, H.; Reichart, B. & Muhr, G. (1996): *Saegesser – Spezielle chirurgische Therapie*. 11. Auflage. Bern: Hans Huber

Durst, J. & Rohen, H. (1996). *Chirurgische Operationslehre*. 2. Auflage. Stuttgart: Schattauer

Häring, R. & Zilch, H. (1997). *Chirurgie*. 4. Auflage. Berlin: de Gruyter.

Heberer, H.; Köle, W. & Tscherne, H. (1993). *Chirurgie und angrenzende Gebiete*. 6. Auflage. Berlin: Springer

Kiesewalter, B. (2001). *Anamnese und Untersuchung – pocket*. 2. Auflage. Grünwald: Börm Bruckmeier

Kremer, K.; Lierse, W.; Platzer, W.; Schreiber, H.W. & Weller, S. (1993). *Chirurgische Operationslehre*. Stuttgart: Thieme

Kremer, K.; Schumpelick, V. & Hierholzer, G. (1992). *Chirurgische Operationen. Atlas für die Praxis*. Stuttgart: Thieme

Schumpelick, V.; Bleese, N.M. & Mommsen, U. (2000). *Chirurgie*. 5. Auflage. Stuttgart: Enke

# 4 Die physiotherapeutische Behandlung in der prä- und postoperativen Phase

*Elke Mütze*

Schon lange bevor der Patient amputiert wird, sollte mit physiotherapeutischen Maßnahmen begonnen werden. Damit wird der Grundstein für einen langfristigen Erfolg gelegt. Eine optimale Vorbereitung auf die Amputation, bei der sowohl prophylaktische Techniken angewendet als auch Befunde zur kontinuierlichen Verlaufsmessung erhoben werden, ist äußerst wichtig. Zum Einen übersteht ein Patient in gutem Allgemeinzustand die Amputation besser und zum Anderen kann durch eine differenzierte Befundaufnahme der Zustand nach der Operation mit dem vor der Operation verglichen werden. Dadurch ist es dem Physiotherapeuten möglich, Therapiefortschritte auszumachen.

## 4.1 Präoperative Maßnahmen

### 4.1.1 Befundaufnahme

Die meisten Amputationen werden aufgrund internistischer Erkrankungen notwendig. Sie stellen nach Maßnahmen wie Bypass-Operationen bei arteriellen Durchblutungsstörungen und komplexen Behandlungen des diabetischen Fußes den letzten Behandlungsschritt dieser Grunderkrankungen dar. Das heißt, die

Patienten haben eine lange Krankheitsgeschichte hinter sich und ihr Allgemeinzustand ist oftmals stark beeinträchtigt.

Der Großteil der Patienten sind ältere Menschen. Auswertungen von Morgenstern (2000) zeigen, dass das Durchschnittsalter von 180 amputierten Patienten zum Zeitpunkt der Amputation bei Frauen 67,8 Jahre und bei Männern 59,5 Jahre betrug. Weiterhin gehen diese Patienten in der Regel keiner Berufstätigkeit mehr nach, sondern haben das Rentenalter erreicht.

Daher sind auch bei der Befundaufnahme altersrelevante Abweichungen zu beachten. Besonders die motorische Funktionalität und die kognitive Leistung sind betroffen. Die Bewegungsfähigkeit und vor allem die Muskelkraft nehmen im Alter um ca. 20 bis 30% ab (Althoff, 1997). Auch verändern sich Aufmerksamkeit und Konzentration. Betrachtet man zusätzlich die kritische Situation, in der sich ein Patient vor und besonders auch nach einer Amputation befindet, erfordern die Maßnahmen einen behutsamen und einfühlsamen Umgang mit dem Betroffenen.

**Tabelle 4.1** Physiotherapeutischer Befundbogen

**Anamnese**

*Name* ...................................................................
*Alter* ....................................................................
*Amputationsgrund* ...................................................
*Krankheitsverlauf* ....................................................
*Weitere Erkrankungen* ..............................................
*Hobbys* .................................................................

**Inspektion**

| | | | |
|---|---|---|---|
| Gesäß heben | ❏ möglich | ❏ mit Hilfe | ❏ nicht möglich |
| Hochkommen aus der RL zum Sitzen | ❏ möglich | ❏ mit Hilfe | ❏ nicht möglich |
| Armstütz | ❏ möglich | ❏ mit Hilfe | ❏ nicht möglich |
| Scooting (Schinkengang) | ❏ möglich | ❏ mit Hilfe | ❏ nicht möglich |
| Transfer Rollstuhl – Liege | ❏ möglich | ❏ mit Hilfe | ❏ nicht möglich |
| Aufrichten des Rumpfes im Sitz | ❏ möglich | ❏ mit Hilfe | ❏ nicht möglich |

**Tabelle 4.1** Fortsetzung

| Gelenkmessungen | rechts | | | links | | |
|---|---|---|---|---|---|---|
| | Ex/Flex | Abd/Add | AR/IR | Ex/Flex | Abd/Add | AR/IR |
| **Hüftgelenk** <br> **Kniegelenk** <br> **Sprunggelenk** | | | | | | |
| **Schultergelenk** <br> **Ellenbogen** <br> **Hand** | | | | | | |
| **Muskulatur Verkürzung** <br> M. iliopsoas <br> Ischiokrurale Muskulatur <br> Adduktoren <br> M. gastrocnemius | | | | | | |
| **Kraft** (z.B. MRC-Skala, Janda) <br> M. iliopsoas <br> M. rectus femoris <br> M. glutaeus maximus <br> M. glutaeus medius <br> Ischiokrurale Muskulatur <br> Adduktoren <br> M. triceps surae <br> Fußheber | | | | | | |

Präoperativ sollte ein physiotherapeutischer Befund erhoben werden, der Kriterien der Gelenkbeweglichkeit und der Muskelkraft erfasst, wenn es der Allgemeinzustand des Patienten zulässt (siehe Tabelle 4.1). Dieser erfordert die Veränderung standardisierter Kraft- und Dehntests. Hierbei ist es wichtig, die Gesamtsituation des Patienten einzuschätzen, damit er nicht überfordert wird. So sollte vor allem die Mobilität beurteilt werden, um realistische Ziele für den älteren Betroffenen zu formulieren.

Das kann im Einzelfall bedeuten, dass die Kraft der Muskulatur nicht über die Funktion des einzelnen Muskels getestet werden kann, wenn der Patient hinsichtlich seiner kardialen Belastbarkeit oder seiner Kondition stark eingeschränkt ist. Hier ist es ausreichend, Funktionen aus dem Alltag zu testen. Der Lagewechsel gibt Auskunft über die Rumpfmuskulatur, das Stehen zeigt die Belastbarkeit der Beine und das Anheben des Gesäßes im Sitz über das Stützen auf beide Arme beansprucht die Armmuskeln.

Patienten, die gut belastbar sind, können auch bei der Befundaufnahme mehr gefordert werden, so kann z.B. der klassische Muskeltest nach dem Medical Research Council (MRC-Scale) (Masur 2000) vorgenommen werden.

### *Test der oberen Extremität*

Die Funktion der Arme wird im Sitzen beurteilt. Hierbei ist es wichtig, die Beweglichkeit des Schultergürtels sowie des Schulter- und des Ellenbogengelenks in allen Ebenen zu testen. Die Beurteilung der Kraft kann über das Setzen von statischen Widerständen in alle Bewegungsrichtungen erfolgen, zusätzlich müssen die Kraft des Handschlusses und feinmotorische Funktionen geprüft werden. Die Hauptaufgabe der Arme nach der Amputation besteht in der Stützfunktion für den Transfer und die Gangaktivitäten. Gleichzeitig werden gewisse feinmotorische Fähigkeiten für das Prothesenhandling benötigt.

### *Test des Rumpfes*

Wichtig ist die Beurteilung der Rumpfaufrichtung verbunden mit der Beckenbeweglichkeit. Diese wird für den Lagewechsel und die Aktivitäten der Gangschule benötigt. Bei mobilen Patienten kann die Kraft der Bauch- und Rückenmuskulatur z.B. nach Janda oder nach der MRC-Skala beurteilt werden.

## Krafttest der unteren Extremität

Der Befund des verbleibenden Beins erfolgt nach Möglichkeit im Sitz und in Rückenlage. Im Sitz kann die Kraft des M. iliopsoas und des M. rectus femoris ebenfalls nach Janda getestet werden. Das Testen der ischiokruralen Muskelgruppe kann über die Knieflexion im Sitzen erfolgen. Die Überprüfung der Glutealmuskulatur wird in Rückenlage durchgeführt. Der Patient streckt zur Prüfung des M. gluteus maximus das Bein im Hüftgelenk. Da diese Bewegung mit der Schwerkraft erfolgt, gibt der Therapeut Widerstand am dorsalen Oberschenkel. Für den M. glutaeus medius wird das Bein gegen den am Oberschenkel gesetzten Widerstand abduziert. Zusätzlich kann gegen Widerstand die Kraft der Fußheber und des M. triceps surae eingeschätzt werden. Die Belastbarkeit des Standbeins ist für die Mobilität nach der Operation von großer Bedeutung, denn die Beanspruchung des erhaltenen Beins steigt nach der Amputation um ein Vielfaches. Gerade diese Belastbarkeit ist häufig eingeschränkt, z.B. durch arterielle Durchblutungsstörungen oder Wundstellen am Fuß.

## Dehnfähigkeit der unteren Extremität

Wichtig für einen ökonomischen Prothesengang ist die Dehnfähigkeit der Beinmuskulatur, vor allem für die Hüft- und Kniestreckung. Getestet werden deshalb der M. iliopsoas und die ischiokrurale Muskelgruppe.

Der M. iliopsoas wird in Rückenlage getestet, indem das nicht zu testende Bein mit Kniebeugung maximal an den Bauch herangezogen wird. Dabei sollte das zu testende Bein auf der Unterlage liegen bleiben. Je nach Ausprägung der Verkürzung, hebt es von der Unterlage ab. Mit dem Goniometer kann diese Hüftflexion in der Endstellung gemessen werden.

Um die ischiokrurale Muskelgruppe zu testen, wird das Bein mit gestrecktem Knie angehoben. Dabei muss die Gegenseite auf der Unterlage liegen bleiben bzw. gehalten werden. Auch hier kann mit dem Goniometer das Bewegungsausmaß des angehobenen Beins gemessen werden. An der Seite des erhaltenen Beins kann zusätzlich der M. gastrocnemius auf seine Dehnfähigkeit überprüft werden, indem bei gestrecktem Kniegelenk der Fuß passiv in die Dorsalextension geführt wird. Das Bewegungsausmaß sollte etwa 10 Grad betragen. Um eine muskuläre Verkürzung von einer Gelenkkontraktur zu unterscheiden, wird der betroffene Muskel kurz isometrisch angespannt. Beim Lösen der Spannung sollte die Bewegung etwas weiter möglich sein. Ist die Bewegung nicht weiter möglich, ist wahrscheinlich von einer gelenkigen Einschränkung auszugehen. Besonders betroffen sind die Hüft- und/oder Kniestreckung.

## *Test der Vitalfunktionen*

Die Atemfunktion, die kardiale Belastbarkeit und die Kondition werden sich in Abhängigkeit von der Länge und der Schwere des Krankheitsverlaufs verändern und müssen daher schon präoperativ getestet werden (Verlaufsmessungen).
Im Atembefund werden die Atemrichtung, die Atemfrequenz und die Atemwege in Ruhe und unter Belastung beurteilt. Dabei kann zusätzlich der Puls als Parameter der kardialen Belastung gemessen werden. Die Einschätzung der Kondition erfolgt über anamnestische Daten. So sind Patienten, die wegen der Grunderkrankung, z.B. einer peripheren arteriellen Verschlusskrankheit oder eines Tumors, ihren Bewegungsradius schon lange einschränken mussten, eingeschränkter belastbar als Patienten, die durch ein akutes Trauma ihr Bein verlieren und aus einem Alltag mit altersabhängiger, voller Belastung herausgerissen werden.
Ein weiterer wichtiger Test für das erhaltene Bein, vor allem bei Bestehen einer peripheren arteriellen Verschlusskrankheit, ist der Ratschow-Test (vgl. 7.2). Dabei soll der Patient das zu testende Bein in 45 Grad Hüftbeugung halten und in dieser Stellung den Fuß im Sekundenrhythmus in Dorsalextension und Plantarflexion bewegen. Gemessen wird die Zeit in Sekunden, bis das Leitsymptom der peripheren arteriellen Verschlusskrankheit, der Wadenschmerz, ausgelöst wird. Danach muss das Bein unter Herzniveau über den Rand der Behandlungsliege passiv hängen, und es wird beurteilt, wann die erste Rötung, die Venenfüllung und die vollständige Rötung auftreten. Je kürzer die Zeit ist, bis der Wadenschmerz eintritt, umso vorsichtiger sollte das Bein nach der Amputation belastet werden, um Überlastungen zu vermeiden.
Die Durchführung der physiotherapeutischen Befundaufnahme ist stark vom Allgemeinzustand des Patienten abhängig und sollte deshalb nicht zu umfangreich sein bzw. auf mehrere Sitzungen verteilt werden.

## 4.1.2 Präoperative Übungen

Insgesamt ist es günstig, wenn der Therapeut sich vor der Amputation dem Patienten vorstellen kann, um ein Vertrauensverhältnis aufzubauen. Das bevorstehende Ereignis verunsichert und ängstigt den Patienten. Aufgabe des Therapeuten ist es, Unsicherheiten durch fachliche Aufklärung zu vermeiden und dem Patienten die Möglichkeit zu geben, Fragen zum Therapieablauf nach der Amputation zu stellen. Gemeinsam mit dem Patienten wird ein Ziel formuliert. Dabei sollten realistische Wege aufgezeichnet werden, um die Motivation zu fördern. Die Aufklärung über Möglichkeiten der Prothesenversorgung können hilfreich sein (vgl. Kapitel 8).

Schon vor der Amputation werden einige aktive Übungen mit dem zu erhaltenden Bein durchgeführt, um orthostatischen Fehlregulationen vorzubeugen. Des Weiteren wird der Patient mit einigen Atemübungen vertraut gemacht. Besonders das tiefe Aus- und Einatmen sollte er beherrschen, um nach der Operation eine ausreichende Belüftung aller Lungensegmente zu gewährleisten (Mensch & Kaphingst, 1998).

## 4.2 Postoperative Maßnahmen

Die postoperativen Maßnahmen beginnen unmittelbar nach der Operation und dauern für den im Akuthaus tätigen Physiotherapeuten bis zur Entlassung des Patienten in die Rehabilitation. Die zeitige postoperative Behandlung ist besonders ernst zu nehmen, da hier die Voraussetzungen für die weitere Rekonvaleszenz des Patienten geschaffen werden. Daher sind gerade präventive Therapieformen, wie kreislaufanregende Gymnastik und atemtherapeutische Maßnahmen zur Pneumonieprophylaxe und Lagerungsmaßnahmen zur Verhinderung von Kontrakturen und Dekubitus besonders wichtig.

### 4.2.1 Die Atemtherapie

Nach der Operation ist der Patient im Bett immobilisiert und kann sich wenig belasten. Die Lunge wird nicht ausreichend durchblutet und belüftet. Daher ist eine Pneumonieprophylaxe erforderlich (vgl. Krauß, 1984). Hierbei muss der Patient u.a. forciert tief atmen. Besonders anschaulich lässt sich das mit Biofeedback-Geräten verdeutlichen, bei denen der Patient eine direkte Rückmeldung über sein Atemvolumen (und das erwünschte Atemvolumen) bekommt.

Eine maschinelle Vibrax-Massage eignet sich zur Sekretlockerung, insbesondere bei Patienten mit schlechtem Allgemeinzustand. Im Anschluss sollte der Patient das Sekret abhusten.

Die Atemtherapie wird mit stoffwechselfördernden, kreislaufanregenden und atemvertiefenden Übungen durchgeführt. Der Amputationsstumpf wird hierbei ausgelassen, um die Wundheilung nicht zu gefährden. Die Übungen werden in schnellem Tempo – beginnend mit den kleinen Gelenken und dann steigernd mit den mittleren und großen Gelenken – durchgeführt. Die Bettruhe erfolgt meist in strikter Rückenlage, um das Narbengebiet zu schonen und führt durch die Auflagefläche des Rückens zu einer Verlagerung der Atmung in die ventralen Gebiete. Durch das Fehlen von Belastungsreizen wird nur ein geringer Teil des zur Verfügung stehenden Atemvolumens genutzt. Die Atembewegung geht bevorzugt in den Brust- und Bauchraum. Deshalb ist es wichtig, Atemübungen vor allem für die Flanke durchzuführen. Zur Förderung der Flankenatmung empfiehlt sich die halbmondförmige Dehnlagerung. Diese Stellung wird im Atemrhythmus aufgebaut, indem der Patient beim Einatmen den Fuß hochzieht und das Bein anspannt und beim Ausatmen abduziert zur Seite ablegt. Mit der nächsten Atemphase wird das andere Bein durch eine Adduktion herangeführt. Nun folgt der Arm in maximaler Abduktion und Elevation, sodass die Flanke auf einer Seite gedehnt wird. In dieser Ausgangsstellung werden Packegriffe und Ausstreichungen der Interkostalräume eingesetzt. Danach sollte der Patient mit Hilfe der Kontaktatmung bewusst in dieses Gebiet atmen. Den Abschluss bilden periphere Atemantriebe, welche über Arm- und Beinbewegung noch stärker in die Dehnlagerung arbeiten. Auch bei ungenügender Bauchatmung empfiehlt es sich, mit der Kontaktatmung zu beginnen. Periphere Atemantriebe müssen über die Aktivierung der dorsalen Muskulatur gesetzt werden.

Das Aktivieren der Zwerchfellfunktion sollte im Sitzen stattfinden, da viele Patienten in Rückenlage diesen Atemraum nutzen können, dies aber im Sitzen vernachlässigen. Das Zwerchfell wird von Lewit (1992) als Atemmuskel mit Haltungsfunktion beschrieben und die Bauchmuskeln als Haltungsmuskeln mit Atemfunktion. Um dieser engen Beziehung Rechnung zu tragen, ist es wichtig, die Zwerchfellfunktion zu aktivieren. Besonders gut eignet sich der Atemgriff aus dem PNF-Konzept. Dabei geben beide Daumen des Therapeuten am unteren Rippenrand Druck nach innen und oben gegen den Ansatz des Muskels. Der Patient wird aufgefordert, die Daumen wegzuatmen. Hier sollte der Patient sich seinen Atem bewusst machen, um dann über Kontakt diesen Atemraum zu nutzen.

Besonderheiten stellen Patienten dar, die zu einer paradoxen Atmung neigen. Sie ziehen in der Einatmungsphase den Bauch ein und schieben ihn beim Ausatmen heraus. Hier ist eine gezielte Atemtherapie notwendig.

Durch den Zeitraum der Entlastung und den damit verbundenem Kraftverlust neigen gerade ältere Patienten zur thorakalen Hochatmung, wenn sie die ersten Übungen bewältigen. Auch hier sollten Atemübungen, bevorzugt für die Flanken- und Bauchatmung, in den Therapieablauf eingebaut werden.

### 4.2.2 Die Lagerung zur Kontrakturprophylaxe

Nach der Operation ist der Stumpf zunächst einmal in einer flektierten Position zu lagern, um das Narbengebiet zu entspannen. Die dabei entstehende Flexion im Hüft- bzw. Kniegelenk sollte nicht mehr als 10 bis 15 Grad betragen. Sobald es der Patient toleriert, kann der Stumpf mehrfach am Tag eine flache Position einnehmen, um die bindegewebigen Strukturen der Muskulatur und der Gelenkkapsel im physiologisch schmerzfreien Bereich zu beanspruchen und Kontrakturen vorzubeugen. Natürlich ist auf die Wundkontraktion zu achten, um die Heilung nicht negativ zu beeinflussen. Die Lagerung sollte schmerzfrei sein.

Auf der Standbeinseite müssen Maßnahmen ergriffen werden, um einer Spitzfußstellung vorzubeugen. Der Fuß muss am Ende des Bettes in einer Dorsalextension gestützt werden (siehe Abbildung 4.1). Dabei sollte die Auflagefläche der Ferse zur Dekubitusprohylaxe mit ringförmigen Lagerungsmaterialien entlastet werden.

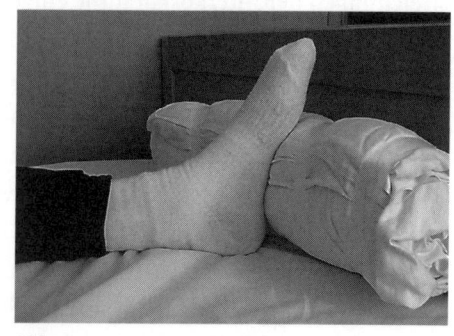

**Abb. 4.1** Lagerung des Fußes

Häufig sitzen die Patienten tagsüber mit hochgestelltem Oberkörper im Bett. Dabei ist zu beachten, dass in dieser Stellung auch das Hüftgelenk der Standbeinseite stark flektiert wird. Es ist also empfehlenswert, mehrfach am Tag eine flache Rückenlage einzunehmen, wobei die Unterlagerung des Stumpfes beibehalten werden kann, aber die erhaltene Extremität und der Oberkörper in gestreckter Position liegen sollten. Auch sollte das Kopfkissen nur den Kopf und die Halslordose stützen und nicht bis zur oberen Brustwirbelsäule reichen.

Ausnahmen bestehen bei vorhandener verstärkter Brustkyphose. Auch bei Patienten mit Atembeschwerden in Folge einer Herzinsuffizienz oder bei starken Schmerzen verzichtet man auf die forcierte flache Lagerung.

### 4.2.3 Dekubitusprophylaxe

Zur Dekubitusprophylaxe gehören die Lagerung und die frühzeitige Mobilisation. Gerade bei multimorbiden, weniger mobilen Patienten sind einfache Übungsprogramme, die selbstständig wiederholt werden können, wichtig. Bei Patienten in schlechtem Allgemeinzustand ist besondere Sorgfalt auf die Lagerung zu verwenden. Gerade dann besteht die Gefahr, dass an besonders belasteten Stellen, wie im Bereich des Kreuzbeins und der Ferse, Druckstellen entstehen. Für diese Bereiche gibt es gepolsterte Lagerungsmaterialien, die den Druck auf eine größere Fläche verteilen. Sobald die Patienten in der Lage sind zu sitzen, ist es sinnvoll, mehrfach am Tag die Lage zu wechseln.

Um den venösen Rückstrom der Beine zu fördern, sollte das Bett des Patienten mit der gesamten Liegefläche distal hochgestellt werden. Ausnahmen stellen Patienten mit arteriellen Durchblutungsstörungen dar. Auch bei Patienten mit Herzinsuffizienz kann diese Hochlagerung eher belastend sein. In diesen Fällen sollten aktive Maßnahmen wie intermittierende Spannungsübungen zur Förderung des venösen Rückstroms durchgeführt werden.

### 4.2.4 Behandlung des Wundödems – Stumpfkompression

Sobald die Narbe es zulässt, sollte eine Kompression stattfinden, um für die spätere Prothesenversorgung eine Ausformung des Stumpfes in konischer Form zu gewährleisten. Gleichzeitig wird über die Kompression das Wundödem abgebaut. Anfangs erfolgt die Kompression über das Wickeln mit einer Langzugbinde. Der Druck sollte von distal nach proximal abnehmen und in Kornährenoptik geschehen. Beim Wickeln sollten die Gelenke in Nullstellung stehen, da die Binde sonst eventuell vorhandene Bewegungseinschränkungen begünstigt. Besondere Sorgfalt sollte dem faltenfreien Sitz der Binden gewidmet werden, denn eine Einschnürung im Stumpfbereich birgt die Gefahr der Minderdurchblutung. Deshalb kann es hilfreich sein, als erstes eine Wattebinde zu verwenden, um das Verrutschen der Kompressionsbinde zu verhindern. In den ersten Wochen nimmt das Volumen des Stumpfes stark ab bzw. kann sehr schwanken. Mittels der Binde kann auf die jeweils aktuelle Situation eingegangen werden. Im späteren Verlauf wird der Patient mit einem handelsüblichen Stumpfkompressionsstrumpf versorgt. Je nach Verträglichkeit sollte die Kompression ganztags getragen werden. Treten nachts Beschwerden auf, kann sie während dieses Zeitraums abgenommen werden.

Die Kompression beim oberschenkelamputierten Patienten sollte mit einer Bauchtour enden, um einen einwandfreien Sitz zu gewährleisten (siehe Abbildung 4.2).

Um Druckstellen zu vermeiden, kann es bei Patienten nach einer Knieexartikulation nötig sein, die Femurkondylen bei Bedarf über proximal neben dem Schaft des Femur liegende Pelotten zu schützen.

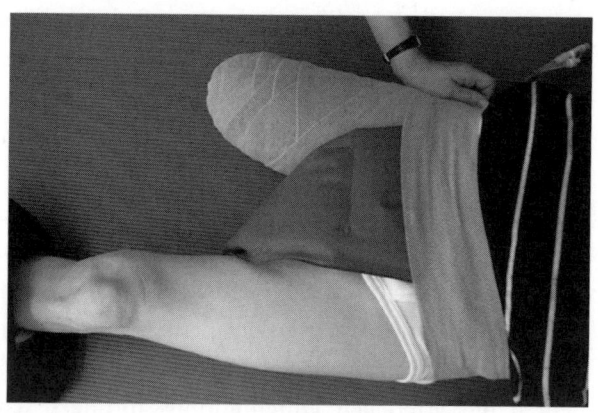

**Abb. 4.2** Kompression des Oberschenkelstumpfes

Bei Unterschenkelamputierten ist es besonders wichtig, die Binde von hinten anzusetzen und damit die Weichteile nach vorn zu schieben (siehe Abbildungen 4.3a und b).

Weitere unterstützende Maßnahmen zur Reduktion des Wundödems sind Streichungen von distal nach proximal und intermittierende Spannungsübungen.

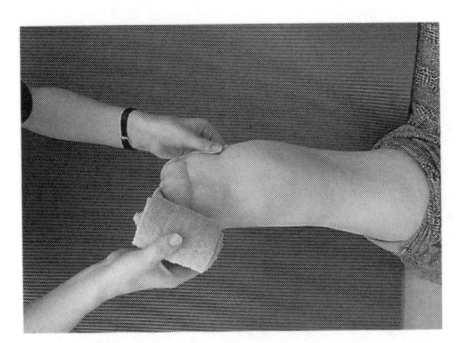

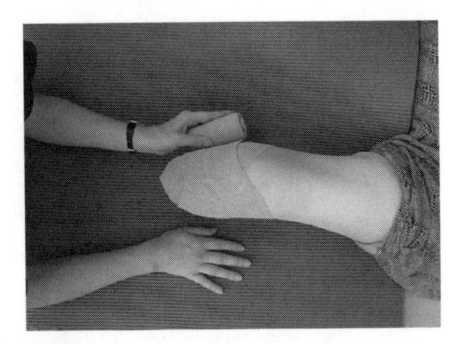

**Abb. 4.3a und b**  Kompression des Unterschenkelstumpfes

## 4.2.5 Bewegungstherapie

Die Mobilisation durch isometrische Übungen hat einen günstigen hemmenden Einfluss auf die Degenerations- und Umbauprozesse des Bindegewebes (van den Berg, 1999) und des Knochens. Der Zug, der über den Muskel auf das Periost ausgeübt wird, aktiviert die Durchblutung und den Stoffwechsel und sorgt damit für die Osteoblastenaktivität. Gleichzeitig verlangsamt sich die Umbaugeschwindigkeit des Gewebes (Miura, 1983).
Begonnen wird mit dem Aufbau einer Ganzkörperspannung. Dabei werden Kopf, Arme und Beine in die Unterlage gespannt. Bei Herzpatienten ist diese Spannung mit wenig Kraft durchzuführen. Liegt das kardiale Akutereignis nur wenige Wochen zurück, ist darauf zu verzichten. Zur Muskelmantelschulung werden unter Aufrechterhaltung der Grundspannung an dem erhaltenen Bein Widerstände in alle Bewegungsrichtungen gesetzt. Abhängig von der Schmerzangabe kann dann der Stumpf ebenso beübt werden. Gerade hier haben die Spannungsübungen zusätzlich noch einen positiven Effekt auf die Muskelpumpe des venösen Kreislaufs und unterstützen damit die Abschwellung des Stumpfes.
Um die Muskulatur zu kräftigen, sollte die Spannung mindestens 8 bis 10 Sekunden gehalten werden und pro Übung sind mindestens zehn bis 15 Wiederholungen notwendig. Da bei den Spannungsübungen kein ausreichender Längenverkürzungszyklus stattfindet, müssen im Anschluss Bewegungsübungen an allen Gelenken durchgeführt werden. Dabei gilt für den Stumpf, dass die Übungen unterhalb der Schmerzgrenze bleiben sollten. Trotzdem muss er in alle Richtungen aktiv bewegt werden.

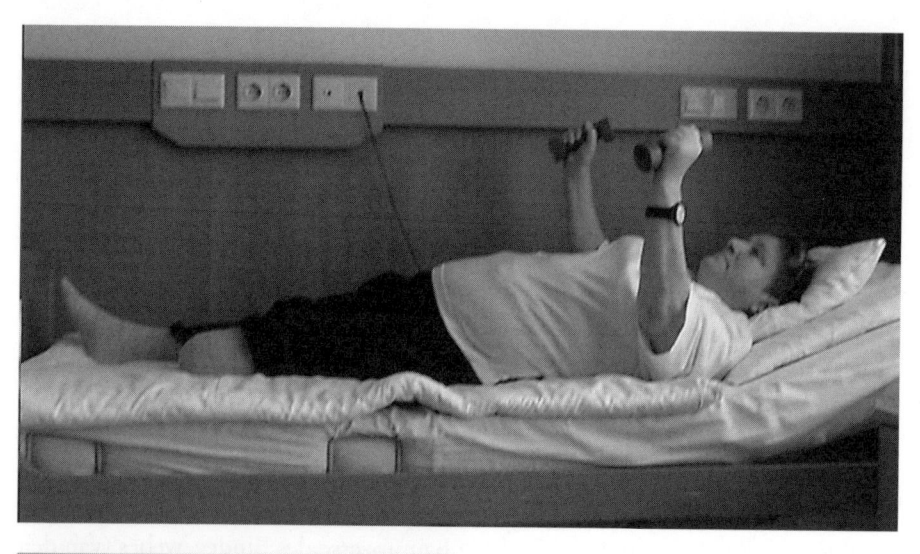

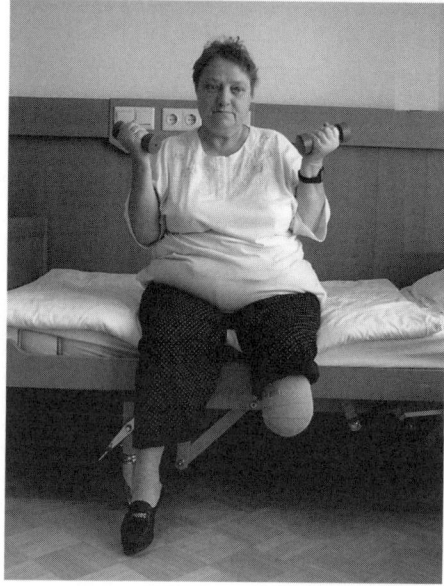

**Abb. 4.4a und b**  Übungen mit Hanteln

Besondere Bedeutung haben Übungen, die die Hüft- und Kniestreckung betonen. Kommt es erst zur Entstehung einer Beugekontraktur, kann diese häufig nicht mehr vollständig behoben werden (Scherrer, 1982).

Für die Armmuskulatur eignet sich ein Trainingsprogramm mit dem Theraband

## 4.2 Postoperative Maßnahmen

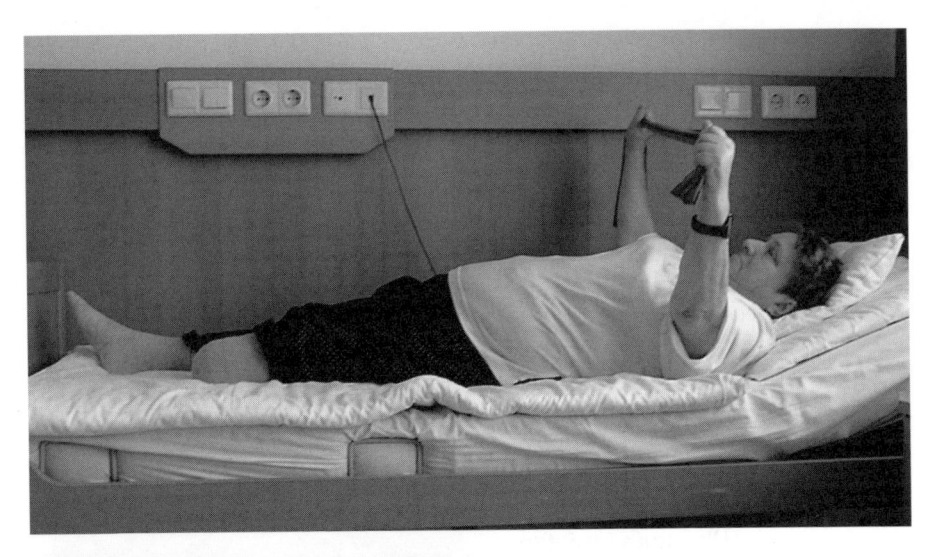

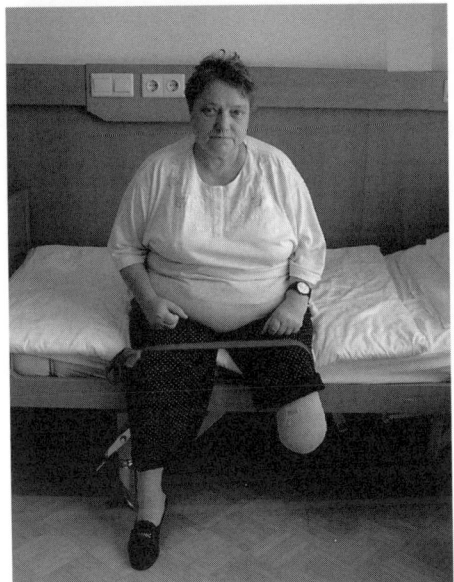

**Abb. 4.4c und d**  Übungen mit Theraband

bzw. ein Hanteltraining (siehe Abbildungen 4.4a bis d), das der Patient im Bett auch selbstständig mehrfach am Tag durchführen kann. Dabei sollte das Gewicht der Hanteln individuell abgestimmt werden, um Wiederholungen von zehn- bis 20-mal pro Übung zu gewährleisten.

# Übungsprogramm mit Hanteln

## Übungen in Rückenlage

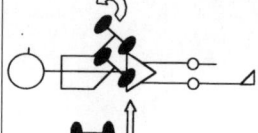

1. Beide Arme beugen und strecken.

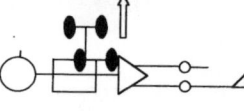

2. Die Arme nach oben strecken.

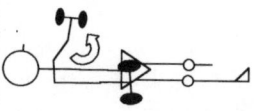

3. Die Arme zur Seite strecken.

## Übungen im Sitzen

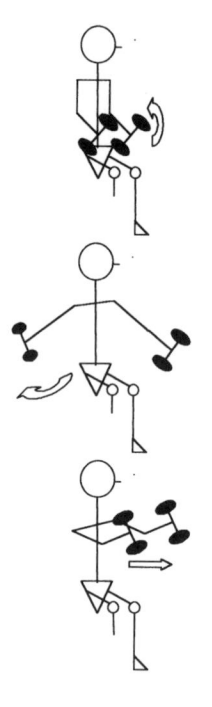

4. Die Arme beugen und strecken.

5. Die Arme seitwärts führen.

6. Die Arme nach vorne strecken und heranbeugen.

Abb. 4.4e  Übungsprogramm

4.2 Postoperative Maßnahmen

## Übungsprogramm mit Theraband

### Übungen in Rückenlage

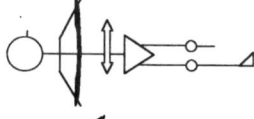

1. Beide Arme zur Seite strecken.

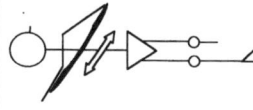

2. Das Band diagonal auseinander ziehen.

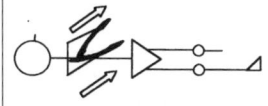

3. Das Band unter den Rücken legen und die Arme nach oben ziehen.

### Übungen im Sitzen

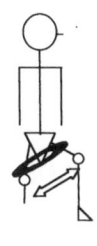

4. Das Band um die Beine legen und mit den Oberschenkeln nach außen spannen.

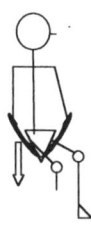

5. Das Band unter den Oberschenkel legen und das Bein nach unten spannen.

Abb. 4.4f   Übungsprogramm

## 4.2.6 Mobilitätstraining

Nach der Operation muss der Patient lernen, mit seinen veränderten körperlichen Voraussetzungen Transferleistungen zu erbringen. Für manche Patienten gestaltet sich schon das Aufrichten aus der Rückenlage in den Sitz als schwierig. Besonders bei beidseitig amputierten Patienten kann der fehlende Gegenhalt der Beine ein Problem darstellen. Hier ist es wichtig, dem Patienten Hilfsmittel zur Verfügung zu stellen, mit deren Hilfe er sich aus der Rückenlage in den Sitz ziehen kann. Gebräuchlich ist der Einsatz eines Bettgalgens oder einer Binde, die am unteren Bett befestigt wird (siehe Abbildungen 4.5a und b).

Durch das fehlende Gewicht der amputierten Extremität ist auch im Sitz und im Stand das Gleichgewicht gestört, andererseits fehlt die Stützfunktion eines Ausfallschrittes beim Auftreten von Unsicherheiten. Deshalb ist es wichtig, dem Patienten Hilfsmittel zur Verfügung zu stellen, mit denen er möglichst selbstständig stehen und einbeinig hüpfen kann. Gerade für den älteren Menschen geht Sicherheit vor Mobilität.

Im Akuthaus ist es günstig, ein Gehgestell oder einen Rollator zu nutzen und nur bei koordinativ sehr guten Patienten auf

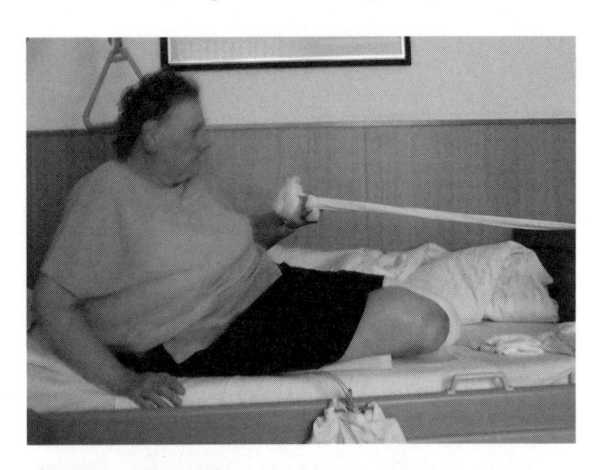

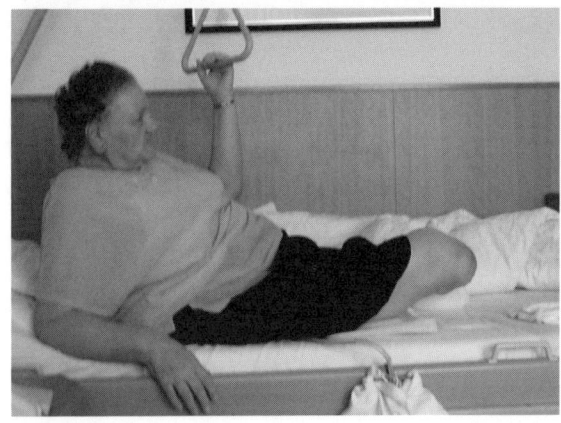

**Abb. 4.5a und b** Transfer von der Rückenlage zum Sitz

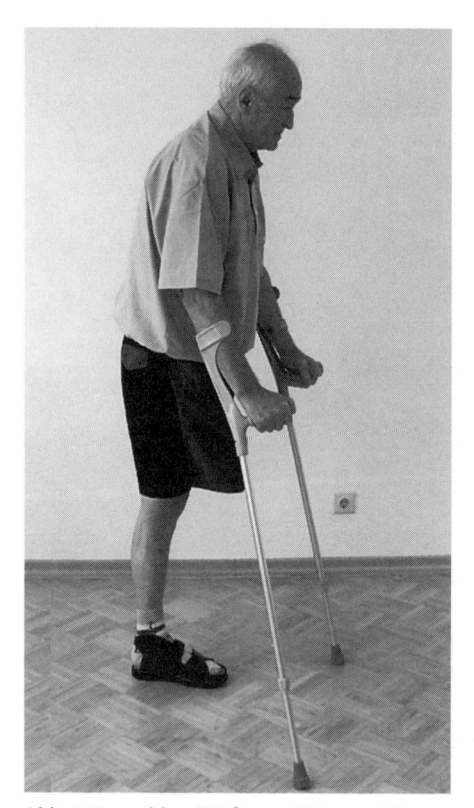

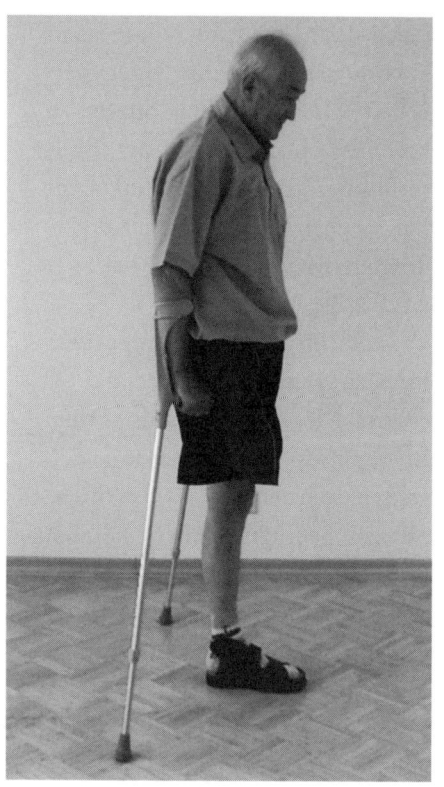

**Abb. 4.6a und b** Hüpfen an Unterarmstützen

Unterarmstützen „umzusteigen". Die ersten Standversuche sind darüber hinaus eine wichtige Prophylaxe gegen das Auftreten von orthostatischen Fehlregulationen. Beim Hüpfen ist darauf zu achten, dass das Standbein nicht überlastet wird. Es müssen ausreichend Pausen eingelegt werden. Das amputierte Bein sollte dabei in der Phase des Durchschwingens des Standbeins in die Extension arbeiten und erst beim erneuten Vorsetzen der Stützen in Flexion gehen (siehe Abbildung 4.6a und b).

Um mobil zu sein, wird der Patient mit einem Rollstuhl versorgt. Dafür muss er den Transfer erlernen. Eine sichere Variante ist es, das Seitenteil herauszunehmen, dann kann der Amputierte abschnittsweise übersetzen. Bei großen Unsicherheiten oder Höhenunterschieden zwischen den Sitzflächen kann zusätzlich ein Rutschbrett eingesetzt werden. Der Patient kann sich auch an beiden Seitenteilen festhalten und zum Stand hochstützen, um mit einer seitlichen Drehung zum Sitzen zu kommen. Dabei muss der Rollstuhl in einem spitzen Winkel zur Liege stehen, damit für die Körperdrehung wenig Bewegung benötigt wird (siehe Abbildung 4.7).

Es ist wichtig, dass der Amputierte für den Einbein-Transfer die sicherste Möglichkeit wählt. Dabei ist es günstig, wenn die Hände den ganzen Transfer über als fixe Stützpunkte genutzt werden können (Scherrer, 1982).

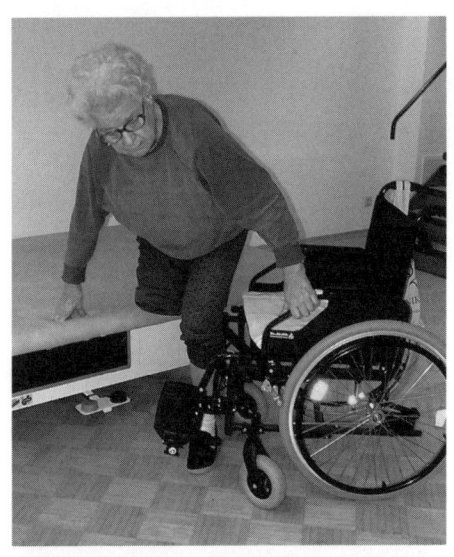

**Abb. 4.7**  Transfer vom Rollstuhl auf die Liege

Als Nächstes muss der Patient das Rollstuhltraining absolvieren, um eine gewisse Selbstständigkeit zu erreichen. Hierbei ist besonders auf die Haltung zu achten.

Das Becken neigt im Sitzen dazu, nach dorsal zu kippen und begünstigt damit eine flektorische Position des Oberkörpers. Dadurch kommt es zu einer Auswärtsdrehung der Schulterblätter verbunden mit einer Protraktion im Schultergürtel und einer Innenrotation in den Schultergelenken. In dieser Stellung ist die Fortbewegung mit dem Rollstuhl für die Arme eher ungünstig, da bei dieser Bewegung fast ausschließlich die Armmuskulatur beansprucht wird und sich bei Ermüdung die Nackenmuskeln verspannen (siehe Abbildung 4.8a). Betroffen sind vor allem der M. levator scapulae und der M. trapezius pars descendens. Gleichzeitig können schmerzhafte Reizungen durch Überbeanspruchung an der intraartikulär verlaufenden Bizepssehne entstehen. Deshalb sollte beim Rollstuhlfahren auf eine aufrechte Haltung geachtet werden, damit der Patient die Schulterblattfixatoren einsetzt (siehe Abbildung 4.8b).

Manche Patienten finden die Unterstützung eines einfach gefalteten Handtuchs im Bereich der Lendenlordose als angenehm und hilfreich. Patienten nach Unterschenkelamputationen benötigen eine Rollstuhllagerungsschiene zur Stumpfablage in horizontaler Position mit gestrecktem Kniegelenk.

## 4.2 Postoperative Maßnahmen

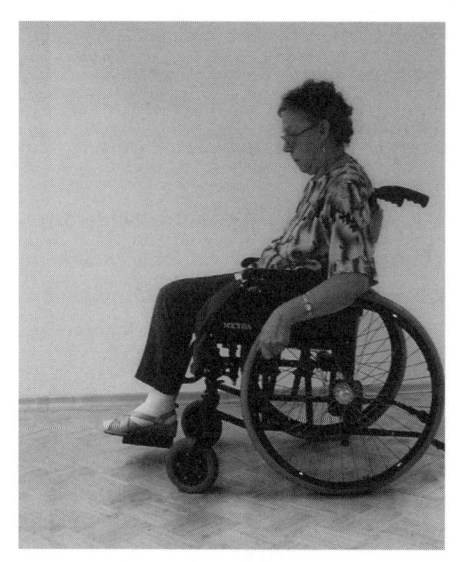

**Abb. 4.8a** Patientin im Rollstuhl mit ungünstiger Wirbelsäulenstellung

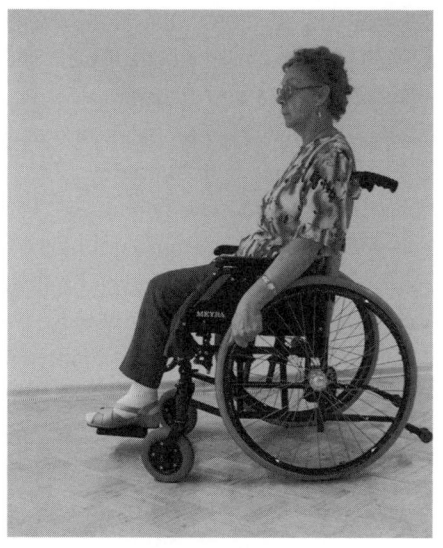

**Abb. 4.8b** Patientin im Rollstuhl mit günstiger Wirbelsäulenstellung

Ziel der physiotherapeutischen Behandlung im Akuthaus ist es, den Patienten ein Stück Selbstständigkeit zu ermöglichen und sie auf die weitere Rehabilitation vorzubereiten. Dazu gehören Transfermöglichkeiten und einbeiniges Stehen und Hüpfen mit einem Hilfsmittel. Nicht alle Patienten werden direkt in die Rehabilitationsklinik verlegt. Untersuchungen von Morgenstern (2001) geben den Anteil der Direktverlegungen mit 63,9% an. Bei Amputierten, die für eine gewisse Zeit in den häuslichen Bereich zurückkehren, sollten die Aktivitäten des täglichen Lebens trainiert werden.

**Literatur**
Althoff, M. (1997). Grundsätze und Techniken der physiotherapeutischen Therapie beim alten Menschen. *KG- Intern*, *1*, 25–27
Krauß, H. (1984). *Atemtherapie*. Stuttgart: Hippokrates
Lewit, K. (1992). *Manuelle Medizin*. Leipzig: Johann Ambrosius Barth
Masur, H. (2000). *Skalen und Scores in der Neurologie*. Stuttgart: Thieme
Mensch, G. & Kaphingst, W. (1998). Physiotherapie und Prothetik nach Amputation der unteren Extremität. Berlin: Springer

Morgenstern, K. (2000). Die Frühphase der Rehabilitation Beinamputierter – Möglichkeiten und Grenzen aus ärztlicher Sicht. *Vortrag auf dem Weltkongress Orthopädie und Reha-Technik am 31.05.2000 in Leipzig*

Miura, T. (1983). Non-traumatic flexion deformity of the proximal interphalangeal joint – its pathogenesis and treatment. *The Hand, 15,* 25–34

Scherrer, N. (1982). Der Beitrag der Physiotherapeuten in der Rehabilitation des beinamputierten alten Menschen. In F. Huber (Hrsg.), *Intervention und Rehabilitation in der Gerontologie.* (S. 107–111). Basel: Schweizerische Gesellschaft für Gerontologie

van den Berg, F. (1999). Angewandte Physiologie: Das Bindegewebe des Bewegungsapparates. Verstehen und Beeinflussen. Stuttgart: Thieme

# 5 Physiotherapie in der Rehabilitation

*Elke Mütze*

Die physiotherapeutische Behandlung in der Rehabilitation älterer beinamputierter Patienten stellt besondere Anforderungen an den Therapeuten. Es ist vor allem die interdisziplinäre Zusammenarbeit im Rehabilitationsteam, die beim älteren Patienten für einen erfolgreichen Behandlungsverlauf verantwortlich ist. Daher wird in diesem Kapitel zunächst auf die allgemeinen Grundlagen der Rehabilitationsbehandlung eingegangen, um danach sowohl einzel- als auch gruppentherapeutische Ansätze in der Physiotherapie näher zu beleuchten. Am Ende dieses Kapitels werden einige Hilfen für häusliche Übungen sowie für die ambulante Physiotherapie vorgestellt.

## 5.1 Die Rehabilitation

Die Rehabilitation des älteren Beinamputierten ist am besten mit einem spezialisierten Amputationsteam durchzuführen. Zu diesem Team gehören der Arzt, das Pflegepersonal, der Orthopädietechniker, der Physiotherapeut, der Ergotherapeut, der Sozialberater und der Psychologe (vgl. Kap. 1). Die mannigfaltigen Problemstellungen und die spezifischen Ansprüche, die bei der Therapie des Patienten im höheren Lebensalter auftauchen, sind fachübergreifend.

„Die Polymorbidität des alten Menschen zeigt sich bei den amputierten Patienten besonders deutlich. Nur bei wenigen Patienten fand sich keine die Behandlung beeinträchtigende Begleiterkrankung. An erster Stelle sind die Manifestationen der Arteriosklerose am verbleibenden Bein, am Herzen und am Gehirn zu nennen. Bedeutsam sind auch Spätschäden des Diabetes mellitus, besonders die Niereninsuffizienz und die Polyneuropathie" (Lucke & Kleff, 1988).

Hauptaufgabe ist es, für den Amputierten eine zufriedenstellende, individuelle Hilfsmittelversorgung zu finden (vgl. 10.2). Dabei spielen Allgemeinzustand, soziale Situation und nicht zuletzt die Motivation eine große Rolle. So zeigen Ergebnisse von Huber und Keller (1980), dass drei Viertel der untersuchten älteren Amputierten im Alter zwischen 60 und 90 Jahren nach Hause entlassen wurden. Besondere Bedeutung maßen die Autoren der Vorbereitung des sozialen Milieus bei. Auch Dorian (1988) nennt das soziale Umfeld als wichtiges Kriterium bei der erfolgreichen Rehabilitation des betagten Oberschenkelamputierten. Ferner beschreibt er die Wahl zwischen Prothese und Rollstuhl als funktionelle Angelegenheit, die eine gute Zusammenarbeit des Rehabilitationsteams erfordert und gemeinsam anhand verschiedener Parameter, wie der Motivation, des Allgemeinzustandes, der Lebenserwartung u.a. zu treffen ist. Untersuchungen von Marmann (1994) zeigen, dass die Rehabilitation des älteren amputierten Patienten bei umfassender Betreuung erfolgreich mit einer Prothese und/oder einem Rollstuhl gestaltet werden kann.

### 5.1.1 Der interdisziplinäre Befund

Um die Zusammenarbeit der einzelnen Bereiche effektiv zu gestalten, hat sich in der Rehabilitation ein Patientenbegleitblatt bewährt (z.B. Morgenstern, 2000). In diesen Befundbogen werden bei der ärztlichen Aufnahme des Patienten in die Rehabilitationsklinik Informationen von fachübergreifendem Interesse eingetragen. Zunächst werden physiotherapeutische Daten erhoben und eingefügt. Die recht grobe Angabe physiotherapeutischer Befunde ist für die interdisziplinäre Zusammenarbeit ausreichend (siehe Tabelle 5.1). Bei Besonderheiten wie Gelenkerkrankungen, Atemproblemen und Herz-Kreislaufbeschwerden wird zusätzlich ein ausführlicher Befund erhoben, um der Behandlung dieser Beschwerden Rechnung zu tragen. Des Weiteren werden alle Behandlungsschritte in dem Befundbogen eingetragen, sodass jeder Fachbereich über die aktuelle Situation informiert ist.

**Tabelle 5.1** Patientenbegleitblatt nach Morgenstern

| Amputationsanamnese | | |
|---|---|---|
| Amputationsdatum | | |
| Amputationsgrund | | |
| Krankenhausentlassung | | |
| | rechts | links |
| Oberschenkel | | |
| Unterschenkel | | |
| **Postoperativer Verlauf** | ja | nein |
| Bisherige Stumpfkompression | | |
| Phantomschmerz | | |
| Stumpfschmerz | | |
| Wundheilungsstörungen | | |
| Infektionsverdacht | | |
| Sonstige Komplikationen | | |
| Kontrakturen | | |
| **Bisherige Hilfsmittelversorgung** | **ja/nein** | **Rezeptiert** |
| Kompressionsstrumpf | | |
| Rollstuhl | | |
| Unterarmstützen | | |
| Entlastungsschuhe | | |
| Orthopädische Maßschuhe | | |
| Prothese | | |

**Tabelle 5.1** Fortsetzung

| Bisherige Mobilisation | ja | nein |
|---|---|---|
| Selbstständiger Transfer | | |
| Stand | | |
| Gehen/Wegstrecke | | |
| | Ja/Std. pro Tag | nein |
| Prothesenhandling | | |
| Prothesentragedauer | | |
| Belastungsdauer Stumpf | | |
| Belastungsdauer Bein | | |
| Kardiale Belastung | | |

**Begleiterkrankungen:**

Erforderliche Diagnostik vor Mobilisation:

Vorstellung Medizinischer Dienst der Krankenkassen:

Anmerkungen der Physiotherapie

| | Erstbefund | Endbefund |
|---|---|---|
| Kontrakturen | | |
| Muskelkraft | | |

**Verlauf/Endbefund**

| | |
|---|---|
| Beginn der Gangschule | |
| Prothesenhandling | |
| Gehstrecke | |
| Treppe | |

Optimal ist ein interdisziplinärer Befundbogen geführt, wenn neben den spezifischen Informationen über den einzelnen Patienten auch Informationen eingehen, die bei der Behandlung zu beachten sind. Dies ist zum Beispiel dann der Fall, wenn durch die psychologische Einschätzung eine Hirnleistungsschwäche diagnostiziert werden konnte. Dieses Ergebnis hat direkten Einfluss auf die physiotherapeutische Behandlung, da dann darauf zu achten ist, die Instruktionen so konkret zu halten, dass der Patient sie versteht und ggf. zahlreiche Wiederholungen in die Übungen einzubauen.

## 5.2 Die Einzeltherapie

Im Rahmen der Rehabilitation kommt der Einzeltherapie eine entscheidende Rolle zu. Hier kann auf die speziellen Bedürfnisse des Patienten eingegangen werden, seine individuellen Schwächen können berücksichtigt, seine Stärken gefördert werden. Die Einzeltherapie kann unterschiedliche Ansatzpunkte aufweisen, die aufgrund der Beschwerden des Patienten definiert werden. Bei einem Patienten mit großen Schmerzen bezieht sich die Therapie zunächst auf die Schmerzbehandlung (siehe Abschnitt 5.2.2), während bei einem Patienten mit Kontrakturen, zunächst eine Behandlung hinsichtlich dieser Problematik dominiert (siehe Abschnitt 5.2.4).

### 5.2.1 Desensibilisierende Maßnahmen

Das Hauptziel nach einer Amputation ist es, den Patienten mit einer individuellen Prothese zu versorgen. Dazu werden an den Beinstumpf und die erhaltenen knöchernen Strukturen ganz neue Ansprüche gestellt. Bestimmte Zonen des Beinknochens werden zur Lastübernahme des Körpergewichts genutzt, die Haut und das Narbengewebe müssen einen erhöhten Druck tolerieren. Bei Patienten, die schon sehr lange Prothesenträger sind, kann man an den Belastungsstellen eine starke Hornhautbildung feststellen. Der Körper passt sich also den neuen Gegebenheiten an.

Baumgartner (1982) merkt dazu Folgendes an: „Der Amputationsstumpf ist an sich etwas Unphysiologisches. Die Gewebe sind auf die ungewohnte und vermehrte Belastung schlecht vorbereitet. Durch Abhärtung mit physikalischen Maßnahmen und mit geeigneter Hautpflege lässt sich die Widerstandsfähigkeit erhöhen."

Um den Stumpf auf diese neuen Anforderungen vorzubereiten, sind abhärtende Maßnahmen, die der Patient auch selbstständig durchführen kann, ein wichtiger Bestandteil der Behandlung. In erster Linie sollen diese Anwendungen das Gewebe widerstandsfähiger gegen äußere Einflüsse machen. Je nach Verträglichkeit sollten Abreibungen mit einem derben Waschlappen oder Bürsten zum täglichen Programm des Patienten gehören. Dabei müssen gerade beim durchblutungsgestörten Stumpf und bei Bestehen einer Polyneuropathie die Reize so gestaltet werden, dass keine Wundflächen entstehen, denn bei beiden Patientengruppen können die Trophik und die Oberflächensensibilität der Haut gestört sein. Eine weitere Möglichkeit sind wechselwarme Waschungen.

Viele Patienten pflegen ihren Stumpf mit handelsüblichen Cremes. Da die Haut aber nicht weicher, sondern derber werden soll, gibt es verschiedene, speziell zur Stumpfabhärtung bestimmte Lotionen (z.B. PC 30V) oder auch Fußbäder mit Eichenrindenextrakt.

Ein weiterer wichtiger Punkt ist die Verschieblichkeit des Narbengewebes. Hier kommt es im Lauf der Wundheilung häufig zu Verklebungen. Diese verklebten Stellen können später im Prothesenschaft, wo eine gewisse elastische Beweglichkeit der Haut gegenüber dem Kunstschaft nötig ist, Reibungsreizungen unterliegen. Um dem vorzubeugen, ist nach abgeschlossener Wundheilung in den meisten Fällen eine Narbenmassage mit mobilisierenden Friktionen zur Narbe hin notwendig. Nach einer Unterschenkelamputation besteht häufig im gesamten Bereich der Tibia ventral eine schlechte Verschieblichkeit, sodass hier großflächig massiert werden muss.

### 5.2.2 Die physiotherapeutische Schmerzbehandlung

Nach einer Amputation können die unterschiedlichsten Schmerzen auftreten. Nur wenige sind der physiotherapeutischen Behandlung zugänglich. Besonders gut lassen sich Schmerzen im Bereich der Muskel-, Sehnen- und Bandstrukturen behandeln. Diese sind durch ihre Palpationsempfindlichkeit am Entstehungsort zu lokalisieren und mit Querfriktionen und Dehnungen zu beeinflussen. Weitere

Schmerzen, die häufig schon vor der Amputation vorhanden waren, sind arthritische Gelenkbeschwerden. Hier ist durch die Behandlung häufig nur eine Linderung zu erzielen. Angewendet werden Traktionsbehandlung und Gleitmobilisationen (Stufe 1–2) aus der manuellen Therapie.

Unmittelbar nach der Operation einsetzende Schmerzen können direkt im Stumpf oder als Phantomschmerz, der in der verlorengegangenen Extremität auftritt, empfunden werden. Sie sind schwer zu beeinflussen und durch Schmerzmittel kaum zu bekämpfen (Baumgartner, 1982).

Ein im distalen Stumpfbereich angelegter Tensstrom beeinflusst die Beschwerden häufig positiv. Bei erfolgreicher Schmerzlinderung kann dem Patienten ein mobiles Tensgerät zur Verfügung gestellt werden. Er wird in die Strombehandlung eingewiesen und kann diese selbstständig mehrfach täglich durchführen. Ebenso können Griffe aus der Akupressur gegen den lokalen Stumpfschmerz hilfreich sein.

### 5.2.3 Kontrakturprophylaxe

Der ältere beinamputierte Patient ist nach der Amputation und oft auch darüber hinaus auf den Rollstuhl angewiesen, d.h. er befindet sich fast den ganzen Tag in sitzender Position. In dieser Stellung sind Hüft- und Kniegelenk in Flexion. Dies begünstigt die Annäherung der flektorisch arbeitenden Muskulatur. Hier besteht die Gefahr einer Immobilisationskontraktur, die den Betroffenen hinsichtlich der Prothesenversorgung einschränkt. Da nach einer Amputation die Muskulatur im distalen Stumpfbereich vernäht wird, besteht ein verändertes Muskelzusammenspiel. Gleichzeitig ändern sich die Hebelverhältnisse durch die verlorengegangene Extremität. Dies begünstigt das Auftreten einer Beweglichkeitseinschränkung.

Bei der Lagerung des amputierten Beins im Bett muss auf eine in Hüft- und Kniegelenk gestreckte Position geachtet werden, d.h. es sollten keine Kissen unter dem Stumpf liegen (Schmidt, 1997).

Van den Berg (1999) beschreibt den Verlauf der Wundheilung der meisten Gewebe in drei Stadien. Die Entzündungsphase dauert ungefähr fünf Tage und beinhaltet den Beginn der Kollagensynthese. In dieser Zeit ist das Gewebe noch nicht ausreichend belastbar und sollte entlastet werden. Im zweiten Stadium, der

Proliferationsphase, die ungefähr vom fünften bis zum 21. Tag verläuft, organisiert sich das neu gebildete Gewebe. Um die Funktion einwandfrei zu gestalten, ist es wichtig, leichte Bewegungsreize zu setzen. Der Körper schützt diesen Bereich, indem Schmerzmediatoren freigesetzt werden. Diese senken die Reizschwelle und schützen gegen die Überlastung. Es ist also wichtig, mit der dosierten Mobilisation unter der Schmerzgrenze des Patienten zu bleiben. Wird in diesem Zeitraum der Schmerz bagatellisiert und nicht beachtet, reagiert das Gewebe mit einer erneuten Entzündungsreaktion. In der letzten Phase, der so genannten Umbauphase, stabilisiert sich das Gewebe und sollte kräftig mobilisiert und belastet werden. In dieser Zeit darf keine Immobilisation mehr stattfinden, da sonst Einschränkungen entstehen. Es sollte beim Patienten keine Schonhaltung mehr zugelassen werden.

### *Kontrakturprophylaxe des oberschenkelamputierten Patienten*

Für den oberschenkelamputierten Patienten betrifft dies in aller erster Linie den M. iliopsoas, der als langer Hüftmuskel noch seinen anatomischen Ursprung und Ansatz besitzt und damit die Streckung hemmen kann. In seltenen Fällen, besonders bei Bestehen eines langen Femurstumpfes, kann es auch zu einer Adduktorenkontraktur kommen.

Um die Hüftbeugekontraktur zu vermeiden, sollte der Patient mehrfach täglich die Bauchlage einnehmen bzw. in Rückenlage mit einem Sandsack auf dem Oberschenkel ruhen (siehe Abbildung 5.1). Wichtig ist dabei die korrekte Aufklärung über das Ziel dieser Maßnahmen. Gegebenenfalls sollten Lagerungen in der Therapie wiederholt werden, besonders bei kognitiv eingeschränkten Patienten.

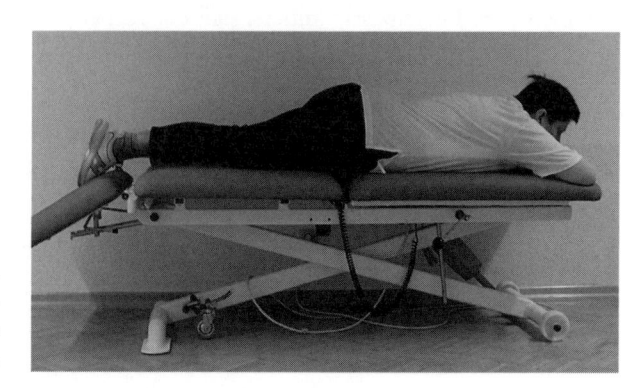

**Abb. 5.1**
Dehnlagerung für die Hüftextension des oberschenkelamputierten Patienten

Ein Sonderfall hinsichtlich der Verkürzungsgefahr ist die Knieexartikulation. Hier kommt es eher selten zu Einschränkungen, da die Oberschenkelmuskulatur, ebenso wie die kniegelenknahen Gelenkrezeptoren zum Großteil funktionell erhalten bleiben (Baumgartner & Botta, 1995).

### *Kontrakturprophylaxe des unterschenkelamputierten Patienten*

Beim unterschenkelamputierten Patienten ist auf eine ausreichende Kniestreckung zu achten. Deshalb sollte er seinen Stumpf auf eine Rollstuhllagerungsschiene legen und auch im Bett auf Unterlagerungen verzichten (siehe Abbildung 5.2).

Um Kontrakturen zu vermeiden, müssen die Antagonisten kräftig genug sein, um die Bewegungsfreiheit aktiv zu halten. Besonders die als eher phasische Muskulatur zur Abschwächung neigende Glutealmuskulatur ist bei allen Amputationshöhen gezielt zu beanspruchen. Bei unterschenkelamputierten Patienten ist es zusätzlich der M. rectus femoris, der besonders in der maximalen Knieextension zur Abschwächung neigt.

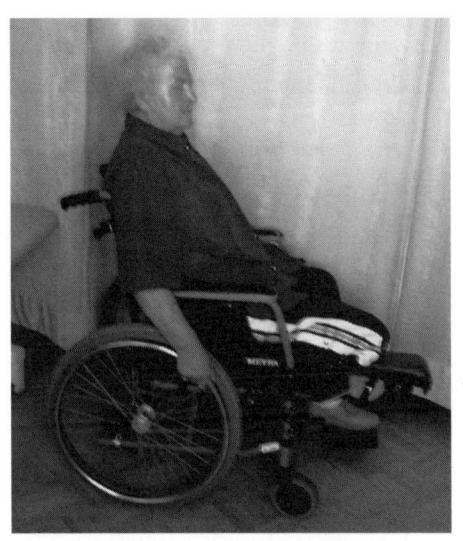

**Abb. 5.2** Rollstuhllagerungsschiene zur Lagerung des Stumpfes in Knieextension

## 5.2.4 Kontrakturbehandlung

Immobilisation führt innerhalb des Muskelgewebes zur Abnahme der hintereinander geschalteten Sarkomere und zu Verkürzungsvorgängen des Bindegewebes. Der Muskel verkürzt sich und schränkt damit die volle Gelenkbeweglichkeit ein. Da es innerhalb der physiologischen Alterungsprozesse ohnehin zu einer Abnahme ausreichender Kontraktions- und Dehnungsreize kommt, besteht in den meisten Fällen auch vor der Amputation ein Längendefizit des Muskels. Dies begünstigt die Ausbildung von muskulär bedingten Bewegungseinschränkungen.

Die Folgen von lang andauernder Immobilisation für das ungeformte kollagene Bindegewebe der Gelenkkapsel bestehen einerseits in der Bildung pathologischer Crosslinks, d.h. einzelne Fasern organisieren sich neu und stabilisieren das Gewebe in der eingeschränkten Gelenkstellung, andererseits können sich Verklebungen in bestimmten Kapselanteilen bilden. Diese Adhäsionen entstehen besonders dort, wo Kapselfalten vorhanden sind. Einen wichtigen Punkt im Hinblick auf die Prothesenversorgung stellt daher die Kontrakturbehandlung dar. Einschränkungen in der Gelenkbeweglichkeit führen zu einem unökonomischen, energieaufwändigen Gang und können die Versorgung mit einer Prothese zeitweise unmöglich machen. Gerade für den älteren Patienten kann damit das Gehen ganz unmöglich werden.

### *Kontrakturbehandlung bei Einschränkungen im Hüftgelenk*

Das Hüftgelenk als Kugelgelenk mit physiologisch großem Bewegungsausmaß neigt eher selten zu kapsulären Einschränkungen. Hier ist es der M. iliopsoas, der die Streckung behindert. Jede Bewegungseinschränkung über 10 Grad Flexion sollte bis zur Nullstellung im Hüftgelenk und nach Möglichkeit auch bis zu 10 Grad Extension mobilisiert werden. Dies ist besonders für das Gehen mit Prothese wichtig, da hier in der Abdruckphase die Hüftstreckung benötigt wird. Das Mittel der Wahl ist die postisometrische Relaxation mit anschließender Anspannung des M. gluteus maximus in der Endstellung. Je nach Schweregrad der Kontraktur kann in verschiedenen Ausgangsstellungen gedehnt werden. Gerade im Alter ist die Hüftstreckung jedoch eingeschränkt und durch jahrelange Verkürzung fixiert und damit der Mobilisation wenig zugänglich.

Zur Vorbereitung sollte mit einer Querfriktion oder einer Funktionsmassage des Muskels begonnen werden. Bei einer starken Kontraktur empfiehlt sich die

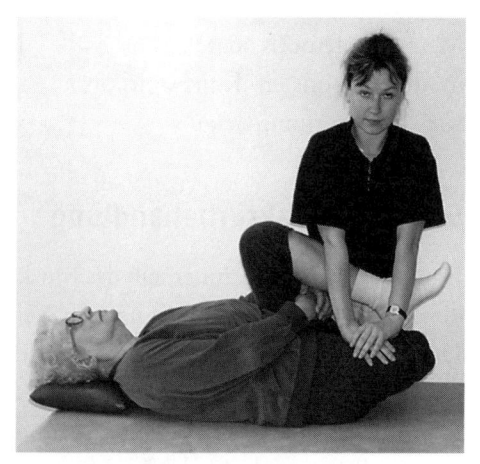

**Abb. 5.3** Dehnung des M. iliopsoas bei einem oberschenkelamputierten Patienten

## 5.2 Die Einzeltherapie

Dehnung in der Rückenlage; das Standbein wird flektiert, um die Lendenwirbelsäule zu stabilisieren. Dabei hebt das verkürzte Bein der Gegenseite von der Unterlage ab und kann hier über Druck auf den Oberschenkel gedehnt werden (siehe Abbildung 5.3 und 5.4).

Für leichte Einschränkungen eignet sich die Seitenlage. Hier kann das unten liegende Bein in starker Flexion fixiert werden. Gedehnt wird das oben liegende Bein in Extension. Für sehr mobile Patienten besteht noch die Möglichkeit, in halber Bauchlage zu dehnen (Evjenth & Hamberg, 1993). Bei der eher seltenen Adduktorenkontraktur kann mit einer Quermassage in Rückenlage begonnen werden. Danach wird der Muskel in der gleichen Ausgangsstellung gedehnt (siehe Abbildung 5.5).

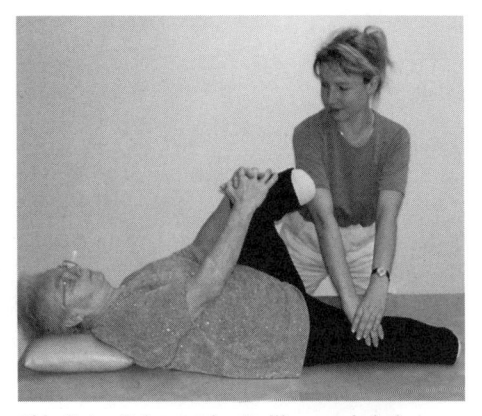

**Abb. 5.4** Dehnung des M. iliopsoas bei einer Patientin mit doppelter Unterschenkelamputation

### Kontrakturbehandlung bei Einschränkungen im Kniegelenk

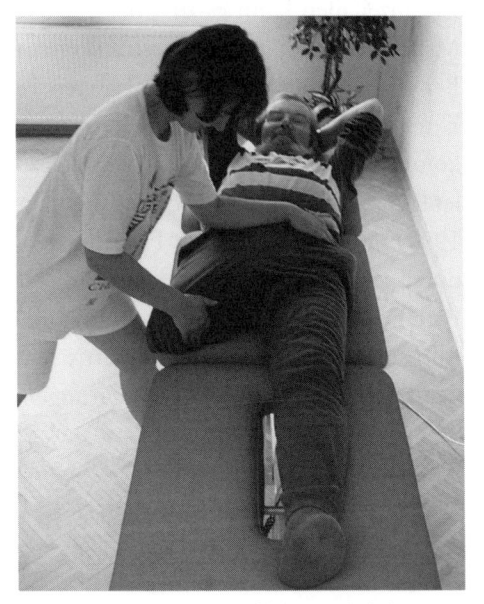

**Abb. 5.5** Dehnung der Adduktoren bei einem oberschenkelamputierten Patienten

Das Kniegelenk mit sehr straffer Bandsicherung kann mit muskulärer und gelenkiger Verkürzung auf eine Immobilisation reagieren. Im ersten Fall sind es die ischiokruralen Muskeln, die das Strecken im Kniegelenk behindern. Diese sind zweigelenkig und müssen durch Beugung im Hüftgelenk und

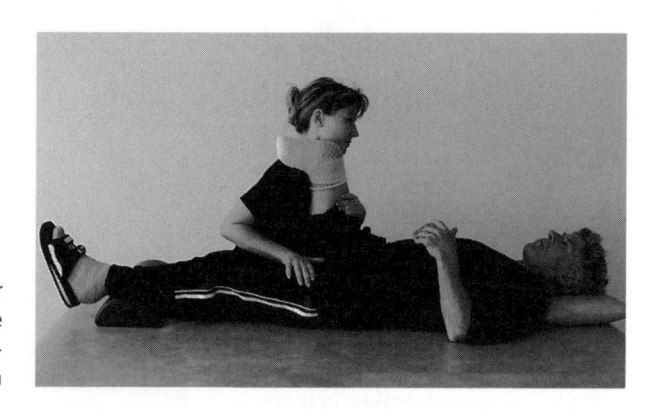

**Abb. 5.6** Dehnung der ischiokruralen Muskelgruppe bei einem unterschenkelamputierten Patienten

Streckung im Kniegelenk gedehnt werden. Die Dehnung erfolgt bevorzugt in Rückenlage mit einer Fixation der Standbeinseite (siehe Abbildung 5.6).
In Einzelfällen kann es zu einer Verkürzung des M. popliteus kommen. Dieser Muskel reagiert gut auf Querfriktionen in der Kniekehle.
Bei einer Verkürzung der kollagenen Fasern der Kniegelenkkapsel ist bei einer Extensionshemmung das Gleiten der Tibia nach ventral eingeschränkt. Dies kommt häufig in Verbindung mit einer Einschränkung im patellofemoralen Gelenk vor. Die manuelle Mobilisation (Kaltenborn-Evjenth-Konzept; Kaltenborn, 1992) erfolgt mit distaler Fixation der Tibia. Die mobilisierende Kraft erfolgt durch Druck auf den gelenknahen distalen Oberschenkel (siehe Abbildung 5.7). Besteht der Verdacht einer Verkürzung des M. popliteus, kann in der gleichen Ausgangsstellung mit postisometrischer Relaxation gedehnt werden. Anschließend wird die Patella in alle Richtungen mobilisiert.

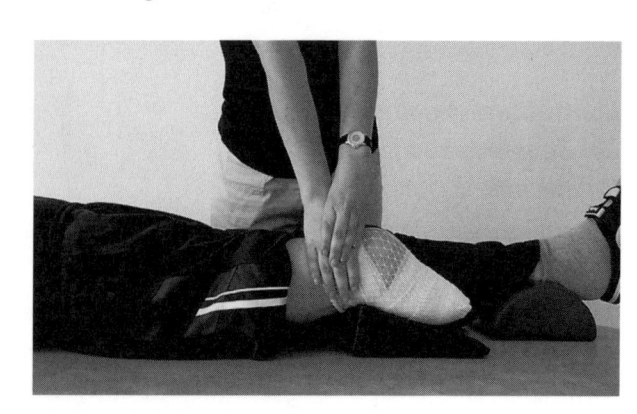

**Abb. 5.7** Manuelle Mobilisation des Kniegelenks: Gleiten der Tibia nach ventral mit distaler Fixation

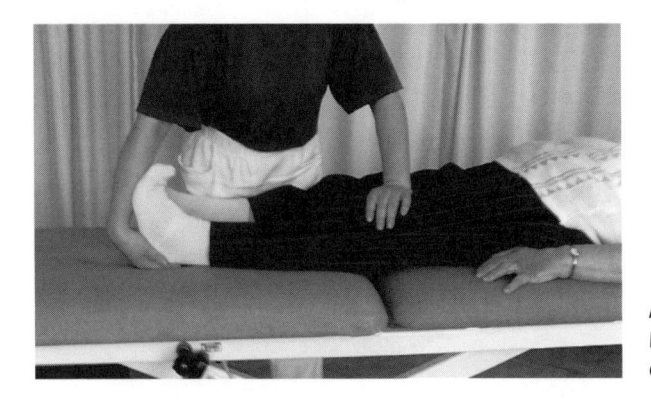

**Abb. 5.8** Dehnung des M. gastrocnemius an der erhaltenen Beinseite

An der Standbeinseite kann es zu Verkürzungen des M. gastrocnemius kommen. Dieser kann in Rückenlage mit maximaler Dorsalextension gedehnt werden (siehe Abbildung 5.8).

## 5.2.5 Kräftigung

### Rumpfmuskulatur

Die Voraussetzung für erfolgreiche Transferleistungen und optimale Gangschulung ist eine gute gelenkige Mobilität und muskuläre Stabilität des Rumpfes. Krämer (1994) beschreibt die Degeneration der Bandscheibe mit intradiskalen Massenverschiebungen schon ab dem 30. Lebensjahr. Die Häufigkeit des Bandscheibenprolaps erreicht ca. zwischen dem 40. und 50. Lebensjahr den Höhepunkt und geht ab dem siebten Lebensjahrzehnt mit Verknöcherungsvorgängen und Versteifungen einher. Es ist davon auszugehen, dass der ältere Patient nicht mehr das physiologisch volle Bewegungsausmaß seiner Wirbelsäule erreicht. Deshalb spielen die Nutzung der aktiv möglichen Aufrichtung und die Dehnfähigkeit der Muskulatur des Schulter-/Nackenbereichs eine große Rolle. Wichtig für die Aufrichtung sind der M. trapezius pars descendens, der M. levator scapulae und der M. pectoralis major. Diese Muskeln sollten bei Bedarf gedehnt werden. Sie lassen sich am besten in Rückenlage dehnen. Für die beiden erstgenannten Muskeln wird zunächst die Halswirbelsäule eingestellt. In der maximalen Dehnstellung wird eine Piccolotraktion gegeben, dann erfolgt der dehnende Schub an der Schulter bzw. am Schulterblatt. Für den M. trapezius pars descen-

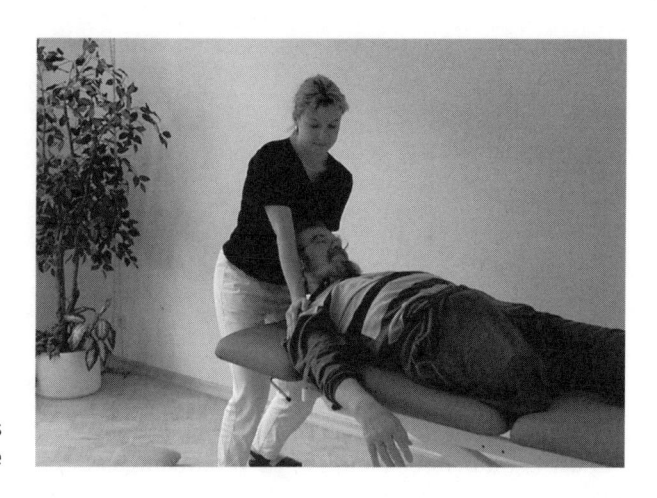

**Abb. 5.9** Dehnung des M. levator scapulae

dens wird die Halswirbelsäule in Flexion und Seitneigung von der betroffenen Seite weg und in Rotation zu der betroffenen Seite hin eingestellt. Für den M. levator scapulae erfolgt die Einstellung mit Flexion, Seitneigung und Rotation von der betroffenen Seite weg (siehe Abbildung 5.9).

Der M. pectoralis major mit seinen drei Anteilen wird in maximal möglicher Extension und Außenrotation mit horizontaler Abduktion des Schultergelenks gedehnt (Evjenth & Hamberg 1993).

Zur Abschwächung neigende Muskeln wie die Bauch- und Rückenmuskulatur, müssen in verschiedenen Ausgangsstellungen gekräftigt werden (siehe Abbildung 5.10a). Die Rumpfstabilisation beginnt in Rückenlage mit Widerständen am Schultergürtel und am Becken, dann wird über die Arme trainiert (siehe Ab-

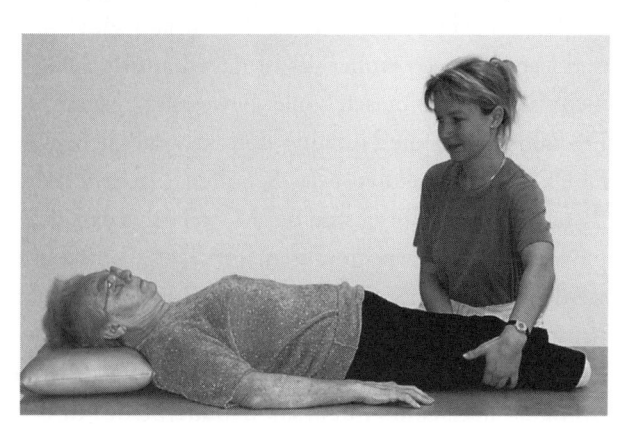

**Abb. 5.10a** Spannungsübung für die Extensoren bei einer doppelt unterschenkelamputierten Patientin

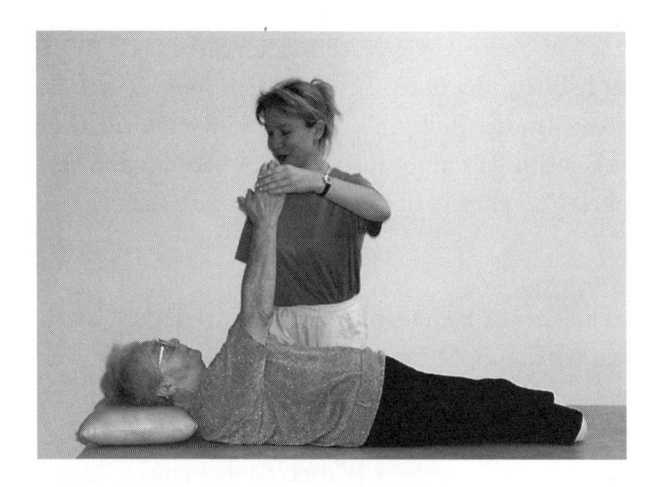

**Abb. 5.10b** Stabilisationsübung in Rückanlage bei einer doppelt unterschenkelamputierten Patientin

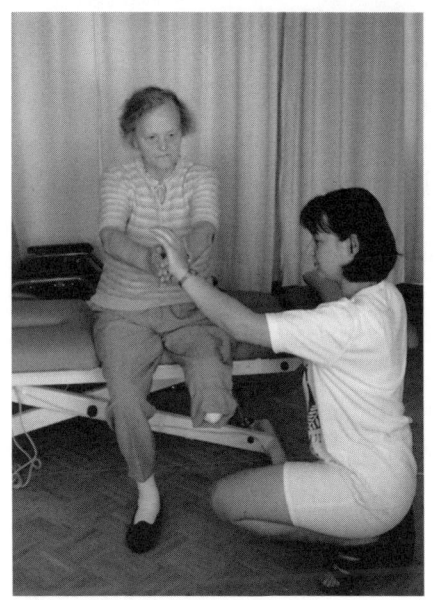

**Abb. 5.10c** Stabilisationsübung im Sitzen

bildung 5.10b). Gesteigert wird in Seitenlage über Widerstände an Arm und Becken. Noch weniger Unterstützungsfläche bietet der Sitz. Auch hier wird mit körpernahen Widerständen begonnen und mit Widerständen über die Arme gesteigert (siehe Abbildung 5.10c). Kann der Patient die Widerstände gut halten, erfolgt die nächste Steigerung „mit Mobilität auf Stabilität". Das heißt, der Rumpf soll in der Stellung gehalten werden, während die Arme arbeiten. Hierbei ist der Einsatz von Geräten besonders hilfreich. Ziel der Bewegungen ist es, bevorzugt die Aufrichtung zu fördern.

## *Armmuskulatur*

Das Hauptaugenmerk beim Training der Armmuskulatur liegt auf der Stützfunktion. Diese benötigt der Patient für alle Transferleistungen und für das Gehtraining mit einem Hilfsmittel. Hierbei eignet sich der Einsatz von Geräten (z.B.

Gewichte, Therabänder etc.). Mit diesen Geräten kann der Patient nach Anleitung auch mehrfach am Tag selbstständig üben. Besonders gut funktioniert das Stütztraining an beiden Seitenteilen des Rollstuhls. Hier kann der Patient seine Stützfunktion selbst kräftigen. Natürlich unterstützt ein selbstständig durchgeführtes Training wie in Kapitel 4.2.5 vorgestellt den Behandlungserfolg.

*Beinmuskulatur*

Die Kräftigung der Beinmuskulatur ist befundabhängig (vgl. 4.1.1 und 5.1.1). Es ist wichtig, beide Seiten zu testen, um Defizite aufzudecken. In Abhängigkeit von der Mobilität des Einzelnen vor der Amputation unterscheiden sich die Abschwächungen individuell. Der Patient, der vor der Amputation wenig oder keine Beschwerden hatte, zeigt ein völlig anderes Bild gegenüber einem Patienten, der schon lange Zeit schmerzbedingt entlasten musste. Im ersten Fall sind eher leichte Abschwächungen und ein hohes Maß an koordinativen Fähigkeiten zu erwarten, während derjenige, der sein Bewegungsmuster aufgrund von Schmerzen verändert hat, wahrscheinlich größere Einschränkungen aufweist. Die individuelle Zielstellung variiert natürlich genauso in Abhängigkeit vom Allgemeinzustand des Betroffenen.

Das Hauptaugenmerk liegt auf der eher zur phasischen Muskulatur gehörenden Gesäßmuskulatur. Diese unterliegt noch verstärkt durch die sitzende Haltung einer Neigung zur Abschwächung. Das heißt, bevorzugt sollte die Streckmuskulatur beübt werden.

Bei allen Übungen für den Stumpf ist es günstig, das Phantomgefühl für das verlorengegangene Bein mit einzubeziehen. Dazu gehört auch eine Aufklärung über Sinn und Ziele der Phantomgymnastik. Es ist in der elektromyographischen Untersuchung nachweisbar, dass bei Einbeziehung der verlorengegangenen Gelenke die Muskelmantelspannung intensiver wird (Mütze, 2001). Ist der Patient psychisch hinsichtlich seiner Krankheitsverarbeitung dazu nicht in der Lage, sollte allerdings darauf verzichtet werden.

Begonnen wird mit einfachen isometrischen Spannungsübungen für beide Beine. Dann erfolgt ein Muskelmanteltraining für den Stumpf. Anschließend werden achsengerechte Übungen für beide Beine in verschiedenen Ausgangsstellungen durchgeführt.

## 5.2.6 Das Gleichgewichtstraining

Durch die verlorengegangene Extremität wird die Körpersymmetrie und damit das Körpergleichgewicht empfindlich gestört. Das fehlende Gewicht führt zu einer ungleichmäßigen Druckverteilung im Sitzen. Der Betroffene verlagert den Körperschwerpunkt zur erhaltenen Seite. Der Tuber ossis ischii auf der gesunden Seite wird dadurch stärker belastet, und die Wirbelsäule weist eine Konvexität zu dieser Seite auf. Der Patient muss lernen, die betroffene Seite wieder zu belasten. Zuerst muss der Patient dieses Ungleichgewicht spüren. Dazu kann er beide Hände im Sitzen unter das Gesäß legen, um die Auflagefläche der Sitzbeine zu tasten. Nun versucht er, die unterschiedlichen Druckbelastungen auszugleichen. Unterstützend wirken Übungen, die den Patienten über die Arme zur amputierten Seite ziehen bzw. ihn zum Greifen auffordern (Klein-Vogelbach, 1993; siehe Abbildung 5.11).

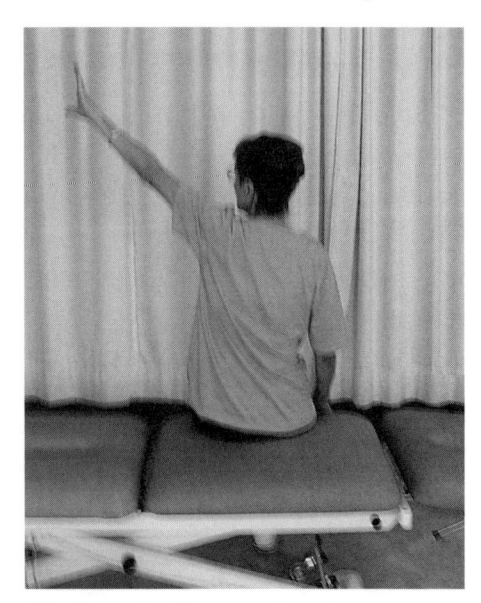

**Abb. 5.11** Greifübung zur Gewichtsverlagerung zur amputierten Seite

Des Weiteren muss der Patient lernen, sein Gewicht in aufrechter Haltung nach vorn und hinten zu verlagern. Zu Beginn sollte die Beckenbewegung in Richtung der aufrechten Haltung trainiert werden. Hinweise auf den Zusammenhang zwischen Beckenstellung und aufrechter Haltung sind hilfreich. Danach folgen die eigentlichen Übungen mit der Vor- und Rückverlagerung des Oberkörpers. Um die Sitzstabilität zu üben, können unterschiedliche Sitzunterlagen verwendet werden, so z.B. eine einfach oder mehrfach gelegte Gummimatte oder auch ein Kreisel. Damit der Patient das erhaltene Bein zur Stabilisierung effektiv einsetzen kann, sollte nach Bedarf eine Antirutschfolie unter den Fuß gelegt werden. Es ist günstig, die Übungen am Anfang ohne und später mit Prothese zu absolvieren.

Ohne Prothese braucht der Patient sein Gleichgewicht z.B. beim Anziehen der Prothese. Es gibt bei multimorbiden Patienten Intervalle, in denen die Prothese nicht getragen werden darf, d.h. der Sitz sollte auch sicher sein. Ursachen für eine zeitweilige Entlastung können Reparaturen an der Prothese oder auch Begleiterkrankungen sein.

### 5.2.7 Ganganbahnung auf der Therapieliege

Es ist bei Beginn der Rehabilitationsphase zu beachten, dass regelmäßige Übungen zur Vorbereitung auf die Gangschule durchgeführt werden. Da ein Großteil der Patienten während des Zeitraums der Wundheilung ganztags im Rollstuhl sitzt, wird hier der Grundstein für eine erfolgreiche Behandlung gelegt. Aufgrund der Begleiterkrankungen kommt es häufiger zu Wundheilungsstörungen. Dies bedeutet, dass die Patienten über einen längeren Zeitraum auf die Prothesenanpassung warten müssen. Die Versorgung wird dadurch jedoch nicht gänzlich ausgeschlossen (Lüttje, Piepenbrink & Lucke, 1994).
Die Stumpfheilung des Gefäßpatienten verläuft bei oberschenkelamputierten Patienten besser als bei Unterschenkelamputierten. Jedoch ist der Erfolg der Rehabilitation bei unterschenkelamputierten Patienten wesentlich höher (Stirnemann & Bär, 1987).
Als besonders geeignet erscheinen Übungen aus der propriozeptiven neuromuskulären Fazilitation (PNF). Ziel dieser Übungen ist das Bahnen von Gangaktivitäten und die Schulung funktioneller Bewegungsmuster.
Auch hier sollte der Patient versuchen, das Phantomgefühl und damit das „gesamte Bein" mit einzubeziehen. Begonnen wird mit der Aktivierung von Schulter- und Beckenpattern (Hedin-Andén, 1994). Ein Großteil der Beckenmobilität geht im Alter verloren. Die Ursachen dafür sind in statischen Fehlhaltungen, Abschwächung der Bauchmuskulatur und Verspannung der dorsalen Rückenstrecker zu suchen (Krämer, 1994). Gerade für die Gehschule ist die Beckenbewegung unverzichtbar und sollte daher forciert beübt werden.
Außerdem können Beinpattern in Rücken- und Seitenlage separat geübt werden oder in Verbindung mit Beckenpattern (siehe Abbildungen 5.12a bis c). Dabei sollte die amputierte Seite genauso wie die erhaltene Seite beübt werden. Armpattern dienen vor allem der Irradiation von Bewegungen auf den Rumpf und auf die Beine.

## 5.2 Die Einzeltherapie

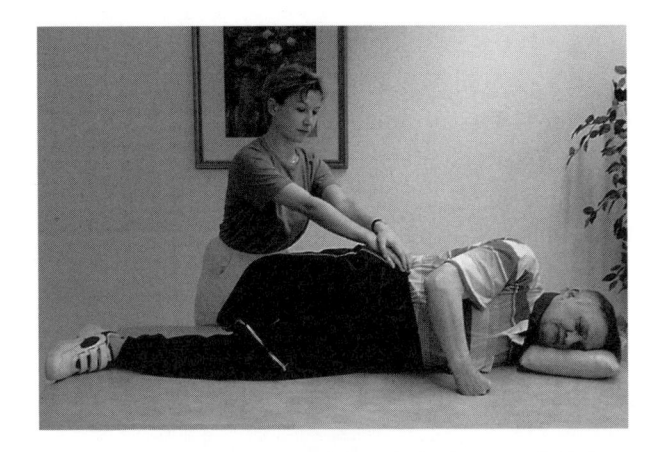

**Abb. 5.12a** Beckenpattern aus dem PNF-Konzept

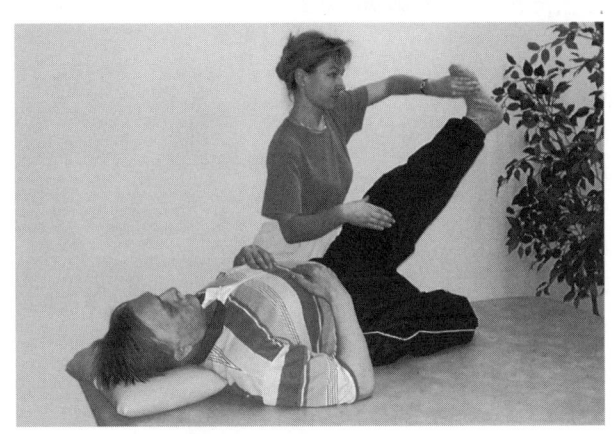

**Abb. 5.12b** Beinpattern aus dem PNF-Konzept

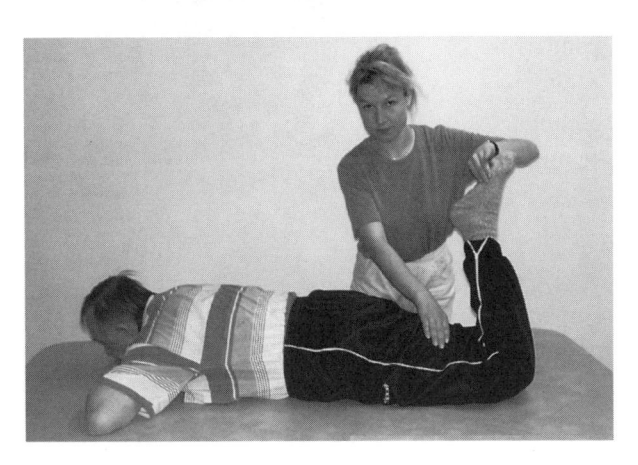

**Abb. 5.12c** Beinpattern aus dem PNF-Konzept

Bei allen koordinativen Übungen gilt es zu beachten, dass alterstypische Veränderungen dazu führen, dass sich die Qualität der Übungsausführung ändert. Zum Beispiel beschreibt Schiffter (1988) neurologische Befunde am gesunden alten Menschen. Diese stellen sich dem klinischen Betrachter als Erhöhung des Muskeltonus, als Spontanbewegungen, als Stand- und Gangunsicherheiten, als Parkinson-ähnliche Symptome und als Sensibilitätsstörungen im Bereich der unteren Extremität dar.

### 5.2.8 Transfertraining und Sturzprophylaxe

#### Aufstehen und Hinsetzen aus dem Rollstuhl

Amputierte müssen das Aufstehen und Hinsetzen mit nur einem Bein neu erlernen (Abbildung 5.13). Dies ist die Voraussetzung für die meisten Transfermöglichkeiten. Zur Vorbereitung werden zunächst Beckenbewegungen in Verbindung mit der Rumpfaufrichtung im Sitzen geübt. Dann soll der Patient lernen, die aktive Aufrichtung zu halten. Hierbei können Widerstände in alle Richtungen genutzt werden (vgl. Hedin-Andén, 1994). Als nächstes wird die Verlagerung des aufrechten Rumpfes nach vorn und hinten geübt. Die Vorwärtsbewegung des Oberkörpers erleichtert durch die Gewichtsverlagerung das Aufstehen. Der Patient kann nun zum Stand hoch kommen, indem er sich an beiden Seitenteilen festhält. Auch das Hinset-

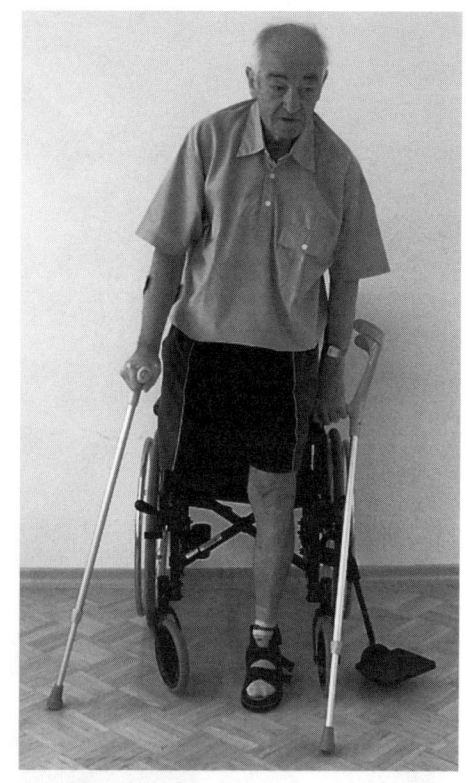

**Abb. 5.13** Aufstehen aus dem Rollstuhl ohne Prothese

zen erfolgt mit einer Vorverlagerung des Rumpfes, das Becken wird dabei nach hinten zur Sitzfläche geschoben.

## Transfer Rollstuhl – Bodenmatte

Der Großteil der älteren Patienten ist auch nach der Versorgung mit einer Prothese zusätzlich auf den Rollstuhl angewiesen. Deshalb ist es wichtig, ihnen Möglichkeiten zum Transfer „Rollstuhl – Boden" zu zeigen. Es ist erstaunlich, dass selbst Patienten in hohem Lebensalter diesen Lagewechsel nach mehrfachem Wiederholen gut beherrschen. Dies wirkt sich vertrauensbildend in die neue körperliche Situation aus und soll dem Patienten im häuslichen Umfeld die Möglichkeit geben, nach einem Sturz alleine in den Rollstuhl zu gelangen, um eventuell benötigte Hilfe zu holen. Für den weniger mobilen Patienten eignet sich das

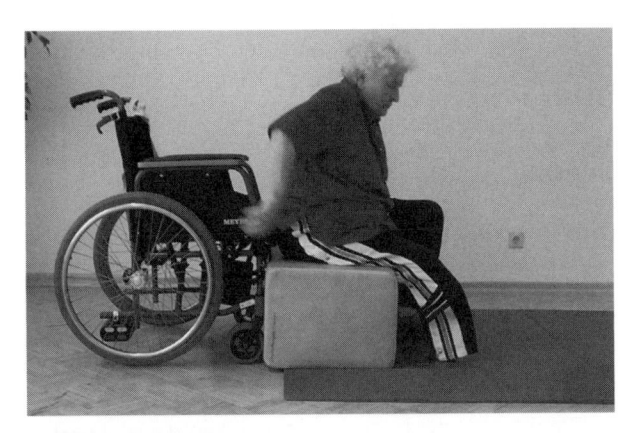

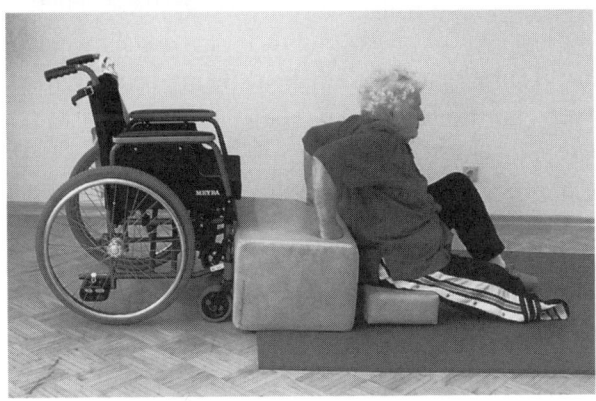

**Abb. 5.14a und b**
Transfer vom Rollstuhl auf die Bodenmatte mit Hilfsmittel

stufenweise Absitzen über einen Kasten. Der Patient soll sich dabei über die Arme stützen und unter Zuhilfenahme des Standbeins das Gesäß vom Rollstuhl auf den niedrigeren Kasten heben. In der zweiten Phase wird mit derselben Technik der Körper auf den Boden gesetzt. Die Aufwärtsbewegung erfolgt nach dem gleichen Prinzip. Hier wird der Hauptteil der Bewegung mit dem Standbein bewältigt. Zu Hause kann eine Fußbank den Kasten ersetzen (siehe Abbildungen 5.14a und b).

Mobile Patienten verlagern den Oberkörper nach vorn bis die Hände den Boden erreichen. Über diesen Stütz können sie sich langsam auf das erhaltene Bein knien. Dann folgt der Übergang in den seitlichen Sitz. Um zurück in den Rollstuhl zu gelangen, muss der Patient die kniende Stellung vor dem Rollstuhl einnehmen und die Unterarme auf die Sitzfläche stützen. Der Fuß des Standbeins wird mit der Fußspitze aufgestellt, und der Patient zieht sich zum Stand hoch, hüpft an den Rollstuhl heran und kommt mit einer seitlichen Drehung zum Sitz (siehe Abbildungen 5.15a bis c). Bei den ersten Transferversuchen sollte der Therapeut das Becken des Patienten stützen, um ihm Sicherheit zu geben.

Patienten, die den Rollstuhl wenig oder gar nicht benutzen, sollten den Transfer auf die Bodenmatte beherrschen. Für den unterschenkelamputierten Patienten ist das relativ einfach. Er kann sich, die Prothese in Schrittstellung hinten stehend, in den Kniestand begeben. Danach beidseitig knien, er begibt sich in den Seitsitz und schließlich in die Rückenlage. Aufwärts in umgekehrter Reihenfolge, wird zuerst der Seitsitz eingenommen, dann das erhaltene Bein nach vorn gestellt, und über das Abstützen am Oberschenkel geht es in den Stand zurück.

Schwieriger gestaltet sich der Transfer mit der Oberschenkelprothese. Hierbei muss die Prothese im Stand ohne Gewichtsbelastung rückwärts gestellt werden, sodass sie sich gut beugen lässt. Danach muss das erhaltene Bein gebeugt werden, während die Hände nach vorn zum Boden geführt werden. Es folgt das Knien auf dem gesunden Bein. Die Prothese kann ebenfalls zum Knien eingesetzt werden. Es geht in den Seitsitz und in die Rückenlage. Beim Aufstehen erfolgt der Lagewechsel zuerst in die Seitenlage. Von dort geht es mit Schwung über den Seitsitz in den Vierfüßlerstand. Die Prothese wird nach hinten gestreckt. Über die Arme und das erhaltene Bein stützt sich der Betroffene bis zum Stand. Günstig erweisen sich die Unterarmstützen, denn an diesen kann sich der Amputierte im Kniestand auf der Prothese über das gesunde Bein hochziehen. Genauso kön-

5.2 Die Einzeltherapie

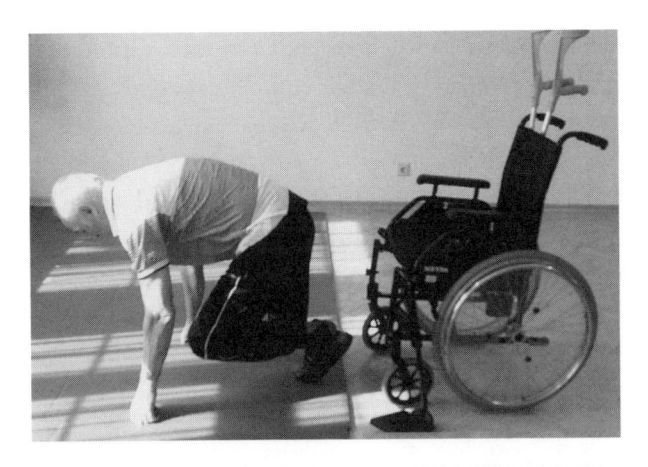

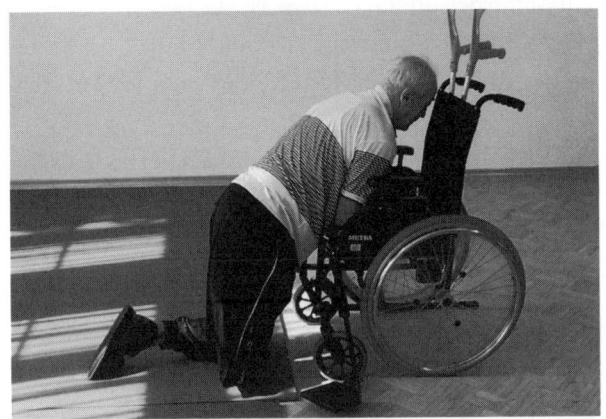

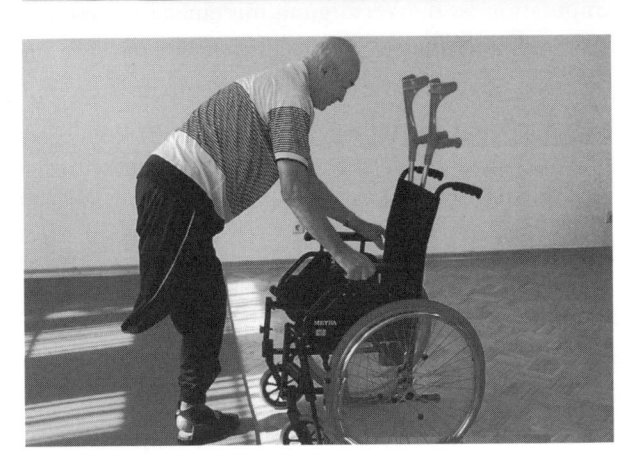

**Abb. 5.15a bis c**
Transfer vom Rollstuhl auf die Bodenmatte ohne Hilfsmittel

nen alle Möbel zur Unterstützung beim Hochziehen genutzt werden. Grundsätzlich ist jedoch immer Vorsicht geboten, da die Gefahr eines Sturzes groß ist.

*Sturzprophylaxe*

Um den Patienten vor einem Sturz zu bewahren, sind mehrere Komponenten zu beachten. An erster Stelle steht das geeignete Hilfsmittel beim Gehen. Wie es sich in einer Studie von Marmann (1994) gezeigt hat, nimmt die Motivation und die Sicherheit im häuslichen Umfeld eher ab. Daher sollte besonders der ältere Patient zum Gehen ein Hilfsmittel besitzen, mit dem er sich sicher fühlt. Für das Treppensteigen ist es sinnvoll, Patienten an zwei Unterarmstützen gehen zu lassen. Zu Hause allerdings ist das Gehen an den Stützen wenig nützlich, wenn der Amputierte damit auf eine Hilfsperson angewiesen ist. In diesem Fall wäre ein Rollator oder ein Gehgestell sinnvoller. Ein weiterer Punkt ist die Standstabilität mit Prothese. Hier sollte der Patient mit spielerischen Mitteln lernen, Ausfallschritte reaktiv durchzuführen.

Bei sehr mobilen Patienten ist ein Falltraining auf eine mehrfach gefaltete Matte sinnvoll. Hierbei muss der Patient lernen, die Stützen wegzustoßen, sich über die Hände abzufangen und alle Gelenke zu beugen, um sich über die Seite abzurollen und ohne Hilfsmittel aufzustehen.

## 5.2.9 Gangschule

Für Patienten nach einer Amputation ist die Versorgung mit einer Prothese das wichtigste Ziel. Der größte Wunsch und alle Hoffnungen konzentrieren sich auf die Prothesenversorgung, um dieses traumatische Ereignis zu kompensieren und am gewohnten Alltag wieder teilnehmen zu können. Deshalb ist eine möglichst frühe Prothesenversorgung anzustreben. Diese muss in Abhängigkeit von der Amputationshöhe, der Stumpfheilung und dem Allgemeinzustand festgelegt werden. Hier spielt der Zustand des Stumpf- und Narbengewebes eine große Rolle, denn eine zu frühe Versorgung birgt das Risiko einer Entzündung oder eines Aufplatzens der Narbe und wirft den Patienten hinsichtlich seiner Mobilität und Motivation weit zurück. Gerade für den älteren Patienten bedeutet jede Komplikation und jede damit verbundene verlängerte Immobilisation einen Rückschritt und kann zu einer Verschlechterung des Allgemeinzustandes führen.

Während es für den unterschenkelamputierten und knieexartikulierten Patienten mehrere Möglichkeiten der Frühversorgung gibt, ist die Versorgung des oberschenkelamputierten Patienten nur mittels einer individuellen Anfertigung möglich. Die Möglichkeit eines Stumpfgipses, wie es Mensch und Kaphingst (1998) beschreiben, wird heutzutage nur noch selten genutzt. Gerade für den älteren Amputierten mit Wundheilungsstörungen ist diese Versorgung nicht indiziert. Auch Lucke und Kleff (1988) bezeichnen die prothetische Sofortversorgung für den multimorbiden Patienten als ungeeignet und favorisieren eine Versorgung nach vollständiger Wundheilung und ausgeformtem Stumpf.

### *Gangschule mit der Erstversorgungsprothese*

Die beiden gebräuchlichsten Erstversorgungsprothesen sind die Halmstadter Aufstehhilfe und die Saarbrücker Erstversorgungsprothese der Firma Otto Bock (vgl. 8.2).

Bei der Halmstadter Aufstehhilfe wird der Stumpf unter Freilassung des Kniegelenks mehrfach gewickelt. Danach werden zwei bis drei Frotteestrümpfe übergezogen, um den Stumpf in einen weiten Schaft zu stecken. Diese Prothese wird vorwiegend im Krankenhaus genutzt, um dem Patienten eine Stand- und Transferhilfe zu geben. Ein sinnvolles Gangtraining ist durch die unzureichende Passform nicht möglich. Das heißt, der Patient lernt mit dieser Art der Versorgung, das amputierte Bein im Stehen zu belasten. Hier können erste Gleichgewichtsübungen durchgeführt werden, z.B. der Wechsel von Vorfuß- und Rückfußbelastung bzw. zwischen Rechts- und Linksbelastung. Dabei sollte darauf geachtet werden, dass die Prothesenbelastung mit extendiertem Knie durchgeführt wird. Genauso können Widerstände an Becken, Schultergürtel und Armen des Patienten genutzt werden, um die Prothesenbelastung zu forcieren. Wichtig ist es, auf Schmerzangaben des Patienten zu achten, denn diese können zu Ausweichbewegungen führen oder auch einen Hinweis darauf geben, dass das Narbengewebe noch nicht ausreichend belastbar ist. Günstig erweist sich die Prothese für den Transfer und für kurze Gehstrecken bei Aktivitäten des täglichen Lebens, wie den Gang zur Toilette und das Waschen im Stand vor dem Waschbecken (siehe Abbildung 5.16).

Das gezielte Gehen mit der Halmstadter Aufstehhilfe birgt die Gefahr der Entstehung von Wundstellen, da der Stumpf in einem sehr weiten Schaft steckt. Das

Schaftmaterial kann aufgrund seiner thermoplastischen Eigenschaften den veränderten Bedingungen durch die Volumenabnahme im Lauf der Wundheilung angepasst werden. Dennoch bietet es durch das Prinzip, mehrere Binden übereinander zu wickeln, nicht die individuelle Stützung der Femurkondylen, die für das Gehen wichtig ist. Damit erfolgt die Lastübernahme des Körpergewichts auf dem Stumpfgrund, dem frischen Narbengewebe. Hier kann das ausdauernde Gehen zu Wundheilungsstörungen am Stumpf führen.

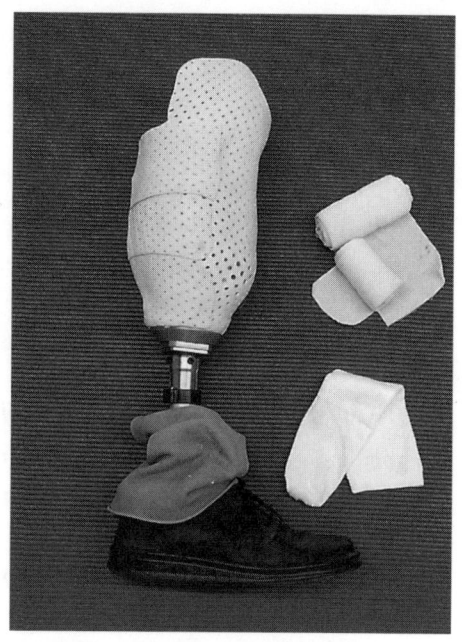

**Abb. 5.16** Halmstadter Transferhilfe

Das Gehen mit einer pneumatischen Gehhilfe eignet sich für unterschenkelamputierte und knieexartikulierte Patienten. Bei Oberschenkelamputierten ist der Stumpfhebel zu kurz, um mit dieser Versorgung zu gehen. Sie würde in diesem Fall abrutschen. Der Aufbau der Saarbrücker Erstversorgungsprothese der Firma Otto Bock besteht aus einem Prothesenfuß, der über ein Rohr mit dem Schaft verbunden ist und einem Schlauchsystem. Dieses wird zuerst über das gesamte Bein gezogen, in den Schaft gesteckt und mit Luft aufgepumpt, um die Belastung während der Stand- und Gangaktivitäten auf die Fläche des Ober- und Unterschenkels zu verteilen. Der anzustrebende Luftdruck der Oberhülse wird mit 40 mmGh angegeben, der Druck des Stumpfkissens mit 20 mmGh. Durch diese Kompression wird gleichzeitig die Stumpfabschwellung angeregt (siehe Abbildung 5.17a). Ein Nachteil ist das Gehen mit steifem Kniegelenk. Trotzdem erweist sich diese Prothesenform durch das frühe Aktivieren von Gangaktivitäten als günstig, da sie auch bei verzögerter Wundheilung in Absprache mit dem Arzt eingesetzt werden kann. Für den alten Menschen bedeutet dies eine verkürzte Immobilisationszeit, da er den Rollstuhl schon

## 5.2 Die Einzeltherapie

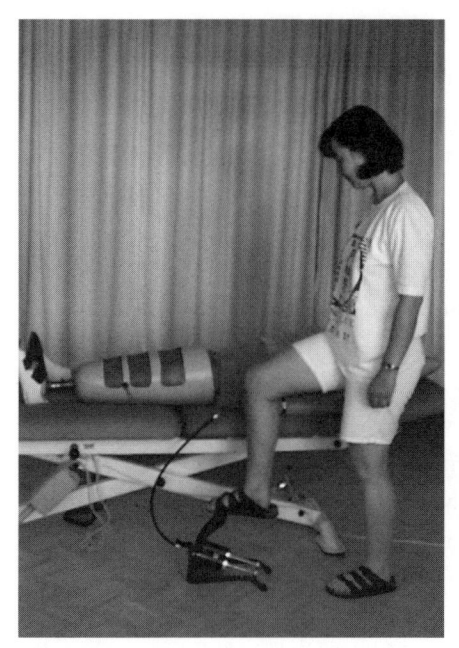

**Abb. 5.17a** Anlegen der Saarbrücker Frühversorgungsprothese

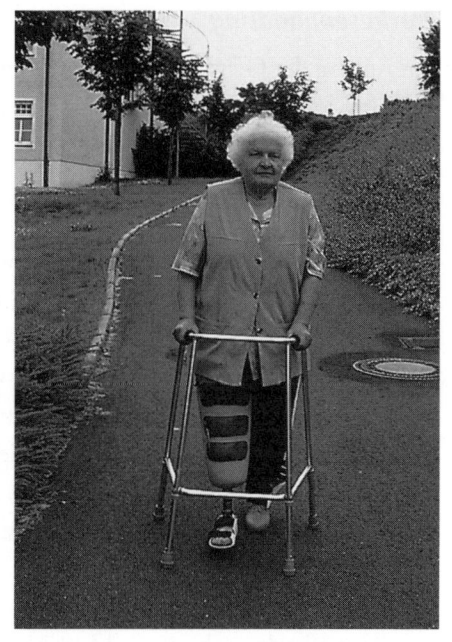

**Abb. 5.17b** Patientin im Gehbänkchen mit der Saarbrücker Frühversorgungsprothese

zeitweise verlassen kann. Die Gewöhnung an das Gehen mit steifem Kniegelenk muss bei der Gehschule mit der individuellen Prothese wieder korrigiert werden. Der Aufbau der Gangschule mit der Saarbrücker Interimsprothese entspricht dem der späteren eigenen Versorgung. Die Länge der Prothese orientiert sich an der Standbeinseite bzw. kann 1 cm kürzer gestaltet werden, wenn der Patient Schwierigkeiten beim Lösen des Bodenkontakts hat. Damit wird das Durchschwingen mit steifem Kniegelenk vereinfacht. Großer Wert sollte auf die ausreichende Gewichtsverlagerung über das Becken auf die Prothese und die Aufrichtung des Oberkörpers gelegt werden (siehe Abbildung 5.17b).

Der Patient muss lernen, sich in der Schwungphase des erhaltenen Beins mit einer aktiven Extension der stumpfseitigen Hüftextensoren vorwärts zu bewegen. Gerade die flächige Stützung der pneumatischen Gehhilfe ermöglicht das Stehen auch ohne diese Aktivität und begünstigt ein falsches Gangmuster.

Die Erstversorgungsprothesen werden nur so lange genutzt, bis die Wundheilung den Abdruck für eine individuelle Interimsprothese zulässt.

## Prothesenhandling

Am Anfang der Gehschule mit der individuellen Versorgung steht das Prothesenhandling. Dies ist für den Amputierten die Voraussetzung, um im häuslichen Bereich ohne fremde Hilfe die Prothese zu nutzen. Gerade ältere Patienten benötigen das mehrfache Wiederholen der einzelnen Schritte, um sie selbstständig zu beherrschen.

Der einwandfreie Sitz der Prothese ist außerdem für das Gehen und zur Prophylaxe von Druckstellen unvermeidlich. Durch die individuelle Fertigung des Prothesenschaftes wird auf die Bedürfnisse und die Form des einzelnen Stumpfes eingegangen. Das heißt aber auch, dass die knöchernen Bezugspunkte, die für die Lastübernahme des Körpergewichts vorgesehen sind, an der richtigen Stelle sitzen müssen. Es ist wichtig, den Patienten darauf hinzuweisen, dass es durch Volumenveränderungen am Stumpf zu Missverhältnissen in der Passform kommen kann, und dass er darauf reagieren muss.

### Beckenkorbprothese

Die Beckenkorbprothese wird hier nur der Vollständigkeit halber genannt. Ihr Einsatz erfolgt bei älteren Beinamputierten sehr selten, da die Hüftexartikulationsoperation meist trauma- oder tumorbedingt ist. Beide Amputationsursachen treffen auf den Patienten im höheren Lebensalter selten zu.

Der Schaft für den hüftexartikulierten Patienten besteht aus einem Beckenkorb, d.h. er umschließt das gesamte Becken und den unteren Bauchbereich. Der Beckenkorb besitzt vorn eine Öffnung und wird wie ein Kleidungsstück über das Becken gezogen. Zum Verschließen gibt es auf einer Seite Gurte, die durch Schnallen auf der anderen Seite gezogen werden. Mit viel Kraft werden diese Haltegurte angezogen und doppelt gesichert. Da die meisten Menschen Rechtshänder sind, befinden sich die Gurte links, um eine maximale Zugkraft nach rechts ausüben zu können. Das Anziehen der Gurte erfolgt etappenweise, d.h. sie werden mehrfach nacheinander angezogen und fixiert. Günstig ist es, das Anziehen der Gurte im Stehen nochmals zu wiederholen, um einen guten Sitz zu gewährleisten. Die Beckenkämme sollten dabei optimal in den dafür angepassten Ausformungen sitzen, und die Öffnung muss ganz geschlossen sein.

**Oberschenkelprothese**

Bei der Oberschenkelprothese gibt es den konventionellen querovalen Schaft. Bei diesem wird die Hauptlast über eine Stützung des Tuber ossis ischii auf der so genannten Tuberbank gewährleistet. Die neuere Form – der längsovale Schaft – bezieht den physiologischen Querschnitt des Oberschenkels mit ein (vgl. 8.5). Hier wird zusätzlich zum Tuber ossis ischii der gesamte knöcherne Beckenring zur Stützung mit einbezogen. Das Anziehen der Prothese erfolgt mit einer Anziehhilfe, einem handelsüblichem Stumpfbeutel, der die Weichteile in den Schaft hereinziehen soll. Würde man den Schaft ohne einen Strumpf über den Stumpf nach proximal schieben und damit die Weichteile nach oben verlagern, könnte das distale Femurende gegen das Narbengebiet drücken, und der Tuber ossis ischii würde auf einem Weichteilwulst sitzen. Die Anziehhilfe wird im Sitzen über den Stumpf gezogen und dann durch das distale Ventilloch am Schaft geführt. Dann wird die Prothese auf den Stumpf geschoben. Zuletzt erfolgt die Anlage des Beckengurtes. Dieser sichert die Prothese zusätzlich. Nun sollte sich der Patient hinstellen und über die Anziehhilfe den Oberschenkel in den Schaft ziehen. Dabei kann man den Zug so variieren, dass bestimmte Oberschenkelanteile mehr eingezogen werden. Der Zug im medialen Bereich des Strumpfes zieht ebenso mehr die medialen Weichteile proximal herein. Für den Bereich des Tuber ossis ischii sollte eher hinten an der Anziehhilfe gezogen werden. Das Ventilloch wird dann mit einem Knopf verschlossen. Das kleine Druckventil soll bei einem leichten Abrutschen des Schaftes, z.B. bei anfänglichem Schwitzen im Schaft oder nach längerem Sitzen, die Möglichkeit geben, eingedrungene Luft bei voller Belastung auf der Prothese entweichen zu lassen. Bei einem Vollkontaktschaft wird die Anziehhilfe vollständig herausgezogen. Der Stumpf sollte dann so tief im Schaft sitzen, dass er distal vollständig anliegt. Bei dieser Variante kann der Stumpf vor dem Überziehen der Anziehhilfe mit handelsüblichen Puder bestäubt werden, um den Kontakt zwischen Oberschenkelhaut und Schaft so zu gestalten, dass das Ausziehen ohne große Kraftanstrengungen möglich ist (siehe Abbildungen 5.18a bis c). Gerade zu Beginn der Gehschule kann der Stumpf durch das Üben so gut durchblutet sein, dass der Schaft nur unter großer Kraftanwendung vom Stumpf zu lösen ist. Dabei kann es zu Reizerscheinungen an der Hautoberfläche kommen. Um dies zu verhindern, sollte der gesamte Oberschenkel gepudert werden. Beim Ausziehen der Prothese sollte eine Hand

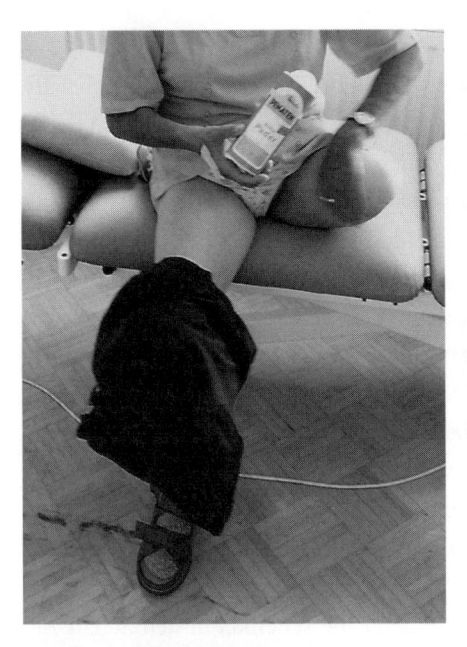

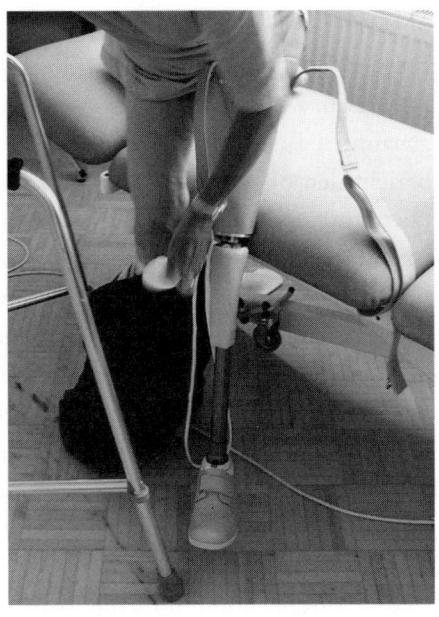

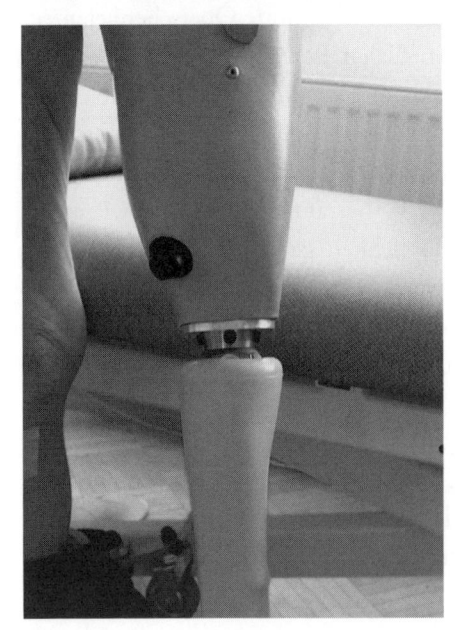

**Abb. 5.18a bis c** Anziehen einer Oberschenkelprothese mit der Anziehhilfe

des Patienten von oben die Weichteile aus dem Schaft ziehen, während die andere den Schaft herunterzieht. In Abhängigkeit von den individuellen Stumpfverhältnissen kann es notwendig sein, die Anziehhilfe (meist eine Schlauchbinde) nur so weit einzuziehen, dass sie noch den Oberschenkel umhüllt und die Weichteile trotzdem im Schaft stecken. Das distale Ende wird durch das Prothesenloch in den Schaft gesteckt. Verriegelt wird wieder mit dem Ventilknopf. Das Stumpfende liegt distal nicht am Schaftende an, sodass die Schlauchbinde etwas Platz hat.

## 5.2 Die Einzeltherapie

Der Sitz der Prothese sollte kontrolliert werden, indem man den Aufsitz des Tuber ossis ischii auf der Tuberbank testet. Bei voller Belastung sollte er genau auf dieser sitzen und nicht nach ventral in das Schaftinnere rutschen. Ein Abrutschen des Tuber ossis ischii kann ein Zeichen dafür sein, dass das Stumpfvolumen abgenommen hat. Ein weiterer Hinweis für einen zu großen Schaft ist das Pumpen der Prothese beim Gehen. Dabei rutscht die Prothese in der Schwungphase etwas vom Stumpf und zieht Luft von oben. Bei der nächsten Belastung wird diese Luft herausgepresst, und es kommt zu knatschenden Geräuschen. In diesem Fall ist der Orthopädietechniker zur Schaftänderung heranzuziehen.

Das Gegenteil liegt vor bei der Stumpfzunahme. Dabei ist die Passform nicht mehr gewährleistet, und es bildet sich zwischen Tuber ossis ischii und Tuberbank ein kräftiger Weichteilwulst. Der Patient empfindet dies nicht immer als unangenehm, jedoch besteht die Gefahr, dass der Wulst abgequetscht wird und Läsionen entstehen. Ursachen für eine Volumenzunahme können kurz- oder langfristiger Natur sein. Durch fehlende Kompression kann der Stumpf, vor allem im ersten Vierteljahr seiner Ausformung sehr schnell zunehmen. Genauso kann aber auch eine Gewichtszunahme des Patienten sich am Stumpfvolumen darstellen.

Während die erste Ursache durch eine ausreichende Kompression behoben werden kann, muss bei einer Gewichtszunahme eher der Schaft verändert werden, wenn der Patient keine Gewichtsreduktion anstrebt (vgl. 8.5).

In Ausnahmefällen, z.B. bei einer doppelseitigen Oberschenkelamputation, gibt es die Möglichkeit, die Fixierung zwischen Stumpf und Prothesenschaft über eine Silikonlinerversorgung zu gestalten. In diesem Fall zieht man über den Oberschenkel einen Liner, an dessen Ende sich eine Steckschraube befindet (siehe Abbildung 5.19).

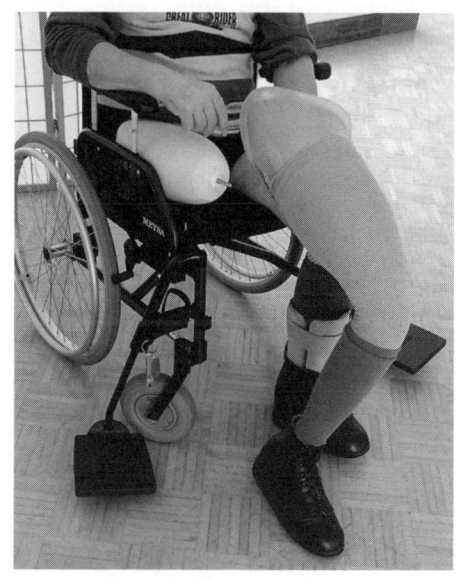

**Abb. 5.19** Anziehen einer Oberschenkelprothese Silikonliner

Diese rastet am Schaftende in einer dafür vorgesehenen Öffnung ein und kann zusätzlich mit einem dafür vorgesehenen Spezialschlüssel festgezogen werden. Zum Lösen gibt es einen seitlich am Schaft befindlichen Entriegelungsknopf. Der große Vorteil ist darin zu sehen, dass der Patient die Prothesen vollständig im Sitzen anziehen kann. Gerade für den doppelt amputierten Patienten ist das eine sichere Variante.

**Knieexartikulationsprothese**

Die Prothese von knieexartikulierten Patienten besteht aus einem Weichwandschaft und der äußeren Prothesenhülse (vgl. 8.4). In diesem Fall wird das Körpergewicht hauptsächlich von den Femurkondylen getragen. Zuerst wird ein Strumpf über den Oberschenkel gezogen, damit der Weichwandschaft darüber rutschen kann. Der Weichwandschaft passt in seiner Form genau in den äußeren Schaft und muss deckungsgleich bis zum oberen Oberschenkeldrittel geschoben werden. Zur Orientierung wird am ventralen, proximalen Weichwandschaft eine kleine Wölbung eingearbeitet, die in die passende Nut am äußeren Schaft passt. Da die Femurkondylen häufig breiter als die Weichteile des Oberschenkels sind, wird der Weichwandschaft ventral ein Stück aufgeschnitten. Damit können die Femurkondylen bis zum Schaftende rutschen und bleiben nicht im mittleren, schmaleren Teil hängen. Kontrolliert wird der Sitz des Weichwandschaftes durch Druck auf das distale Ende. Hier sollten die Femurkondylen aufsitzen. Genauso muss der äußere Schaft vollständig über dem Innenschaft sitzen (siehe Abbildung 5.20).

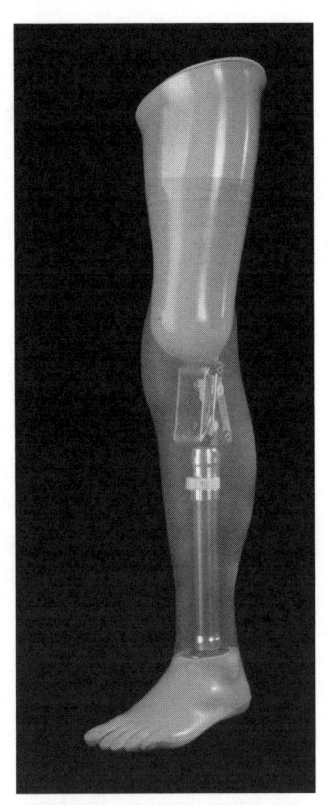

**Abb. 5.20** Knieexartikulationsprothese (Abbildung aus dem Prothesenkompendium der Otto Bock HealthCare GmbH, mit freundlicher Genehmigung der Firma)

## Die Unterschenkelprothese

Beim Aufbau der Unterschenkelprothesen gibt es zwei Möglichkeiten (vgl. 8.3). In der herkömmlichen Versorgung wird ein Weichwandschaft mit Hilfe einer Schlauchbinde über den Stumpf und über die Patella gezogen. Ähnlich wie bei der Oberschenkelprothese dient auch hier die Schlauchbinde als Anziehhilfe zum Einzug der Weichteile in den Weichwandschaft. Das Ende der Schlauchbinde wird dann einmal umgeschlagen und glatt über die Außenseite des Innenschafts gezogen. Dieser wird dann in den Schaft gesteckt und durch eine Kniekappe über Prothese und Oberschenkel zusätzlich gehalten. Die Kontrolle der Passform erfolgt durch das Ertasten der Patella in der dafür vorgesehenen Aussparung des Weichwandschaftes. Diese dient auch beim Einführen des Innenschaftes in die Prothese als Orientierung für den richtigen Sitz (siehe Abbildungen 5.21a und b). Beim Ausziehen muss der Patient die Schlauchbinde festhalten, um die Prothese abzustreifen. Danach wird die äußere Schlauchbinde abgestreift. Auch hier ist es günstig, den oberen Teil zu halten, während der Weichwandschaft heruntergeschoben wird.

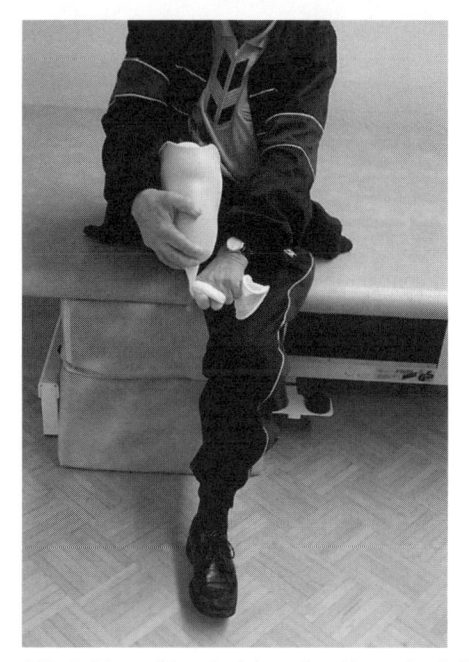

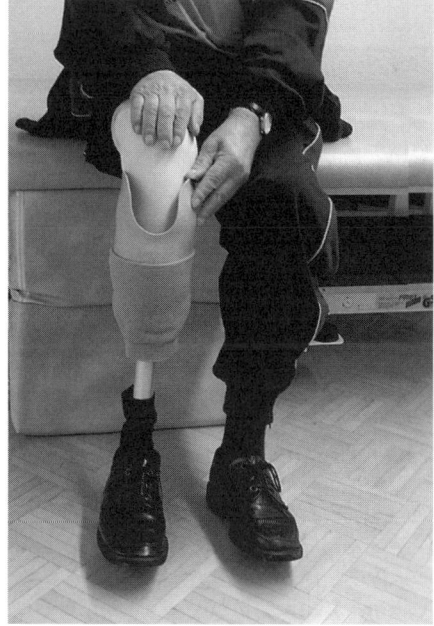

**Abb. 5.21a und b**  Anziehen einer Unterschenkelprothese mit Weichwandschaft

Verändert sich in der Anfangszeit das Stumpfvolumen, hat der Patient die Möglichkeit, dies über Strümpfe, die direkt auf den Stumpf gezogen werden, auszugleichen und somit eine optimale Passform zu gewährleisten. Es sollten allerdings nicht mehr als drei Stumpfstrümpfe sein. Bei einer Volumenzunahme gilt es, wie bei der Oberschenkelprothese beschrieben, zuerst die Möglichkeit der Kompression auszuschöpfen bzw. den Patienten nach einer Gewichtszunahme zu befragen.

Die andere Variante der Versorgung fixiert die Unterschenkelprothese über einen Silikonliner mit Steckschraube am Bein (siehe Abbildung 5.22). Hierbei muss der Patient zuerst den Liner über den Stumpf aufziehen und dann die Steckschraube in eine dafür vorgesehenen Öffnung am Prothesengrund einrasten. Das Lösen erfolgt über einen Entriegelungsknopf seitlich an der Prothese. Zum Hereinziehen des Stumpfes in die Prothese kann ein Spezialschlüssel helfen. Der Nachteil bei dieser Versorgung liegt darin, dass bei nachlässiger Reinigung des Liners Schweiß und Schmutzpartikel eine Hautreizung mit Pickelbildung auslösen können. Während dieser Zeit kann der Patient die Prothese nicht tragen, da sich der Ausschlag sonst weiter ausbreitet. Wichtig bei der Silikonlinerversorgung ist der einwandfreie Kontakt zwischen Stumpf und Liner. Innerhalb von Narbeneinziehungen und bei starker Körperbehaarung am Stumpf kann es immer wieder zur Schweißbildung kommen und damit zu Hautreaktionen, die das Tragen der Prothese erschweren oder unmöglich machen.

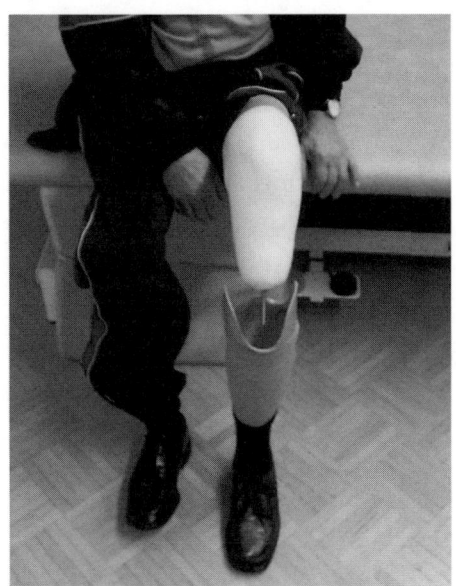

**Abb. 5.22** Anziehen einer Unterschenkelprothese mit Silikonliner

Volumenschwankungen am Unterschenkelstumpf deuten sich an, wenn der Patient bei Belastung Druckschmerz an der distalen Tibiaspitze angibt. Ist eine

Druckstelle zu erkennen, kann eine Volumenabnahme dafür verantwortlich sein, sodass der Patient mit seinem Stumpf zu tief in die Prothese rutscht. Ist der Ausgleich über die Strümpfe nicht mehr ausreichend möglich, muss die Zusammenarbeit mit dem Orthopädietechniker gesucht werden. Anfängliche Druckempfindlichkeiten an den seitlichen Kondylen und infrapatellar können durch die Lastübernahme entstehen und müssen nicht in jedem Fall Ausdruck einer Fehlbelastung sein. Trotzdem sollte nach jeder Belastung der Stumpf auf Druckstellen kontrolliert werden.

### Die Gangschule mit der individuellen Prothese

Schon 1950 wurde die Gangschule von Jenny als wichtigster Baustein in der Nachbehandlung amputierter Patienten betrachtet. Damals waren es so genannte Gehschullehrer, die mit Hilfe von Geschicklichkeitsübungen das Gehen mit der Prothese trainierten. Auch heutzutage besteht das Hauptziel nach einer Amputation in der individuellen Prothesenversorgung. In Abhängigkeit von Amputationshöhe, Alter des Patienten, anderen Erkrankungen und der Motivation des Einzelnen sind individuelle Ziele festzulegen. In der Rehabilitationsklinik hat es sich als realistisch erwiesen, unterschenkelamputierte Patienten bis zum Gang an einem Handstock und oberschenkelamputierte Patienten bis zum Gang an zwei Unterarmstützen zu führen. Dies gilt für Patienten, die wenig Einschränkungen und Begleiterkrankungen aufweisen. Jede Einschränkung – und sei es die subjektive Unsicherheit – sollte immer dazu führen, dem Patienten weitere Hilfsmittel zur Verfügung zu stellen.

Untersuchungen von Huber (1982) zeigen, dass geriatrische Gefäßpatienten nach einer Unterschenkelamputation eine größere Selbstständigkeit erreichen als Patienten nach einer Oberschenkelamputation. Der Anteil an ausgezeichneten, funktionellen Resultaten war im Vergleich beider Gruppen doppelt so hoch.

Je höher die Amputation, um so schwieriger gestaltet sich das Gehen. Denn mit fortschreitender Amputationshöhe verringert sich der Hebelarm, der zum Führen der Prothese genutzt werden kann, und der Energieaufwand beim Gehen vergrößert sich. Der Sauerstoffmehrverbrauch als Zeichen eines erhöhten Energieaufwands ist bei unterschenkelamputierten Patienten um 9 bis 20%, bei oberschenkelamputierten Patienten um 45 bis 70% und bei doppelt oberschenkelamputierten Patienten um 300% erhöht (Mensch & Kaphingst, 1998). Besonders das Gehen mit zwei Oberschenkelprothesen ist für den häufig multimorbiden älteren Patienten meist unmöglich und führt nur in Ausnahmefällen zu einem befriedigenden Ergebnis. Der Gang mit einer Unterschenkelprothese ist selbst für beeinträchtigte Patienten selten unmöglich, da das eigene Kniegelenk und die damit verbundene muskuläre Stabilisierung wesentlich zur Sicherheit beiträgt. Der knieexartikulierte Patient, als Sonderform der Oberschenkelamputation, hat den Vorteil, dass die Oberschenkelmuskulatur noch ihre physiologische Länge besitzt und die kniegelenksnahe Propriozeption erhalten bleibt (Baumgartner & Botta, 1995). In der Prothese ist eine Stumpfendbelastung möglich, sodass bei der Gangschule bei unveränderter Funktion des Hüftgelenks ein direkter Bodenkontakt besteht (Püschmann, Stangl & Konradt, 1979).

Für den oberschenkelamputierten Patienten mit relativ kurzem Stumpfhebel ist der Energieaufwand stark erhöht. Um so wichtiger ist es, einen ökonomischen Gang anzustreben, um den Energieaufwand nicht noch mehr zu steigern. Ein Großteil der älteren Patienten wird auch zu Hause zusätzlich zur Prothese einen Rollstuhl benötigen, um die gegebenen Bedingungen und Belastungen zu bewältigen. Für multimorbide Patienten in schlechtem Allgemeinzustand kann die Prothese als Transferhilfe fungieren. Gerade wenn das erhaltene Bein stark beeinträchtigt ist, kann die Prothese hilfreich zur Lastübernahme bei Transferaktivitäten sein.

**Aufbau der Gangschule**

Die Gangschule besteht aus mehreren Teilschritten. Eine Herangehensweise hat den freien Stand mit Prothese zur Voraussetzung. Bei koordinativ und kognitiv unbeeinträchtigten Patienten hat dieser Grundsatz auch seine Richtigkeit. Geht man aber von dem Teil der älteren Patienten aus, die sehr lange immobil waren, die durch Begleiterkrankungen stark beeinträchtigt sind, und die eine Prothese hauptsächlich als Transferhilfe nutzen werden, verliert diese Voraussetzung ihre Gültigkeit.

Veränderungen in der Motorik des alternden Menschen finden sich vor allem bei Kombinationsbewegungen. Es mangelt an der Fähigkeit, mehrere motorische Leistungen zu kombinieren. Später verlangsamt sich das Tempo der Einzelbewegungen und das Bewegungsbedürfnis wird geringer (Huffmann, 1976).

Als Erstes muss der Amputierte das selbstständige Aufstehen und Hinsetzen mit der Prothese erlernen. Dabei geht es hauptsächlich um die Verlagerung des Oberkörpers nach vorn, um den Schwung für das Aufstehen nutzen zu können. Gerade hier haben viele Patienten große Schwierigkeiten, die mit verringerter Sitzhöhe zunehmen. Deshalb ist es günstig, das Aufstehen zu Anfang von einer höhenverstellbaren Liege aus zu üben, damit die Sitzhöhe variiert werden kann. Dabei muss der Patient lernen, schon im Sitzen sein Gewicht mit aufrechtem Oberkörper nach vorn zu verlagern. Das erhaltene Bein sollte nah an der Liege stehen, der Prothesenfuß eher etwas vorn in Schrittstellung. Eine Hand wird zum Abstützen auf der Sitzfläche genutzt, die andere Hand hält sich am Hilfsmittel fest. Dann wird der Oberkörper nach vorn geführt, und über das Standbein kommt der Patient zum Stand. Sehr unsichere Patienten sollten im Rollstuhl beide Seitenlehnen zum Aufstehen nutzen und erst im Stand zum Hilfsmittel greifen (siehe Abbildung 5.23). Sichere Patienten können alleine über die Gewichtsverlagerung zum Stehen kommen und – wenn nötig – dann die Hilfsmittel ergreifen. Das Hinsetzen erfolgt mit einer Vorwärtsverlagerung des Oberkörpers, während das Becken langsam nach hinten zum Sitz kommt. Auch hier sollte am Anfang eine Hand zur Seitenlehne des Rollstuhls greifen, während die andere Hand noch am Hilfsmittel sichert. Das Hinsetzen sollte langsam geschehen, denn das plötzliche, ungeführte Fallen in den Sitz, das die

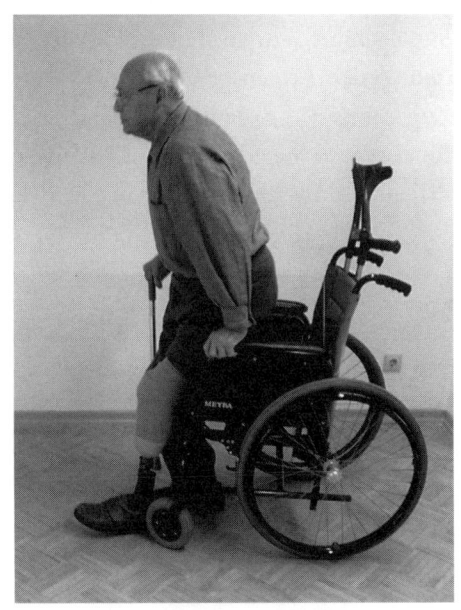

**Abb. 5.23** Aufstehen aus dem Rollstuhl mit Prothese

meisten Patienten anfangs durchführen, kann die Sitzgelegenheit aus dem Gleichgewicht bringen. Beherrscht der Patient das Aufstehen und Hinsetzen ohne Hilfe, kann mit der eigentlichen Gangschule begonnen werden. Patienten, die die Prothese nur als Transferhilfe erhalten, sollten bei Unsicherheiten immer eine Hilfsperson nutzen, um die Sturzgefahr zu vermindern.

Im Stehen muss der Patient zuerst lernen, Gewicht auf die Prothese zu übernehmen. Dazu werden Übungen mit Gewichtsverlagerungen durchgeführt. Das heißt, der Patient verlagert sein Gewicht mit aufgerichtetem Oberkörper durch Verschiebung des Beckens nach rechts und links bzw. nach vorn und hinten. Dann sollte er versuchen, seine Körpermitte zu finden. Besonders hilfreich ist die statische Plattform. Auf dieser kann der Patient stehend mit und später ohne Augenkontrolle die Körpermitte spüren lernen. Dabei kann er auf dem Computerbildschirm seine Belastung kontrollieren (vgl. 9.2). Mit diesem Biofeedback kann der Patient die gleichmäßige Belastung beider Beine üben. Alternativ können dafür auch zwei Personenwagen genutzt werden. Gelingt es dem Patienten, seinen Schwerpunkt zu finden, können erweiterte Übungen zur Stabilisation durchgeführt werden. Hierbei werden Widerstände am Becken, an der Schulter und an den Armen gesetzt, die der Patient halten soll (siehe Abbildung 5.24a). Zugübungen mit dem Theraband erschweren das Halten des stabilen Stands. Eine weitere Steigerung ist das Werfen und Fangen eines Balls. Hier muss der Patient reaktiv die Prothese in die Belastung mit einbeziehen. In der gleichen

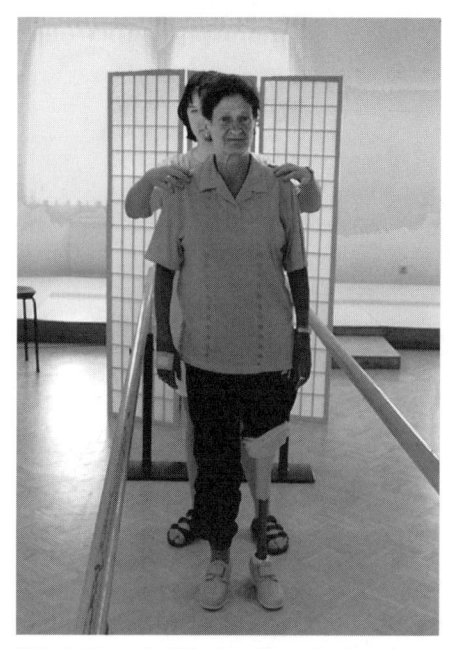

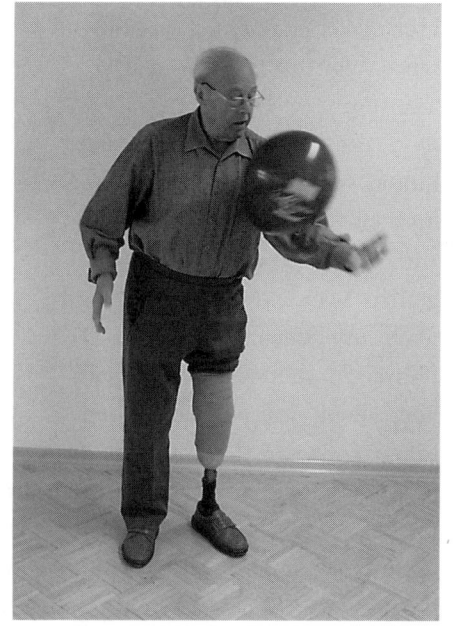

**Abb. 5.24a** Stabilisationsübung im Stand      **Abb. 5.24b** Stabilisation mit Luftballon

Reihenfolge kann danach in Schrittstellung geübt werden. Besonders schwer wird es für den Patienten, wenn die Hauptlast auf der Prothese liegt (siehe Abbildung 5.24b).

Um den Gang mit der Prothese zu erlernen, müssen die einzelnen Gangphasen zunächst einzeln geübt werden. Begonnen wird in der Schrittstellung im Barren mit der Erarbeitung der Standbeinphase mit Prothese. Dabei muss der Amputierte in der Schrittstellung lernen, sein Becken und damit sein Gewicht mit aufrechtem Oberkörper über die Prothese

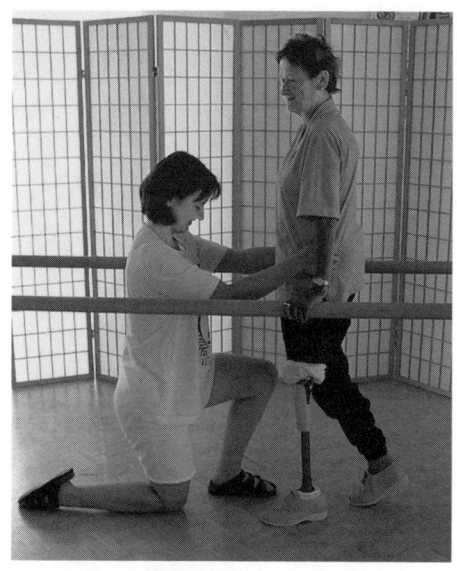

**Abb. 5.25** Übungen zur Gewichtsverlagerung auf die Prothese

zu bewegen (siehe Abbildung 5.25). Als Nächstes erfolgt die Schrittauslösung des erhaltenen Beins mit einem Schritt nach vorn. Das Ganze wird mehrfach wiederholt. Dann wird die Prothese zum Spielbein und die Gewichtsverlagerung erfolgt auf das erhaltene Bein.

**Gangschule mit der Unterschenkelprothese**

Der unterschenkelamputierte Patient kann die Kniebewegung wie gewohnt einsetzen. Im Unterschied zum normalen Gang fehlt aber die aktive Abdruckphase über die Plantarflexion und die dann folgende Dorsalextension. Der Betroffene muss also das Kniegelenk etwas mehr beugen, um den Prothesenfuß vom Boden zu lösen. Die folgende maximale Kniegelenksextension bis zum Fersenaufsatz mit Verringerung der Hüftflexion und der Gewichtsverlagerung kann im physiologischen Bereich stattfinden. Der Übergang bis zum Fußsohlenkontakt kann mit einer leichten Knieflexion analog der Dämpfungsphase erfolgen. Danach muss das Kniegelenk wieder aktiv gestreckt werden (siehe Abbildungen 5.26a bis d). Allerdings ist bei der Prothese keine harmonische Abrollbewegung zu erwarten, da auch hier keine Dorsalextensoren die Spannung regulieren. Eine Annähe-

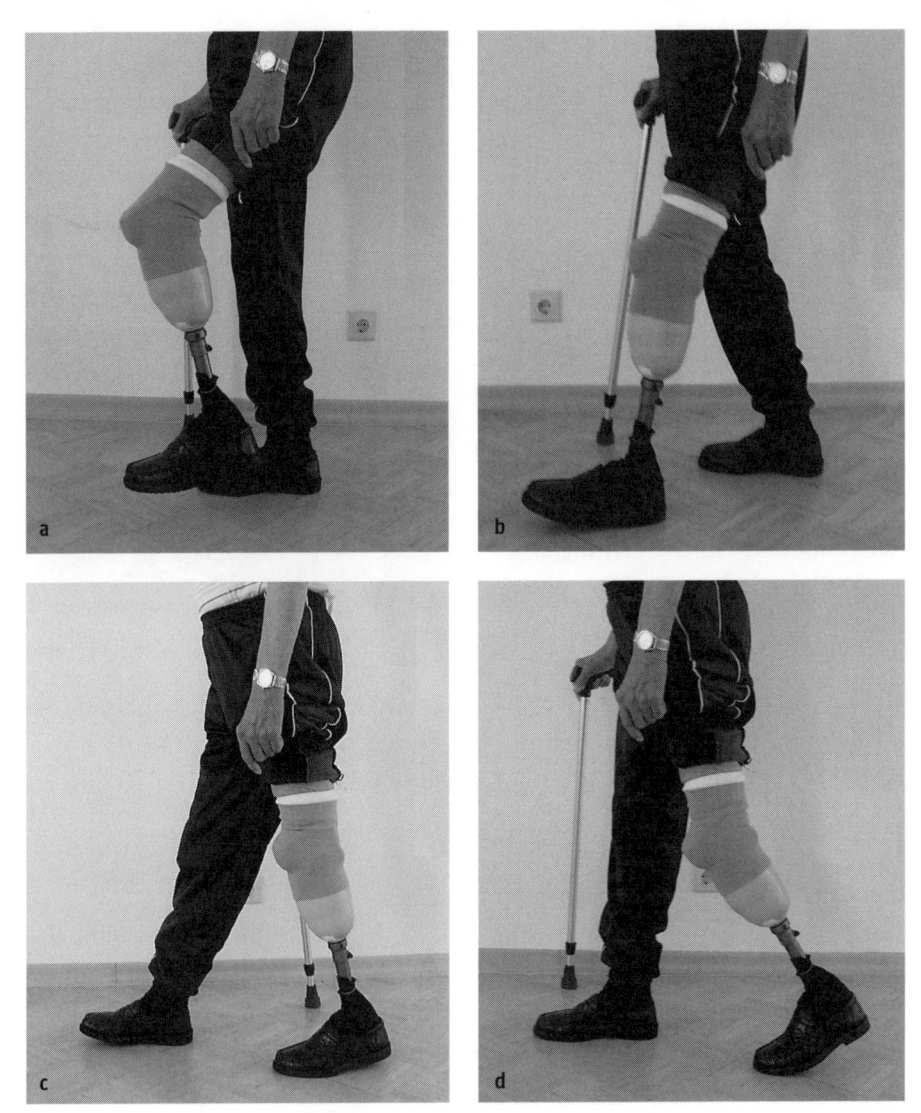

**Abb. 5.26a bis d** Gangphasen beim Laufen mit einer Unterschenkelprothese

rung an den physiologischen Ablauf wird über die aus flexiblerem Material bestehende Fußspitze erreicht, die in etwa die Abrollbewegung am Ende der Standbeinphase imitiert. Möglich ist auch eine Versorgung mit einem Prothesenfuß, der Plantarflexion und Dorsalextension nachahmt. Dies fordert aber von dem

Patienten verstärkte Muskelaktivität in Richtung Knieextension, da er sonst in der Standbeinphase zu zeitig in die Knieflexion fällt.

Mit dem Treppensteigen wird begonnen, wenn der Amputierte den Umgang mit der Prothese erlernt hat und schon ein Stück gehen kann. Das Treppensteigen wird am Anfang im Nachstellschritt geübt, d.h. treppaufwärts wird zuerst das erhaltene Bein gesetzt und treppabwärts die Prothese. Besitzt der Patient eine ausreichende Kniebeweglichkeit, kann auch im Wechselschritt gestiegen werden. Häufig ist dies am Anfang im Narbenbereich schmerzhaft, da der Hebel beim Wechselschritt auf den Amputationsstumpf größere Kräfte wirken lässt als beim Nachstellschritt.

**Gangschule mit der Oberschenkelprothese**

Bei Patienten mit einer Oberschenkelprothese ist der Gang abhängig vom künstlichen Kniegelenk. Das bewegliche Knie wird über eine Hüftflexion in Beugung bewegt. Dann wird mit einer Beckenelevation nach anterior die Prothese passiv nach vorn geschwungen. Sie setzt mit der Ferse und extendiertem Knie auf.

Bei den meisten Oberschenkelprothesen muss das Kniegelenk gestreckt zum Fersenkontakt kommen und die gesamte Standbeinphase extendiert gesichert werden. Einerseits muss die Glutealmuskulatur die Extension sichern und die Gewichtsverlagerung mit einhergehender Hüftextension aktiv gestalten, andererseits besitzen die künstlichen Kniegelenke bei voller Lastübernahme eine Sicherung gegenüber dem flektorischen Moment. Das heißt, sie knicken nicht plötzlich ein. Diese Standphasensicherung wird nur bei voller Belastung wirksam. Für sehr mobile Patienten gibt es Kniegelenke, die eine Dämpfungsphase mit dem Aufsetzen der Ferse in leichter Knieflexion und eine aktive Extension im Anschluss nachempfinden. Hier erfolgt die Bewegung vollständig durch die Muskelaktivität des Patienten und ein gewisses Bremsverhalten des Gelenks. Diese Kniegelenke eignen sich nur für mobile Patienten. Sie lassen natürlich am ehesten eine Annäherung an einen physiologischen Gang zu, verlangen aber auch ein hohes Maß an Kraft und Koordination. Am Ende der Standbeinphase, während der Gewichtsverlagerung auf das erhaltene Bein, muss das künstliche Kniegelenk über leichte Hüftflexion gebeugt werden. Dabei bleibt die Fußspitze noch auf dem Boden, die Lastübernahme auf das erhaltene Bein ist schon abgeschlossen. Im Anschluss muss der Bodenkontakt über die anteriore Elevation des Beckens

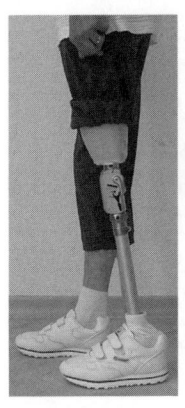

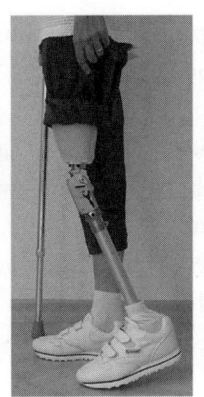

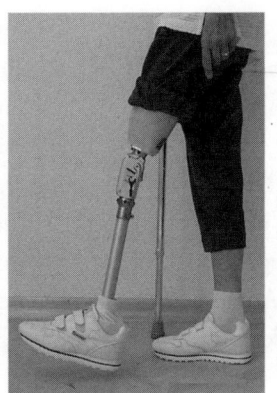

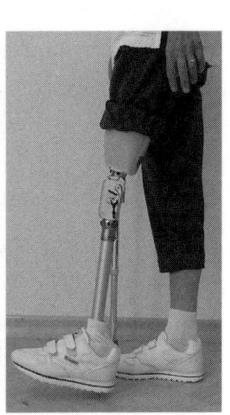

**bb. 5.27a bis d**  Gangphasen beim Laufen mit einer Oberschenkelprothese

gelöst werden, um die Prothese mit Hüftflexion nach vorn zu bringen. Gleichzeitig streckt sich während des Schwungs passiv das Knie, und es kommt wieder zum Fersenkontakt (siehe Abbildungen 5.27a bis d). Weniger mobile Patienten erhalten ein gesperrtes Kniegelenk mit so genannter Schweizer Sperre. Dieses Knie lässt sich im Stand in Extension verriegeln und wird beim Gehen steif nach vorn geschwungen. Um dem Patienten diesen Schwung ohne große Zirkumduktion zu ermöglichen, kann die Prothese etwas kürzer (ca. 1 cm) als das Standbein gestaltet werden. Das Gehen mit dieser Prothese ist durch den geringeren Energieaufwand auch für schwächere Patienten geeignet, da das Kniegelenk nicht aktiv gesichert werden muss. Für das Sitzen mit gebeugtem Kniegelenk befindet sich ein Zuggurt an der lateralen Schaftseite. Damit wird das Kniegelenk entriegelt, ist aber in dieser Stellung völlig instabil.

Das Treppensteigen mit einer Oberschenkelprothese erfolgt im Nachstellschritt. Das heißt, treppaufwärts wird zuerst das erhaltene Bein gesetzt und treppabwärts die Prothese. Mobile Patienten können – je nach Knieversorgung – abwärts den Wechselschritt durchführen. Der Prothesenfuß wird dabei nur zur Hälfte auf die Stufe gestellt. Dann wird sofort die Kniebeugung ausgelöst, und der Amputierte „überspringt" die Standphase auf der Prothese.

Die Gangschule orientiert sich am Modell des motorischen Lernens. In der ersten Lernphase werden grobmotorische Fähigkeiten geübt, da sich der Amputierte motorische Handlungen neu erarbeiten muss. Der Patient muss lernen, sich mit der Prothese vorwärts zu bewegen und damit einerseits Gewicht auf die

Prothese bringen und andererseits diese in der Schwungphase nach vorn zu bewegen. Gleichzeitig muss er lernen, ohne Informationen der Fußsohle oder der Gelenkrezeptoren (diese messen die Stellung im Raum) vorerst mit Augenkontrolle und später mit dem Stellungsgefühl in der Prothese zu gehen. Der Übergang zur zweiten Lernphase, dem Aneignen feinkoordinativer Fähigkeiten, ist fließend. Geübt werden dabei folgende Dinge:
▷ Das Erreichen einer gleichmäßigen Schrittgröße und Belastungsdauer zwischen erhaltenem Bein und Prothese (vgl. 9.4)
▷ Die Regulierung der Schwungphase des Prothesenknies
▷ Die Rumpfrotation verbunden mit dem diagonalen Armpendel.

Die dritte und letzte motorische Lernphase beinhaltet die stabilisierende Feinkoordination und zeichnet sich je nach Anforderung durch einen flexiblen Prothesenumgang aus. Die Ansprüche an den älteren Amputieren beziehen sich immer auf das Ziel des selbstständigen Umgangs mit der Prothese und sind in Abhängigkeit von den individuellen koordinativen Voraussetzungen zu stellen.

Kann der Amputierte mit dem Hilfsmittel sicher geradeaus gehen, erfolgen Steigerungen mit dem seitlichem Gehen und dem Rückwärtsgehen. Als Nächstes können während des Gehens Geräte eingesetzt werden (z.B. Bälle).

Das Gehen auf verschiedensten Bodenqualitäten wie Gummimatten, Schaukelbrett und Steppbrett ermöglichen den Übergang zum Gehen im Gelände. Im Freien muss der Amputierte lernen, auf den unterschiedlichsten Wegen zu gehen. Für den Unterschenkelamputierten ist das relativ unproblematisch, der Oberschenkelamputierte hingegen muss sein Kniegelenk ständig sichern. Dies ist mit einem erhöhten Energieaufwand verbunden.

Bei der Bewältigung schräger Ebenen wird es für Amputierte mit zunehmender Steigung schwieriger, eine gleichmäßige Schrittfolge zu halten. Durch das künstliche Sprunggelenk ist die Fußbewegung wesentlich geringer, sodass der Prothesenschritt aufwärts kleiner gesetzt werden muss. Genau umgekehrt wird abwärts der Schritt größer gesetzt. Der Fuß steht in Mittelstellung und wird mit der Ferse aufgesetzt. Der Patient bekommt abwärts einen Vorwärtsschwung, da der Fuß von der Ferse auf die Fußsohle kippt. Besonders der Oberschenkelamputierte muss hier darauf achten, dass das Prothesenknie mit der Aktivität der Glutealmuskulatur in Extension gesichert wird und nicht wegknickt. Bei sehr großen Höhenunterschieden empfiehlt es sich, schräg zur Steigung zu gehen.

### Die Gangschule bei doppelt beinamputierten Patienten

Die doppelseitige Beinamputation steigert den Grad der Behinderung nicht linear, sondern im Quadrat (Baumgartner, 1982). Sie stellt für den Betroffenen häufig den Gipfel einer langen Leidenszeit dar und ist ein massiver Einschnitt, der psychisch und physisch höchste Anforderungen an den Patienten stellt. Ganz natürlich ist der Wunsch nach einer beidseitigen Prothesenversorgung. Gerade darin sehen die meisten doppelt beinamputierten Patienten die beste Kompensation ihrer körperlichen Veränderung. Hier ist es besonders wichtig, das Gespräch mit dem Patienten zu suchen, um ihn über realistische Chancen und Ziele zu informieren, denn die Amputation beider Beine weist häufig auf eine schlechte Gefäßsituation hin, die sich nicht nur an den Beingefäßen darstellt. Die Belastbarkeit des Betroffenen ist daher in den meisten Fällen stark eingeschränkt. Demgegenüber steht der hohe Energieaufwand, den die Fortbewegung mit zwei Prothesen erfordert. Subjektive Wünsche und Vorstellungen des Patienten und tatsächliche Belastbarkeit klaffen dabei häufig weit auseinander. Um den Patienten vor Enttäuschungen und Frustrationen zu bewahren, sollte eine ärztliche Diagnostik zur Belastbarkeit durchgeführt werden. Die doppelseitige Prothesenversorgung ist immer zusätzlich zur Rollstuhlversorgung zu sehen.

Die beidseitige Unterschenkelamputation stellt die am besten zu versorgende Situation dar. Durch die eigenen Kniegelenke ist der Patient in der Lage, das Aufstehen und Hinsetzen zu bewältigen. Gleichzeitig kann er – wie der einseitig Unterschenkelamputierte – beim Gang oberhalb der Sprunggelenke ein annähernd physiologisches Bild erreichen (siehe Abbildung 5.28a). Das Treppensteigen kann im Wechselschritt durchgeführt werden oder das bessere Bein wird im Nachstellschritt aufwärts zuerst und abwärts zuletzt gesetzt (siehe Abbildungen 5.28b und c).

Auch Patienten mit einer Oberschenkel- und einer Unterschenkelamputation können den Vorteil des erhaltenen Kniegelenks zum Aufstehen und Hinsetzen nutzen. Genauso ist die Sicherheit beim Gehen auf dem unterschenkelamputierten Bein größer. Beim Treppensteigen übernimmt das unterschenkelamputierte Bein die Hauptarbeit. Es wird im Nachstellschritt aufwärts zuerst und abwärts zuletzt gesetzt.

Die Prothesenversorgung von doppelt oberschenkelamputierten Patienten ist erfahrungsgemäß ein schwieriges Verfahren. Die Motivation während des Aufent-

5.2 Die Einzeltherapie

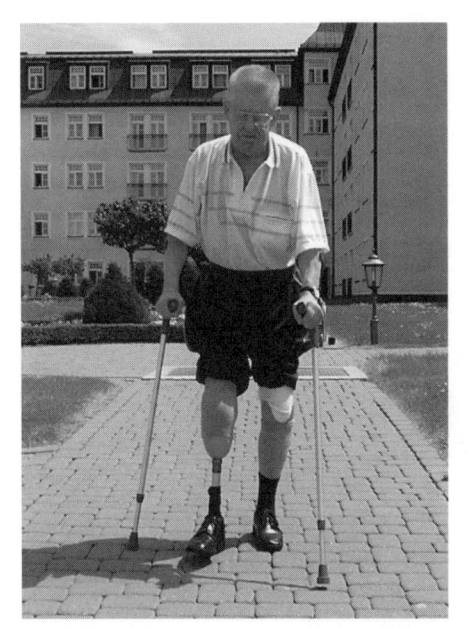

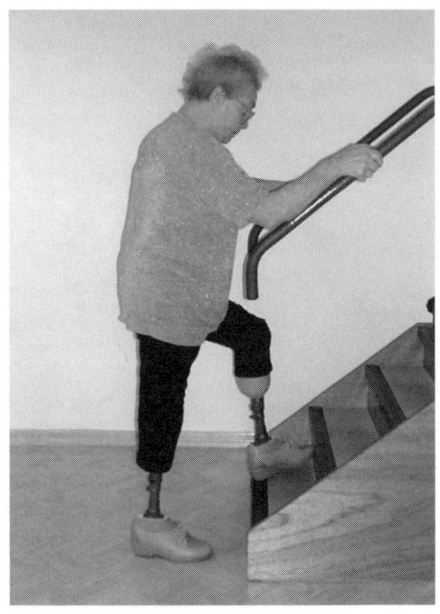

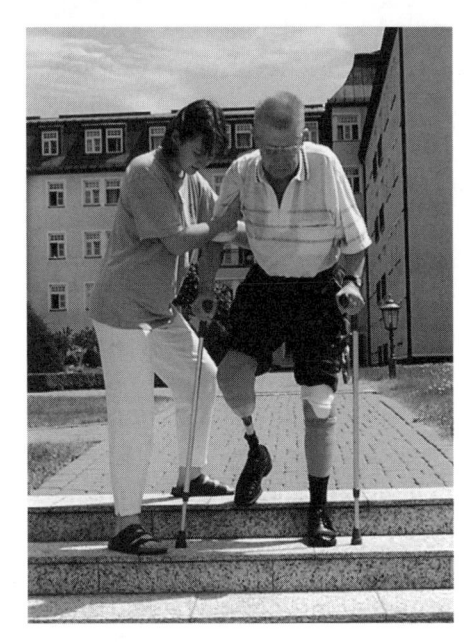

**Abb. 5.28a bis c** Patienten beim Gehen mit zwei Unterschenkelprothesen

halts in der Rehabilitationsklinik ist sehr groß, lässt aber erfahrungsgemäß zu Hause aufgrund des massiv erhöhten Energieverbrauchs stark nach. Strebt man eine Versorgung an, werden die Oberschenkelprothesen auf einer Seite mit einem gesperrtem und auf der anderen Seite mit einem beweglichen Kniegelenk ausgestattet. Die meisten Patienten waren längere Zeit erst einseitig amputiert und prothetisch versorgt. Deshalb erhält dieses Bein die Prothese mit dem beweglichen Kniegelenk, da davon auszugehen ist, dass die Koordination und der Umgang auf dieser Seite leichter fällt. Das Aufstehen und Hinsetzen

**Abb. 5.29a** Transfer eines doppelt oberschenkelamputierten Patienten vom Rollstuhl auf die Liege
**b** Patient mit zwei Oberschenkelprothesen beim Gehen am Gehbänkchen

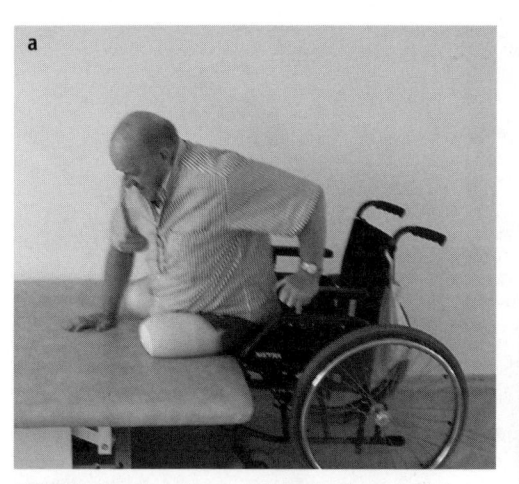

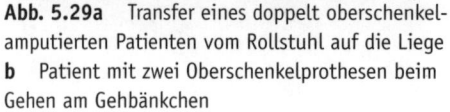

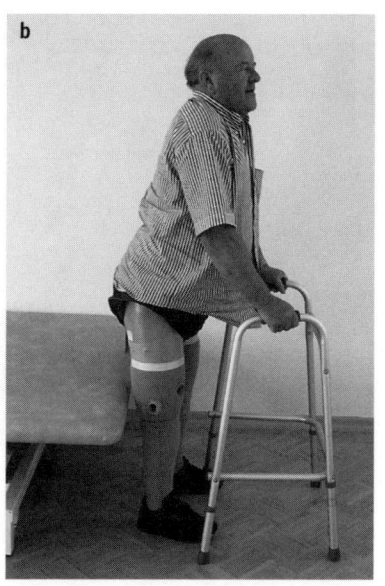

erfolgt allein über die Stützkraft der Armmuskulatur und mit einer Gewichtsverlagerung des Oberkörpers nach vorn. Dann muss sofort das gesperrte Kniegelenk verriegelt werden. Als Hilfsmittel zum Aufstehen kann ein Gehgestell oder ein elektrisch gesteuerter Stehtisch dienen. Dabei muss der Amputierte den Oberkörper auf das Hilfsmittel (Stehtisch oder Gehgestell) legen und sich zum Stand hochfahren. Das Gehen mit zwei Oberschenkelprothesen erfordert viel Kraft und Ausdauer (siehe Abbildungen 5.29a und b).

Bei Wilde und Baumgartner (2000) wird das Treppensteigen für den doppelt Oberschenkelamputierten behandelt. Allerdings ist dies nur unter massiver Anstrengung möglich. Es darf in jedem Fall nur durchgeführt werden, wenn aus ärztlicher Sicht keine Kontraindikationen vorhanden sind (vgl. 7.2) und der Patient körperlich dazu in der Lage ist. Es ist in jedem Alter eine Ausnahmeerscheinung, wenn es ein beidseits oberschenkelamputierter Patient schafft, Treppen zu steigen (siehe Abbildung 5.30). Der Patient steht dabei seitlich zur Treppe und hält sich mit beiden Händen am Geländer fest. Die Prothesen stehen in Schrittstellung, die treppennahe vorn. Er lässt sich nach hinten hängen, um das treppennahe Bein mit einer Hüftflexion auf die höhere Stufe zu stellen. Als Nächstes zieht er sich über die Arme zum Geländer und verlagert das Gewicht dabei auf das obere Bein. Das untere Bein wird dann über Hüftextension auf die gleiche Stufe gestellt. Abwärts wird in umgekehrter Reihenfolge gestiegen.

Das Anziehen der Prothesen bei doppelt amputierten Patienten erfolgt in den meisten Fällen im Sitzen und wird im Stand nur korrigiert.

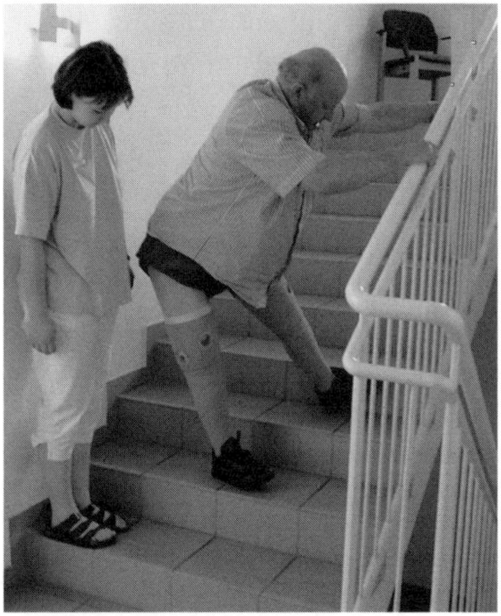

### Ursachen typischer Prothesengangfehler

Veränderungen des Ganges sind vielschichtig und benötigen immer die Zusammenarbeit zwischen Arzt, Orthopädietechniker und Physiotherapeut. Da sie Beschwerden hervorrufen können, ist die Fehlersuche wichtig. Gerade der ältere Amputierte weist aufgrund seines Lebensalters Veränderungen auf, die nicht in jedem Fall zu beheben sind. Hier spielt der Mobilitätsgrad eine große Rolle. Im Folgenden werden einige der am häufigsten auftretenden Prothesengangfehler genannt.

**Abb. 5.30** Patient mit zwei Oberschenkelprothesen beim Treppensteigen

### Kontraktur des M. iliopsoas

Eine Kontraktur des M. iliopsoas führt zu einer Einschränkung der Hüftgelenksextension und verringert damit den Bewegungsumfang in der Abdruckphase. Auffällig beim Gehen ist die Verringerung der Schrittlänge auf der erhaltenen Seite, da in dieser Phase die Prothese in Hüftextension bewegt wird. Der Betroffene versucht, dies über Beckenkippung und Verstärkung der Lendenlordose auszugleichen. Die Gefahr von Rückenbeschwerden ist dadurch groß.

### Abschwächung der Glutealmuskulatur

Die Abschwächung der Glutealmuskulatur tritt häufig in Verbindung mit der Iliopsoaskontraktur auf. Auch hier kommt es aufgrund des Kraftmangels, besonders des M. glutaeus maximus, zu einem Extensionsdefizit im Hüftgelenk, das mit einer Schrittverkürzung auf der amputierten Seite verbunden ist. Zum Ausgleich wird mit der Prothese in der Abdruckphase der gesamte Rumpf nach ventral gebeugt, um den Hebel für die Extension zu vergrößern (siehe Abbildung 5.31). Wird die Prothese nicht über Extensionsaktivität gesichert, kann das künstliche Kniegelenk wegknicken.

Bei Abschwächungen des M. glutaeus medius kommt es zum seitlichen Absinken des Beckens. Als Ausgleich wird der Oberkörper zur Gegenseite bewegt.

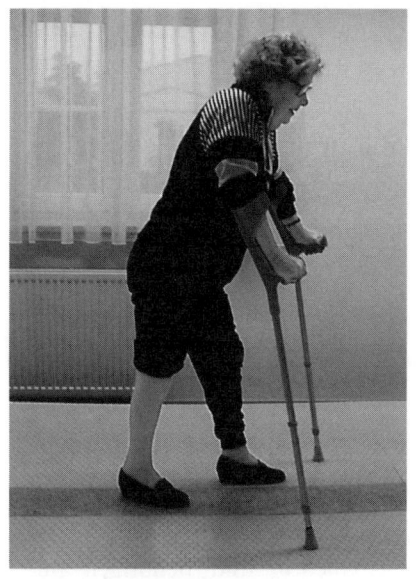

**Abb. 5.31** Hyperlordose und Vorverlagerung des Rumpfes beim Gang

**Schmerzen**

Die ersten Gehversuche mit der Prothese sind für den Betroffenen ungewohnt, und er ist in den körperlasttragenden Bereichen druckempfindlich. Daher wird die Körperlast, bezogen auf Gewicht und Zeit der Belastung, nicht ausreichend auf die Prothese übernommen. Auffallend sind die prothesenseitig kurzen Schritte und eine Auswärtsstellung (siehe Abbildung 5.32). Diese Druckempfindlichkeit sollte im Lauf der Zeit geringer werden. Des Weiteren sollten die druckbelasteten Zonen nach dem Gehen auf ihre Belastbarkeit überprüft werden. Eine Rötung in diesem

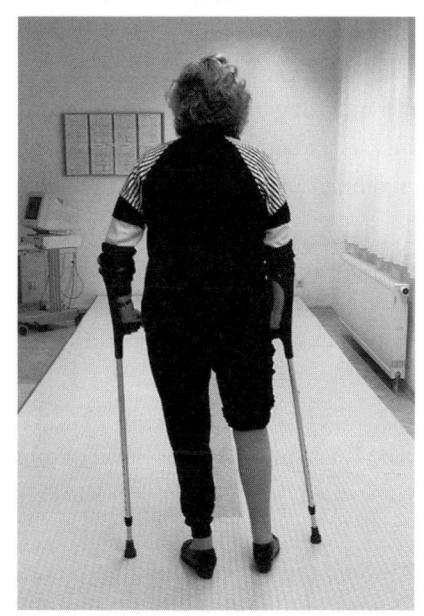

**Abb. 5.32** Seitliche Verlagerung der Prothese wegen Belastungsschmerz

Bereich ist normal. Allerdings sollten keine Druckstellen entstehen. Beim unterschenkelamputierten Bein wird die Körperlast über die seitlichen Femurkondylen und unter der Patella gestützt. Der knieexartikulierte Patient fängt dies über die Femurkondylen ab. Hier wird der Stumpf endbelastet. Der Tuber ossis ischii ist der Bereich, in dem die Hauptlast beim Oberschenkelamputierten abgefangen wird. Starke Druckempfindlichkeiten im Stumpfbereich sollten auf ihre Ursache hin untersucht werden.

Insgesamt führt jeder Schmerz zu Ausweichbewegungen. Hier müssen Ursachenermittlung und Behandlung im Vordergrund stehen.

Weitere Ursachen für Schmerzen sind (vgl. 3.4):
▷ Neurombildung mit starken lokalen Schmerzen
▷ Ischämische Zustände des Stumpfes durch die pAVK
▷ Narbenbeschwerden
▷ Druckstellen durch fehlende Schmerzwahrnehmung bei bestehender Polyneuropathie
▷ Periostreizung des durchtrennten Knochens.

**Hilfsmitteleinstellung**

Die Höhe der Hilfsmittel hat einen wesentlichen Einfluss auf den Gang. Zu tief eingestellte Hilfsmittel bewirken, dass der Betroffene sich nicht genug aufrichtet. Die Beckenverlagerung nach ventral wird eingeschränkt, und die Schrittlänge verringert sich. Sind Hilfsmittel zu hoch eingestellt, wird das Abstützen verändert. Der Schultergürtel gerät in eine Elevation, und es können Beschwerden in diesem Bereich auftreten (siehe Abbildung 5.33). Werden dem Patienten Hilfsmittel zur Verfügung gestellt, mit denen er unsicher geht, wird sich das ebenso im Gangablauf darstellen.

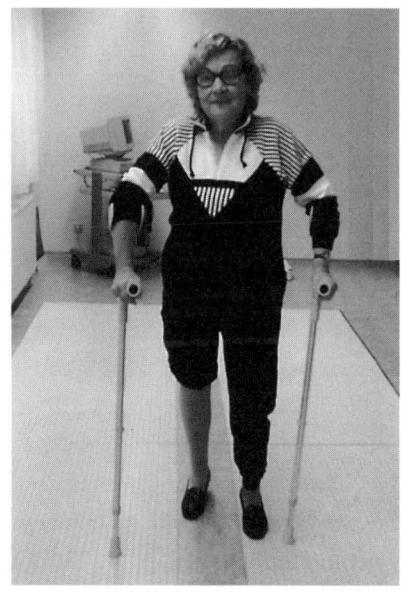

**Abb. 5.33** Gang mit zu hoch eingestellten Hilfsmittel

**Prothesenlänge**

Unterschiede in der Beinlänge können mehrere Ursachen haben. An erster Stelle ist zu klären, ob sie angeboren sind. Danach sollte der Sitz der Prothese überprüft werden. Volumenschwankungen können zu einer ungenügenden Form führen und die Beinlänge verändern. Der Stumpf rutscht dabei zu tief in den Schaft oder die Weichteile werden oberhalb des Schafteingangs abgedrückt, und der Stumpf kann nicht tief genug hineinrutschen.

Gerade Oberschenkelamputierte beschreiben die Prothese am Anfang als zu lang, obwohl keine Unterschiede vorliegen. Das hängt mit der Veränderung der Gleichgewichtssituation zusammen.

Einen echten Beinlängenunterschied beschreiben die meisten Prothesengänger mit dem Gefühl, über einen Berg zu gehen oder in ein Loch zu fallen. Beim Gehen fällt bei zu langer Prothese auf, dass der Betroffene sich in der Abdruckphase des erhaltenen Beins in den Zehenstand hochdrückt oder die Prothese mit einer Zirkumduktionsbewegung im Hüftgelenk vorschwingt. Bei einer zu kurzen Prothese wird bei der Doppelstandphase das erhaltene Bein im Kniegelenk gebeugt, und der Amputierte braucht mehr Schwung, um die Prothese nach dem Abdruck vom Boden zu lösen. Nur bei einer Oberschenkelprothese mit Schweizer Sperre wird die Prothese gern etwas kürzer gearbeitet, um das Gehen mit steifem Kniegelenk ohne große Zirkumduktion zu ermöglichen. In diesem Fall ist die Zusammenarbeit mit dem Orthopädietechniker zu suchen (vgl. 8.6).

**Orthopädietechnische Einstellung der Prothese in allen Ebenen**

Der Orthopädietechniker unterscheidet bei Einstellung der Prothesenteile eine statische (im Stand) und eine dynamische (beim Gehen) Einstellung. Bei der statischen Bewertung wird im Stand die Lage der Prothesenteile zueinander und zur Haltung des Amputierten beurteilt. Während der Bewegung können Feineinstellungen vorgenommen werden, wenn der Amputierte relativ sicher damit umgehen kann. So fallen diese Gangabweichungen auch erst nach einiger Zeit auf. Im Stehen kommt es bei zu stark eingestellter Dorsalextension im künstlichen Fußgelenk zu einer Knieflexion. Der Gang fällt dadurch auf, dass der Unterschenkelamputierte statt der Abrollbewegung auf die Fußsohle fällt und das Knie sofort einknickt. Eine zu stark eingestellte Plantarflexion führt umgekehrt dazu, dass der Betroffene Mühe hat, am Ende der Standbeinphase die Prothese vom Boden zu lösen. Die Schrittlänge auf der gesunden Seite wird kleiner.

Die Knieeinstellung in der Frontalebene hat Auswirkungen auf Einstellungen in Richtung Valgus oder Varus. Besonders während der Standbeinphase der Prothese sind diese Abweichungen im Seitenvergleich zu sehen.

Einstellungen des Oberschenkelschaftes haben Auswirkungen auf die Sicherheit der Oberschenkelprothese. Knickt der Patient bei der Lastübernahme regelmäßig weg, ist die Einstellung zu ändern. Beseitigte Kontrakturen, auf die vorher die Prothese eingestellt war, müssen natürlich zurückgestellt werden (vgl. 8.1).

Einen nicht unwesentlichen Einfluss auf die Prothesenstellung haben die Schuhe. Die Absatzhöhe verändert die Lotlinie der Prothese. Deshalb muss sich der Amputierte für eine bestimmte Absatzhöhe entscheiden.

## 5.3 Gruppentherapie

In Einrichtungen, die verstärkt amputierte Patienten behandeln, stellt die Gruppentherapie zusätzlich zur Einzelgymnastik einen wichtigen Therapieteil dar und erfüllt darüber hinaus eine bedeutende psychosoziale Funktion. Hier kommt es zum direkten Austausch Betroffener, die mit einer ähnlichen neuen Lebenssituation konfrontiert werden. Erfahrungswerte, Sorgen und Nöte werden besprochen und helfen dem Amputierten, seine Situation zu bewältigen. Gleichzeitig motiviert das gemeinsame Üben.

Günstig hat sich die Einteilung in Rollstuhlgruppe (Abschnitt 5.3.1), Standgruppe ohne Prothese (Abschnitt 5.3.2) und Amputationstraining mit Prothese (Abschnitt 5.3.3) erwiesen. Nach der Befundaufnahme werden die Patienten nach Absprache mit dem behandelnden Arzt unter Berücksichtigung ihres Mobilitätsstatus den Gruppen zugeteilt. Der Mobilitätsstatus setzt sich aus Kriterien der Belastbarkeit zusammen. Dabei werden kardiale Komponenten ebenso wie das Wundgeschehen am Fuß der Standbeinseite und allgemein einschränkende Faktoren (z.B. akute arthritische Beschwerden) beachtet (Mütze, 2000).

## 5.3.1 Rollstuhlgruppe

In der Rollstuhlgruppe werden Patienten zusammengefasst, die aus unterschiedlichen Gründen das Standbein nicht belasten dürfen oder kardial stark eingeschränkt sind. Hier geht es in erster Linie um eine Atemstoffwechselgymnastik im Sitzen. Inhalte sind beweglichkeitsfördernde, koordinative Übungen. In dieser Gruppe werden die Patienten mittels spielerischer Übungen aktiviert (siehe Abbildung 5.34).

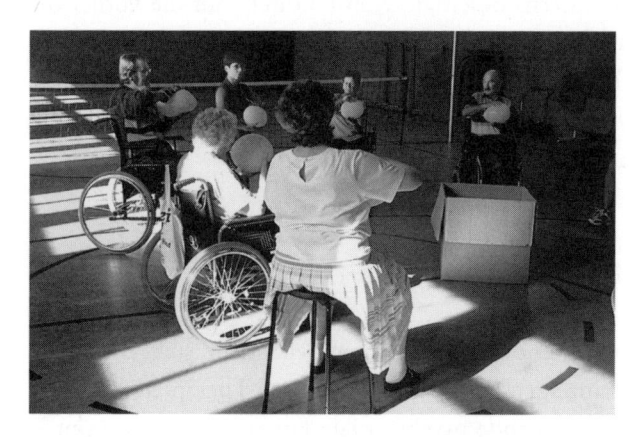

**Abb. 5.34**
Stoffwechselgruppe

## 5.3.2 Standgruppe ohne Prothese

In der Standgruppe ohne Prothese muss der Patient im Stehen am Barren drei- bis fünfmal (mit Sitzpausen) beweglichkeitsfördernde Übungen durchführen. Ziel dieser Gruppe ist es, Standsicherheit, Gleichgewicht und Koordination zu üben. Ohne Gerät können Übungen mit den Armen und dem amputierten Bein durchgeführt werden, wobei zur Sicherheit das Festhalten am Barren jederzeit möglich ist. Die Kräftigung des Standbeins erfolgt durch Zehenstand, Fersenstand und leichte Kniebeuge. Geübt wird mit einer oder beiden Händen am Barren oder frei stehend. Dies ist natürlich kein symmetrischer Stand, wie er physiologisch wünschenswert wäre. Die Mobilität der älteren Patienten ist gegenüber jungen häufiger auf den Rollstuhl beschränkt. Deshalb ist es wichtig, gewisse Standaktivitäten zu trainieren.

Für Armübungen eignen sich verschiedene Geräte (z.B. Gewichte, Stäbe, Therabänder und Bälle) (siehe Abbildung 5.35). Genauso lassen sich Partnerübungen

## 5.3 Gruppentherapie

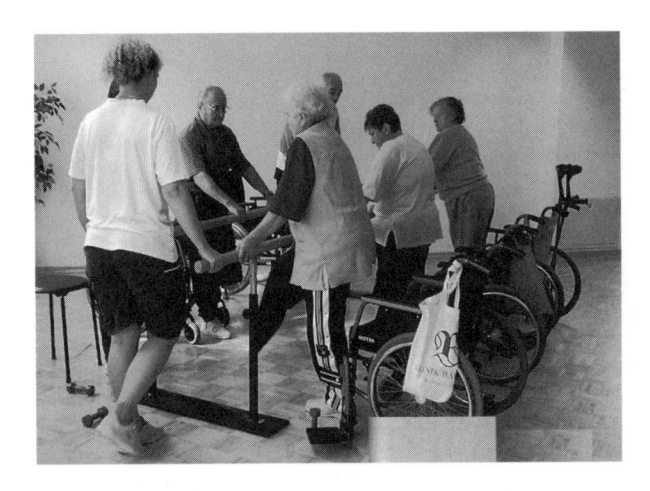

**Abb. 5.35**
Amputationsgruppe ohne Prothese am Barren

einbauen. Anzahl und Länge der Sitzpausen richten sich nach der Gruppenzusammensetzung. Sie können für weitere Bewegungsübungen, Spiele, Atemübungen oder auch Gespräche genutzt werden. Es muss darauf hingewiesen werden, dass der Patient schon bei noch aktivem Wundgeschehen im Narbenbereich ohne Prothese im Stand üben kann.

Innerhalb dieser Gruppe kann außerdem ein Transfertraining „Rollstuhl – Bodenmatte" stattfinden. Dies wirkt sich motivierend auf das Vertrauen in den eigenen Körper aus und soll dem Amputierten später die Möglichkeit geben, nach einem Sturz zurück in den Rollstuhl zu gelangen und die benötigte Hilfe zu holen. Die Lage auf der Matte wird für Übungen mit und ohne Gerät genutzt. Dabei kommen alle auf der Matte möglichen Ausgangsstellungen zur Anwendung. Die Rückenlage eignet sich für die Ganzkörperspannung und für kräftigende Übungen für die Bauch- und Gesäßmuskulatur. Außerdem können Bewegungsübungen für die Beine durchgeführt werden. In Seitenlage wird die abduktorische Bewegung betont, um den M. glutaeus medius zu kräftigen. In Bauchlage werden wieder Arme und Beine einzeln und zusammen bewegt (siehe Abbildung 5.36). Der Einsatz von Hanteln und Theraband gestaltet die Übungen abwechslungsreich und kann den Langsitz als weitere Ausgangsstellung nutzen. Im Kreis sitzend können Ballübungen für Freude sorgen. Durch den Transfer und die Lagewechsel nimmt die Mobilität des Amputierten zu, da er feststellt, dass er trotz des Beinverlustes selbstständig sein kann. Die Narbe am Stumpf sollte beim Transfer nicht belastet werden, um die Heilung nicht zu gefährden.

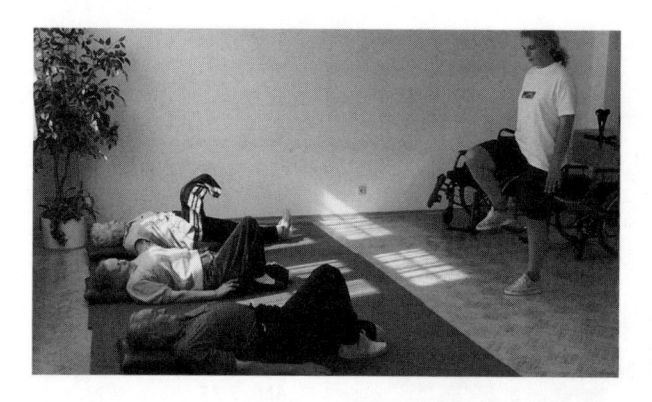

**Abb. 5.36**
Amputationsgruppe ohne Prothese auf der Matte

### 5.3.3 Amputationsgruppe mit Prothese

Die Amputationsgruppe mit Prothese trainiert grundlegende Fähigkeiten wie Gleichgewicht, Gewichtsverlagerung mit Hilfsmitteln und im freien Stand (siehe Abbildung 5.37) bis hin zu verschiedenen Gangaktivitäten. Die Patienten lernen, Fertigkeiten aus der Einzeltherapie in der Gruppe umzusetzen. Hier spielen wachsendes Vertrauen in die Prothese und Gruppenmotivation eine große Rolle. Über spielerische Tätigkeiten wird die Aufmerksamkeit von der Prothese abgelenkt. Der Patient lernt, im Stand beide Arme frei zu nutzen. Dazu können Geräte eingesetzt werden (z.B. Bälle). Günstig bei einer kleineren Gruppe ist das Kreistraining, bei dem verschiedene Gangaktivitäten geübt werden können. Dabei werden u.a. die Therapietreppe (nur dreistufig, beidseits begehbar mit Geländer), das Schaukelbrett im Barren, eine Matte oder auch das Umgehen von Kegeln verwendet.
Bei sehr mobilen Patienten eignen sich auch Freizeitsportarten wie Tischtennis, Fußball, Federball und Tennis.

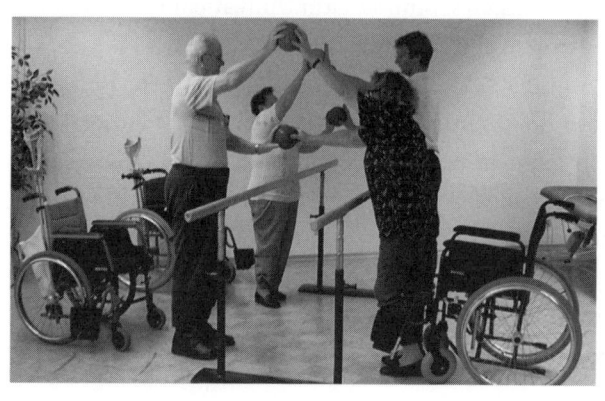

**Abb. 5.37**
Amputationsgruppe mit Prothese

## 5.4 Das Hausübungsprogramm

Es ist bereits darauf aufmerksam gemacht worden, dass die meisten älteren Amputierten den größten Teil des Tages im Rollstuhl verbringen. Um sie vor Kontrakturen zu schützen, ist es wichtig, dass sie regelmäßig ein Bewegungsprogramm zur Kontrakturprophylaxe durchführen. Dieses Programm muss einfach und verständlich sein. Es ist günstig, die einzelnen Übungen zum Ende der stationären Rehabilitation mit dem Patienten zu üben. Fragen und Problemstellungen können dann sofort geklärt werden. Ein besonderer Schwerpunkt liegt auf den Übungen für die extendierende Muskulatur. Dazu gehören Lagerungen zur Dehnung und Kräftigungsübungen für die Antagonisten. Im Einzelnen heißt das für den Oberschenkelamputierten:

▷ Dehnung der ischiokruralen Muskulatur (siehe Abbildung 5.38a)
▷ Kräftigung der Glutealmuskulatur.

Und für den Unterschenkelamputierten:

▷ Dehnung des M. glutaeus max. durch Sandsack (siehe Abbildung 5.38b)
▷ Kräftigung des M. rectus femoris
▷ Kräftigung der Glutealmuskulatur.

Schriftliche Hausübungsprogramme erleichtern das Üben zu Hause.

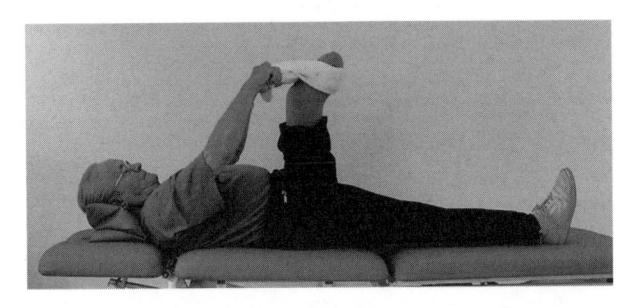

**Abb. 5.38a** Selbstdehnung der ischiokruralen Muskelgruppe für einen unterschenkelamputierten Patienten

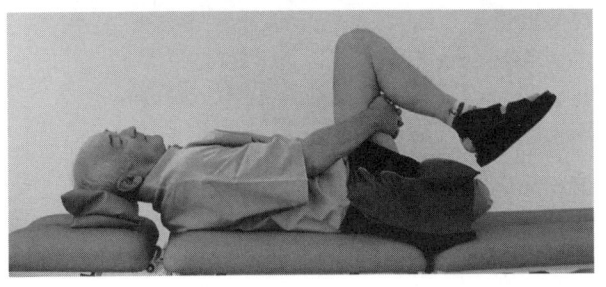

**Abb. 5.38b** Selbstdehnung des M. glutaeus max. für einen oberschenkelamputierten Patienten

## Hausübungsprogramm 1 für oberschenkelamputierte Patienten

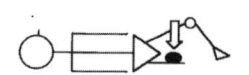

**1. Dehnung des Hüftbeugers**
- Sandsack auf den Oberschenkel legen
- anderes Bein ist aufgestellt
- ca. 10 sec. in die Beugung spannen
- danach passiv fallen lassen
- 2-3mal wiederholen
- am Ende maximal nach unten spannen

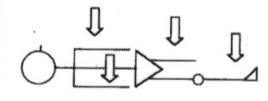

**2. Ganzkörperspannung in Rückenlage**
- Arme und Beine fest in die Unterlage spannen

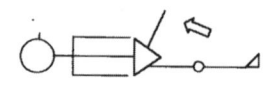

**3. Rückenlage**
- ein Bein in die Unterlage spannen
- anderes Bein beugen und strecken
- im Seitenwechsel üben

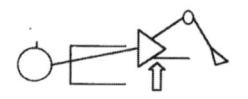

**4. Rückenlage**
- anderes Bein ist aufgestellt
- Gesäß heben und absenken

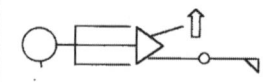

**5. Bauchlage**
- Stumpf anheben
- das Becken nicht von der Unterlage lösen

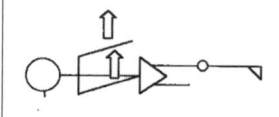

**6. Bauchlage**
- beide Arme heben und senken

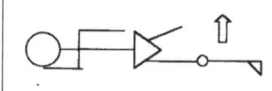

**7. Seitlage**
- Stumpf anheben und etwas nach hinten führen

Abb. 5.39a   Hausübungsprogramm für oberschenkelamputierte Patienten

## Hausübungsprogramm 2 für oberschenkelamputierte Patienten

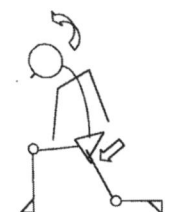

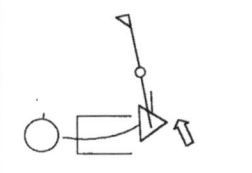

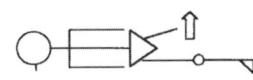

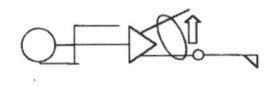

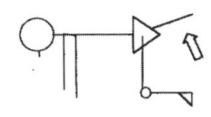

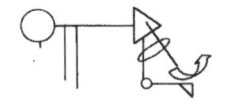

### 1. Dehnung des Hüftbeugers mit Prothese
- gesundes Bein nach vorn stellen
- mit der Prothese knien
- in maximale Hüftstreckung gehen
- danach den Oberkörper zur Gegenseite neigen
- ca. 10 sec. in die Hüftbeugung spannen
- danach in die Hüftstreckung gehen und halten

### 2. Rückenlage
- minimal den Oberkörper anheben und senken

### 3. Rückenlage
- Arme nach unten spannen
- Beine nach oben strecken und mit dem Becken heben

### 4. Bauchlage
- Stumpf anheben
- das Becken nicht von der Unterlage lösen

### 5. Seitenlage
- oberes Bein gegen das Theraband heben und senken
- beide Seiten beüben

### 5. Vierfüßlerstand
- ein Bein abheben und nach hinten strecken

### 7. Vierfüßlerstand
- ein Theraband um beide Oberschenkel legen
- ein Bein abheben und zur Seite bewegen

**Abb. 5.39b** Hausübungsprogramm für oberschenkelamputierte Patienten

## Hausübungsprogramm 1 für unterschenkelamputierte Patienten

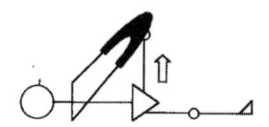

### 1. Dehnung des Kniebeugers
- Handtuch um den Unterschenkel legen
- ca. 10 sec. in die Beugung spannen
- danach passiv in die Streckung ziehen
- 2-3mal wiederholen
- am Ende maximal strecken

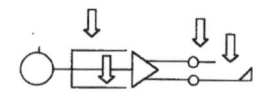

### 2. Ganzkörperspannung in Rückenlage
- Arme und Beine fest in die Unterlage spannen
- mit maximaler Kniestreckung üben

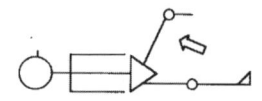

### 3. Rückenlage
- ein Bein in die Unterlage spannen
- anderes Bein beugen und strecken
- im Seitenwechsel üben

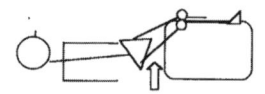

### 4. Rückenlage
- Gesäß heben und absenken

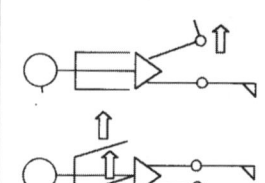

### 5. Bauchlage
- Stumpf anheben
- das Becken nicht von der Unterlage lösen

### 6. Bauchlage
- beide Arme heben und senken

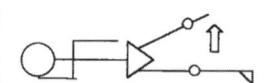

### 7. Seitlage
- Stumpf anheben und etwas nach hinten führen

Abb. 5.39c  Hausübungsprogramm für unterschenkelamputierte Patienten

## Hausübungsprogramm 2 für unterschenkelamputierte Patienten

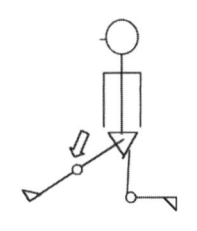

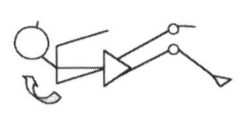

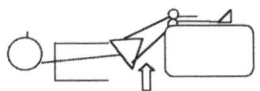

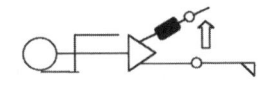

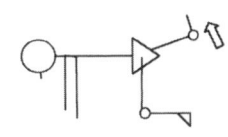

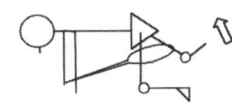

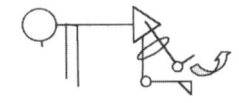

### 1. Dehnung des Kniebeugers mit Prothese
- Prothese nach vorn stellen
- Knie maximal gestreckt
- in die Kniebeugung ca.10 sec spannen
- danach Knie in die Streckung drücken
- am Ende in die Kniestreckung spannen

### 2. Rückenlage
- minimal den Oberkörper anheben und senken

### 3. Rückenlage
- Gesäß heben und absenken

### 4. Seitenlage
- oberes Bein mit Gewichtsmanschette heben und senken

### 5. Vierfüßlerstand
- ein Bein abheben und nach hinten strecken
- im Seitenwechsel üben

### 6. Vierfüßlerstand
- ein Theraband um den Oberschenkel legen
- mit der gleichseitigen Hand halten
- ein Bein abheben und nach hinten strecken

### 7. Vierfüßlerstand
- ein Theraband um den Oberschenkel legen
- ein Bein abheben und zur Seite bewegen
- im Seitenwechsel üben

**Abb. 5.39d** Hausübungsprogramm für unterschenkelamputierte Patienten

## 5.5 Ambulante Physiotherapie

Der große Vorteil der ambulanten Physiotherapie besteht darin, dass der Amputierte Alltagssituationen in gewohnter Umgebung üben kann. Gerade am Anfang bedeutet die neue Lebenssituation die Umstellung verschiedenster Alltagsaktivitäten. Die Umstellung kann dort geübt werden, wo Probleme auftauchen, denn in der Klinik werden vor allem Standardsituationen geübt und Grundlagen vermittelt.

Eine Untersuchung von Marmann (1994) vergleicht, inwieweit die Prothese nach erfolgreich absolvierter Gangschule in der Klinik und im häuslichen Bereich genutzt wird. Ein kleiner Teil der Patienten gab das Gehen zugunsten der Rollstuhlbenutzung auf. Hauptmotivation war die bequemere Lebensweise. Der Großteil der Befragten nutzt die Prothese und den Rollstuhl. Hier spielt der Wunsch nach Unabhängigkeit und einem aktiven Leben eine große Rolle. In Bezug auf die Gehstrecke zeigte sich auch bei dieser Gruppe im Vergleich zur Klinik ein Leistungsabfall im häuslichen Bereich.

Das Übertragen der in der Rehabilitationsklinik erreichten Mobilität in den eigenen Aktivitätsbereich stellt deshalb eine ganz neue Situation dar. Häufig wird dem Betroffenen erst hier die volle Tragweite der Veränderungen bewusst, sodass problemorientiertes Üben eine große Hilfe darstellt.

Die Mobilität nach der Entlassung aus der Rehabilitation unterscheidet sich bei älteren Beinamputierten erheblich. Eine grobe Einteilung in Rollstuhlfahrer, Amputierte mit einer Prothese für die Unterstützung von Transferleistungen und Amputierte mit geringer oder großer Gehstrecke erleichtert das Abstecken der Therapieziele.

Die Entscheidung, einen amputierten Patienten nicht prothetisch zu versorgen, stellt sich sehr selten und betrifft den massiv multimorbiden alten Menschen. Dieser Patient ist in seiner Mobilität stark eingeschränkt und häufig von fremder Hilfe abhängig. Nicht immer kehren diese Patienten in den häuslichen Bereich zurück, sondern werden in ein Pflegeheim verlegt. Auch werden viele Patienten zu Hause von einem Pflegedienst betreut.

Ziel ist es, dem Patienten ein Stück seiner Eigenständigkeit zurückzugeben. Dazu gehören die Transferleistungen vom Rollstuhl auf den Stuhl oder das Bett und das Fahren mit dem Rollstuhl. Ist das erhaltene Bein belastbar, kann es für Transferleistungen benutzt werden. Der Patient kann hüpfend geringe Gehstrecken absolvieren. Dabei sollte ihm ein sicheres Hilfsmittel zur Verfügung stehen. In diesem Fall eignet sich am ehesten das Gehgestell mit seiner sicheren Standfläche. Im Wohnbereich gibt es die unterschiedlichsten Hindernisse. Der Rollstuhlfahrer muss lernen, diese sicher zu umfahren. Je nach Möglichkeit und Rollstuhlversorgung kann das Rollstuhltraining auch im freien Gelände fortgesetzt werden, um den Aktionsradius des Patienten zu vergrößern. Sind Transferleistungen noch nicht möglich, sollten abhängig von der Belastbarkeit kräftigende Übungen für die Muskulatur eingesetzt werden, um die Voraussetzung für den eigenen Transfer zu schaffen. Ist der Patient gesundheitlich in einem sehr schlechten Zustand, müssen kreislaufvertiefende, atemanregende Übungen zur Pneumonie- und Dekubitusprophylaxe durchgeführt werden. Des Weiteren müssen Kontrakturen vermieden werden. Die Durchblutungssituation des erhaltenen Beins muss ebenfalls beachtet werden, ggf. sollten Umlagerungsübungen nach Ratschow durchgeführt werden.

Auch Patienten mit einer Prothese für die Unterstützung von Transferleistungen sind hinsichtlich ihrer Mobilität stark eingeschränkt. Die Prothese soll für den Amputierten eine Entlastung beim Bewältigen von Transferleistungen darstellen, z.B. wenn das erhaltene Bein Schädigungen des diabetischen Fußes aufweist oder der Patient kardial nicht ausreichend belastbar ist. Der Transfer unter Zuhilfenahme einer Prothese ist durch die Vergrößerung der Standfläche erheblich sicherer zu bewältigen. Besonders der unterschenkelamputierte Patient profitiert davon. Mit fremder Hilfe und Hilfsmitteln kann der Amputierte auch einige Schritte gehen bzw. ein paar Treppenstufen steigen. Ziel ist es, diese Leistungen in der physiotherapeutischen Behandlung zu verbessern. Damit ist er gegenüber dem ausschließlichen Rollstuhlfahrer flexibler und die Hilfestellungen von Dritten sind einfacher zu bewerkstelligen. Trotzdem ist auch dieser Patient den größten Teil des Tages auf den Rollstuhl angewiesen.

Insgesamt kann man davon ausgehen, dass die meisten älteren Patienten, auch die mit guten und sehr guten Gehleistungen einen Rollstuhl benötigen. Denn der Mehraufwand an Energie, den das Gehen mit einer Prothese mit sich bringt, stellt für jeden älteren Menschen eine Belastung dar. Den geringsten Mehraufwand erfordert das Gehen mit der Unterschenkelprothese. Diese Patienten sind nach einer Amputation am besten zu mobilisieren und können in den meisten

Fällen ihren gewohnten Lebensrhythmus wieder aufnehmen. Demgegenüber bedeutet das Gehen mit der Oberschenkelprothese einen erhöhten Mehraufwand und zwingt den Amputierten zu Einschränkungen. Das physiotherapeutische Ziel ist es, die erworbenen Fähigkeiten aus der Rehabilitation in der häuslichen Umgebung auszuprobieren und zu verbessern. Für einen Großteil der Patienten bedeutet der Übergang von der Klinik nach Hause einen Leistungseinschnitt. Gründe dafür sind u.a. der fehlende Therapierhythmus, die fehlende Motivation durch den Vergleich mit anderen Patienten und die Unsicherheit, Erlerntes alleine umzusetzen. Deshalb ist das Üben innerhalb der ambulanten Physiotherapie besonders wichtig, um diesen Leistungsverlust zu überbrücken.

**Literatur**

Baumgartner, R. (1982). Beratung von Beinamputierten. *Rehabilitation, 21*, X–XVI

Baumgartner, R. & Botta, P. (1995). Amputation und Prothesenversorgung der unteren Extremität. Stuttgart: Enke

Dorian, R. (1988). Prothesen und/oder Rollstuhlversorgung des betagten Patienten nach Oberschenkelamputation - Eine Entscheidung im Akutkrankenhaus. *Rehabilitation, 27*, 204–209

Evjenth, O. & Hamberg, J. (1993). *Muscle Stretching in Manual Therapy.* Schweden: Alfta Rehab Forlag

Hedin-Andèn, S. (1994). PNF-Grundverfahren und funktionelles Training: Bank- und Mattentraining, Gangschulung. Stuttgart: Fischer

Huber, F. & Keller, U. (1980). Erfahrungen mit einer Rehabilitationseinheit für geriatrisch Amputierte. *Aktuelle Gerontologie, 10*, 501–507

Huber, F. (1982). Die Rehabilitation des beinamputierten alten Menschen: Erfahrungen mit einer spezialisierten Rehabilitationseinheit. In F. Huber (Hrsg.), *Intervention und Rehabilitation in der Gerontologie*. (S. 97–106). Basel: Schweizerische Gesellschaft für Gerontologie

Huffmann, G. (1976). Die Motorik des alternden Menschen. *Münchner medizinische Wochenschrift, 118*, 1671–1672

Jenny, F. (1950). Über die großen Amputationen an den Extremitäten und die prothetische Versorgung der Amputierten. In A. Hübner (Hrsg.), *Monatsschrift für Unfallheilkunde und Versicherungsmedizin*. (S.162–165). Berlin: Springer

Kaltenborn, F. M. (1992). *Manuelle Mobilisation der Extremitätengelenke*. Oberhausen: Osterkamp

Klein-Vogelbach, S. (1993). *Funktionelle Bewegungslehre.* Berlin: Springer

Krämer, J. (1994). Bandscheibenbedingte Erkrankungen. Stuttgart: Thieme

Lucke, C. & Kleff, G. A. (1988). Über die prothetische Versorgung alter Menschen nach Amputation der unteren Extremität. *Zeitschrift für Gerontologie, 21,* 320–326

Lüttje, D.; Piepenbrink & F. Lucke, C. (1994). Die Therapie sekundär heilender Amputationswunden. *Home care, 2,* 18–20

Marmann, C. (1994). Der geriatrisch Amputierte nach Entlassung aus erfolgreicher Rehabilitation – Eine Untersuchung über ehemalige Patienten der Rehabilitationsklinik „Eifelhöhenklinik" in Nettersheim – Marmagen. *Rehabilitation, 33,* 69–75

Mensch, G.; Kaphingst, W. (1998). Physiotherapie und Prothetik nach Amputation der unteren Extremität. Berlin: Springer

Morgenstern, K. (2000). Die Frühphase der Rehabilitation Beinamputierter – Möglichkeiten und Grenzen aus ärztlicher Sicht. *Vortrag auf dem Weltkongress Orthopädie und Reha-Technik am 31.05.2000 in Leipzig*

Mütze, E. (2001). Objektivierung therapiebedingter Beanspruchungen bei amputierten Patienten mittels kinesiologischem EMG. *Vortrag auf dem Kongress Sensomotorik und Rehabilitation 2001 am 07.09.2001 in Dresden*

Mütze, E. (2000). Die Rehabilitation beinamputierter Patienten mit arteriellen Durchblutungsstörungen. *Krankengymnastik, 49,* 2043–2055

Püschmann, H.; Stangl, T. & Konradt, J. (1979). Die Beinamputation im hohen Lebensalter bei arteriellen Verschlußkrankheiten. *Rehabilitation, 18,* 196–199

Schiffter, R. (1988). „Abnorme" neurologische Befunde bei „gesunden" alten Menschen. *Zeitschrift für Gerontologie, 21,* 122–125

Schmidt, D. (1997). Amputation der unteren Extremität. In D. Schmidt (Hrsg.), *Hilfe bei Handikaps.* (S. 89–92). München: Quintessenz

Stirnemann, P. & Bär, W. (1987). Das Schicksal des Gefäßpatienten nach großer Amputation einer unteren Gliedmaße. *Therapeutische Umschau, 44,* 667–671

van den Berg, F. (1999). Angewandte Physiologie: Das Bindegewebe des Bewegungsapparates. Verstehen und Beeinflussen. Stuttgart: Thieme

Wilde, B. & Baumgartner, R. (2000). *Physiotherapie und Sport nach Beinamputation.* Stuttgart: Thieme

# 6 Trainingstherapie des beinamputierten Patienten

*Elke Mütze*

Die Veränderung biologischer Lebensfunktionen im Alter beeinflussen die Leistungsfähigkeit und die Belastbarkeit. So nimmt die Leistungsfähigkeit des Herzkreislaufsystems um ca. 1% pro Jahr ab. Es kommt zur Verringerung von Kraft und Beweglichkeit. Die Koordinationsfähigkeit und die Schnelligkeit reduzieren sich. Gleichzeitig verändern sich die Steuerungs- und Regulationsvorgänge des Herzkreislaufsystems und der Atmung. Es kommt zu einer Verlangsamung der Regeneration (Völker, 2000). Seidel (1994) beschreibt darüber hinaus eine Verminderung des Myoglobingehalts und der Glykogenmenge in den Zellen, einen Rückgang der Kapillarisierung der quergestreiften Muskulatur und eine Verschlechterung rheologischer Parameter des Blutes. Außerdem kommt es zu einer Reduzierung der Knochendichte.

Diese allgemeinen Parameter variieren individuell sehr stark. So ist in der Praxis immer ein großer Unterschied zwischen Kalenderalter und biologischem Alter festzustellen. Denn gerade leistungsabhängige Fähigkeiten und Belastungen können je nachdem, wie der Aktivitätsgrad des Patienten vor der Operation war, erhalten und kompensiert werden.

Das sporttherapeutische Training stellt grundsätzlich einen Wachstums-, Lern- und Trainingsprozess dar (Froböse, 2000). Die speziellen Ziele für den älteren beinamputierten Patienten liegen in der Steigerung der Kraftausdauer und in der Verbesserung der koordinativen Fähigkeiten.

Das Training der Kraftausdauer wird mit einer Intensität von 30 bis 40% der

Maximalkraft angegeben. Es sollten 15 bis 20 Wiederholungen möglich sein. Um dem älteren Patienten ein sinnvolles Training anzubieten, das ihn nicht überlastet, ist es wichtiger, die einzelnen Übungen mit wenig Gewicht durchzuführen und sie stattdessen mehrmals zu wiederholen. Hollmann und Hettinger (2000) stellten anhand von Untersuchungen fest, dass die größte Steigerung der lokalen aeroben dynamischen Ausdauer bei einem Einsatz von 20 bis 30% der statischen Kraft zu erzielen ist. Sie wiesen darüber hinaus darauf hin, dass dieses Training die lokale aerobe dynamische Ausdauer besser entwickelt als ein Training mit 50% der maximalen Kraft. Untersuchungen von Pampus, Lehnertz und Martin (1989) konnten bestätigen, dass ein Grundkrafttraining im Rahmen eines Muskelaufbautrainings zu optimalen Kraftausdauerwerten führt. Statische Übungen ab ca. 50% der Maximalkraft drosseln die Durchblutung in der arbeitenden Muskulatur vollständig. Dadurch kommt es abhängig von Widerstand und Haltezeit zur Erhöhung des systolischen und diastolischen Blutdrucks. Diese Erhöhung bedeutet für den älteren, vorgeschädigten Patienten ein Risiko und sollte unterbleiben.

Ein weiterer wichtiger Faktor ist das Vermeiden von Pressdruck. Dieser setzt immer dann ein, wenn mehr als 70 bis 80% der individuellen Maximalkraft gefordert werden. Dabei kommt es zum Verschluss der Stimmritze, die beim Ausatmen beanspruchte Muskulatur wird angespannt und die Bauchpresse eingesetzt. Dabei erreicht der Blutdruckanstieg zwei Spitzen, während und nach der Pressaktion (Völker, 2000). Der Patient muss darüber aufgeklärt werden, dies zu vermeiden. Wenn allgemeine Ermüdungszeichen wie Blässe und veränderte Schweißsekretion unterhalb der geforderten Leistung auftreten, sollte das Training je nach Tagesform variiert werden (vgl. 7.2). Es kann hilfreich sein, den Patienten im Atemrhythmus üben zu lassen. Die Bewegung wird dann gegen den Widerstand in der Ausatmung durchgeführt. Die sonst bei älteren Patienten gut einsetzbare Pulsmessung ist für das Krafttraining nicht der richtige Parameter, denn diese Übungen fordern das Herzkreislaufsystem wenig.

Das Hauptziel des Muskelaufbautrainings im Rahmen der medizinischen Trainingstherapie ist die Verbesserung der Rumpf- und Armkraft. Diese ist für den Amputierten in Bezug auf das Stützen beim Transfer und das Gehen mit Hilfsmitteln von Bedeutung. Deshalb spielt das Training der Kraftausdauer eine große Rolle. Der Patient soll diese Fähigkeiten im Alltag nutzen können. Nach einer lan-

## Kapitel 6 — Trainingstherapie des beinamputierten Patienten

gen Phase der Immobilisation muss er ganztags belastbar werden. Trainiert werden alle Muskeln, die für die Stützkraft wichtig sind (siehe Abbildungen 6.1a bis e).

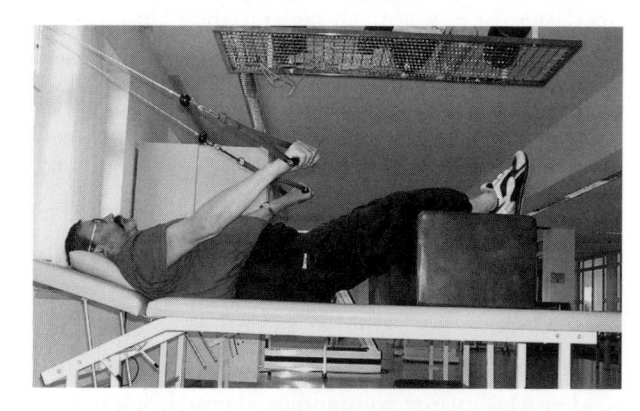

**Abb. 6.1a**
Armübung am Zuggerüst

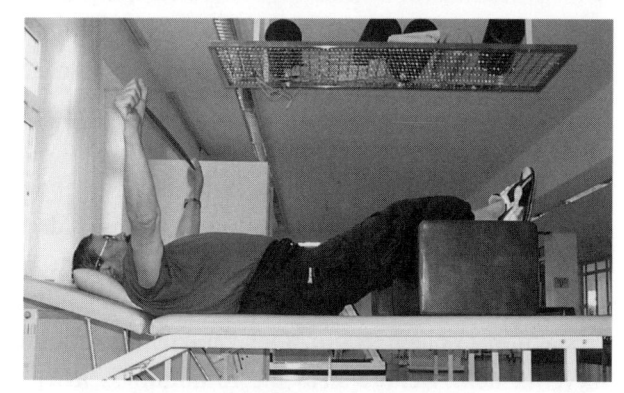

**Abb. 6.1b**
Training mit dem Theraband

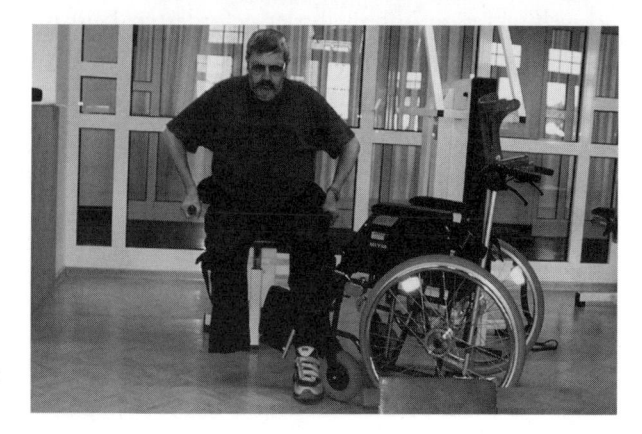

**Abb. 6.1c**
Pull down

Trainingstherapie des beinamputierten Patienten 153

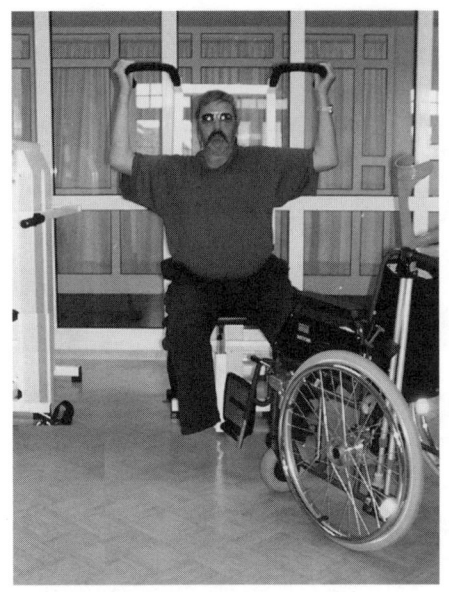

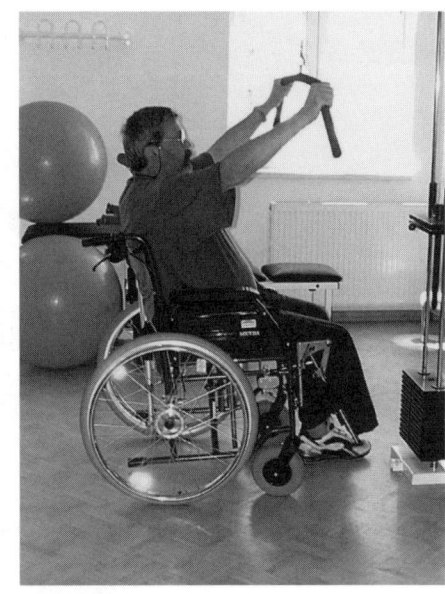

**Abb. 6.1d** Pull up

**Abb. 6.1e** Training am Zuggerät

Außerdem werden natürlich auch Übungen für das erhaltene Bein und den Stumpf in das Programm aufgenommen (siehe Abbildungen 6.2a bis e). Abhängig von der individuellen Belastbarkeit erstellt man für den Patienten ein Programm mit ca. fünf bis acht Übungen. Nach einer Woche kann das Trainingsprogramm gesteigert werden, z.B. durch eine Erhöhung der Wiederholungszahl oder des zu überwindenden Gewichts. Auch können neue Übungen hinzugenommen werden.

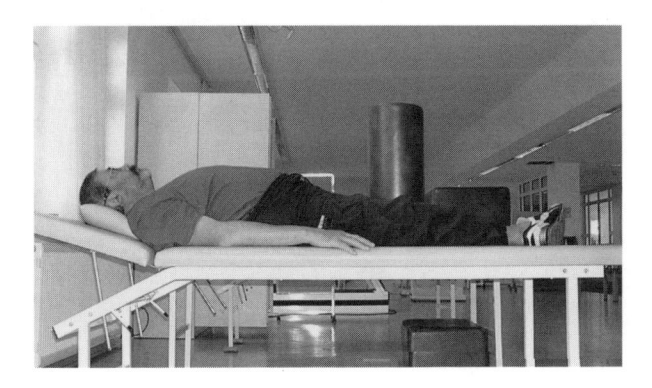

**Abb. 6.2a** Training der Adduktoren mit der Rolle

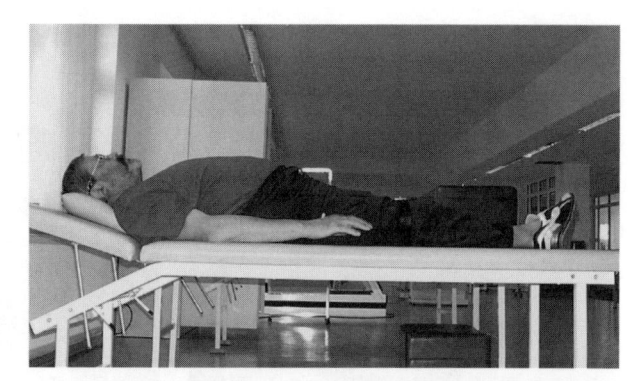

**Kapitel 6** Trainingstherapie des beinamputierten Patienten

**Abb. 6.2b** Training der Abduktoren mit einem Gürtel

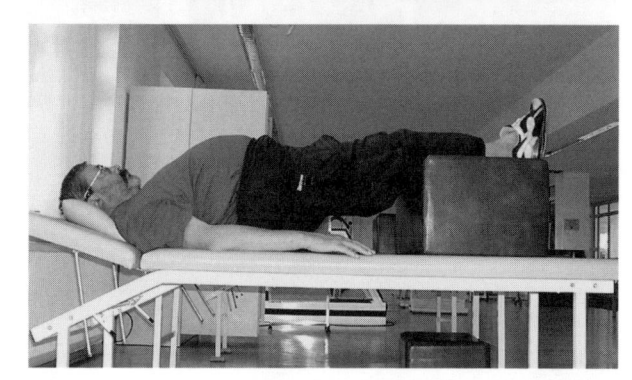

**Abb. 6.2c** Training der Extensoren

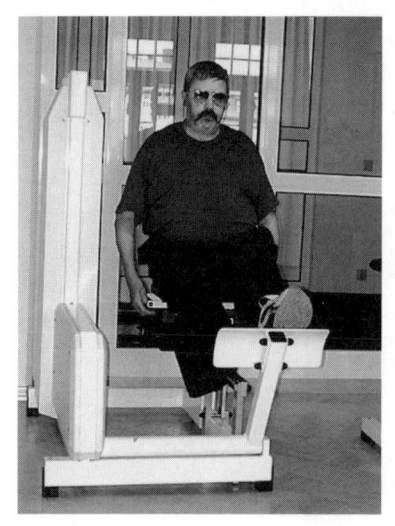

**Abb. 6.2d** Beinpresse einseitig

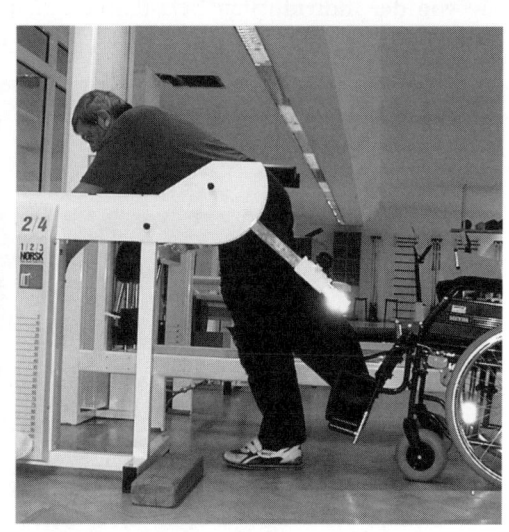

**Abb. 6.2e** Glutaeustrainer

Das Mittel der Wahl für ein Training des Herzkreislaufsystems ist die Handkurbelergometrie. Der Unterschied zur klassischen Fahrradergometrie liegt in der ausdauernden Armarbeit. Es muss zwischen muskulärer und kardialer Ermüdung unterschieden werden. Die Angaben über die Trainingsherzfrequenz werden vom behandelnden Arzt erstellt. Auch hier gilt der Grundsatz, die Belastung für den älteren Menschen niedriger zu dosieren und dafür die Dauer zu steigern. Diesmal ist der Puls der Parameter, der eine valide Aussage über die Belastung des Patienten machen kann. Ausnahmen bilden Arrhythmien. Hier muss wieder auf allgemeine Ermüdungszeichen geachtet werden.

Mobile unterschenkelamputierte Patienten können mit der Prothese das Laufband und das Fahrradergometer probieren.

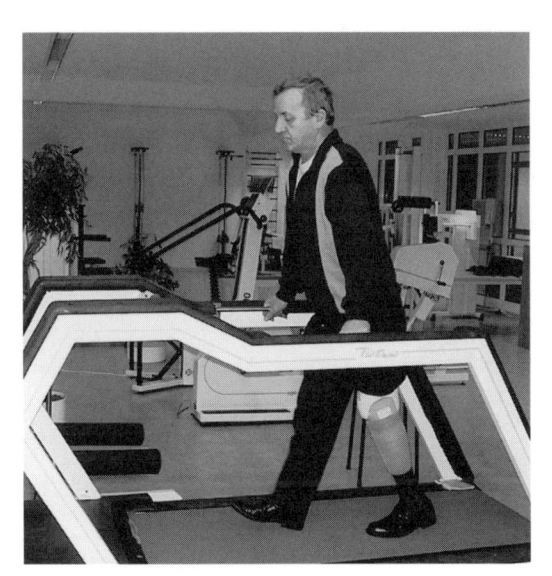

**Abb. 6.3a** Laufbandtraining mit Prothese

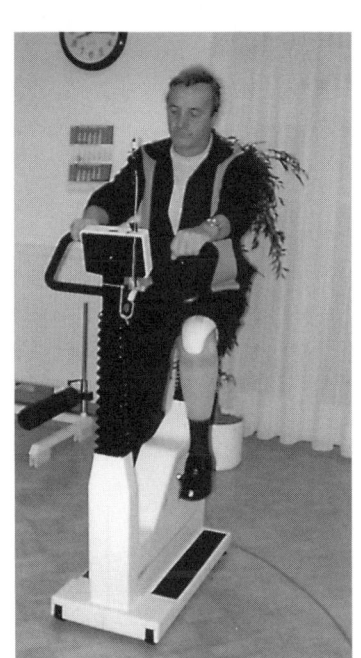

**Abb. 6.3b** Ergometertraining mit Prothese

**Literatur**

Froböse, I. (2000). Leistungs- und Trainingssteuerung. In K. Schüle; G. Huber (Hrsg.), Grundlagen der Sporttherapie. (S. 179–192) München: Urban & Fischer

Hollmann, W., Hettinger, T. (2000). Sportmedizin: Grundlagen für Arbeit, Training und Präventivmedizin

Pampus, B., Lehnertz, K., Martin, D. (1998). Die Wirkung unterschiedlicher Belastungsintensitäten auf die Entwicklung von Maximalkraft und Kraftausdauer. *Leistungssport, 4*, 5–10

Seidel, E. (1994). Besonderheiten der Sporttherapie beim älteren Menschen. In J. Scheibe (Hrsg.), Sport als Therapie. (S. 92–97) Berlin: Ullstein Mosby

Völker, K. (2000). Herz-/Kreislaufbereich (Innere Medizin). In K. Schüle; G. Huber (Hrsg.), Grundlagen der Sporttherapie. (S. 140–145) München: Urban & Fischer

# 7 Häufige Erkrankungen multimorbider Patienten – Symptomatik und therapeutische Konsequenz

*Elke Mütze*

Die Behandlung älterer Menschen stellt hohe Anforderungen an das Behandlungsteam, denn häufig ist der Allgemeinzustand der Patienten stärker eingeschränkt als beim jungen Menschen. Da die Arteriosklerose mit und ohne Diabetes in 80 bis 90% Ursache für die Amputation ist, kann man davon ausgehen, dass weitere Organsysteme von dieser Erkrankung betroffen sind (Kleff, 1988). Außerdem ist mit typischen altersabhängigen Veränderungen des Bewegungssystems zu rechnen. Die therapeutische Konsequenz, die sich daraus ergibt, ist die Einbeziehung dieser Veränderungen in die Behandlung. Das kann bedeuten, bestimmte Behandlungen und Anforderungen zu ändern bzw. zusätzlich zur Amputation therapeutisch auch auf Begleiterkrankungen Einfluss zu nehmen. Gerade das Einschätzen der Belastbarkeit des Patienten hängt in hohem Maß davon ab, denn im Rehabilitationsprozess soll der Patient individuell gefordert und nicht überfordert werden (vgl. 11.3).

## 7.1 Diabetes mellitus

Der Diabetes mellitus als chronische Stoffwechselerkrankung zeichnet sich durch eine Störung des Kohlenhydratstoffwechsels aus (vgl. 2.3). Bei körperlicher Beanspruchung steigt der Glukosebedarf in der Muskulatur. Hier wird das Hormon Insulin wirksam und sorgt für die Bereitstellung der notwendigen Energie. Ist dieser Mechanismus gestört, fehlt die ausreichende Glukoseversorgung. Deshalb müssen Patienten mit Diabetes mellitus das Insulin zuführen. Der Bedarf der Insulinmenge wird anhand des Blutzuckerspiegels bestimmt und vom Arzt der alltäglichen Belastung des Patienten angepasst. Außergewöhnliche Belastungen wie Erkrankungen oder starke physische Beanspruchungen verändern den Glukosebedarf.

### *Hypoglykämie*

Gerade hier liegt das Problem seitens der Nachbehandlung amputierter Diabetiker. In der physiotherapeutischen Behandlung werden dem Patienten größtenteils körperliche Belastungen abverlangt. Dieses Training führt zu einem erhöhten Glukosebedarf der Muskulatur und damit zu einem verändertem Insulinbedarf. Der Blutzuckerspiegel kann infolgedessen sinken. Wird ein kritischer Schwellenwert überschritten, führt dies zu einer Hypoglykämie, einhergehend mit Störungen lebenswichtiger Funktionen bis hin zum Schockzustand.
Maßnahmen:
▷ Belastung dosiert und langsam steigern
▷ Kontrollierende Blutzuckermessung nach ungewöhnlicher Belastung durch den Patienten oder die Krankenschwester
▷ Bei verminderter Nahrungsaufnahme durch Unwohlsein Belastung nicht zu hoch dosieren
▷ Belastung nicht kurz vor der nächsten Mahlzeit durchführen.

Eine hypoglykämische Episode deutet sich durch allgemeine Symptome wie Heißhunger, Zittern, Schweißausbruch, Herzklopfen, Unruhe und Bewusstseinstrübung an. Diese Symptome sollten als Warnzeichen ernst genommen werden. Manche Patienten spüren den Mangelzustand selbst und können sich dadurch sofort helfen. Es gibt aber auch Diabetiker, die den Übergang zur Hypoglykämie nicht bewusst wahrnehmen. Hier muss der Therapeut reagieren.

Maßnahmen:
- ▷ Gabe von Traubenzucker (den jeder Diabetiker immer bei sich tragen sollte)
- ▷ Blutzuckermessung durch den Patienten oder die Krankenschwester
- ▷ Ärztliche Hilfe holen.

### *Hyperglykämie*

Auch ein zu hoher Blutzuckerspiegel kann eine lebensgefährliche Situation darstellen. Erste Anzeichen sind verstärkter Harndrang und Durst, später kommen Symptome wie Schwäche, Müdigkeit und Hypotonie dazu. Dieser Zustand kann im Extremfall zum lebensbedrohlichen diabetischen Koma führen.
Maßnahmen:
- ▷ Blutzuckermessung durch den Patienten oder die Krankenschwester
- ▷ Ärztliche Hilfe holen.

### *Diabetische Polyneuropathie*

Eine Folgeerkrankung des Diabetes ist die Polyneuropathie. Diese äußert sich in sensiblen Empfindungsstörungen (vgl. 2.3). Egal, ob es sich dabei um die ausstrahlenden Beschwerden bei einem akuten Herzinfarkt handelt, oder es zum Auftreten von Verletzungen an den Extremitäten kommt, es kann sein, dass der Patient keine Schmerzen spürt. Das heißt, hier sind Kontrollen seitens des Therapeuten gefragt.
Maßnahmen:
- ▷ Schuhversorgung am erhaltenen Bein auf Blasen und Rötungen kontrollieren
- ▷ Kontrolle der Prothesenpassform vor und nach der Belastung
- ▷ Bei Druckstellen die Belastung vom Arzt erfragen
- ▷ Puls- und Blutdruckmessung beim Auftreten von allgemeinen Ermüdungszeichen wie Blässe (besonders um das Mund-Nasendreieck), starker Schweißausbruch etc.

Bei kleinen Läsionen kann nach Absprache mit dem Arzt die Prothese getragen werden. Allerdings sollte die Gehstrecke stark reduziert werden, und die Kontrolle des Stumpfes nach der Belastung ist unbedingt erforderlich.

### *Der diabetische Fuß*

Das komplexe Bild des diabetischen Fußes (vgl. 2.3) erfordert eine Druckentlastung der betroffenen Bereiche. Liegt der Wundbereich an der Fußsohle, müssen die Patienten für alle Standaktivitäten einen Entlastungsschuh tragen (siehe Abbildung 7.1) oder dürfen zeitweilig den Fuß gar nicht belasten. Die Belastungsdauer ist vom Arzt zu erfragen.

Maßnahmen:
- ▷ Frage nach diabetischen Wundflächen während der physiotherapeutischen Befundaufnahme
- ▷ Kontrolle der Benutzung des Entlastungsschuhs bei Stand- und Transferaktivitäten.

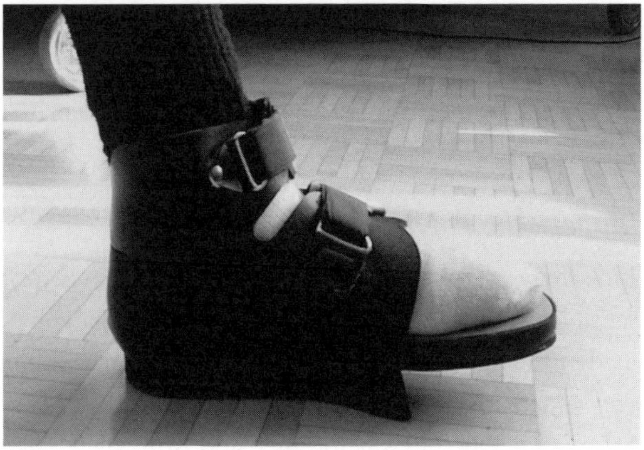

**Abb. 7.1**
Entlastungsschuh

## 7.2 Erkrankungen des Herz-/Kreislaufsystems

### Koronare Herzkrankheit

Dabei handelt es sich um eine Verengung der Herzkranzgefäße. Das heißt, hinter der verengten Stelle kommt es zu einem Sauerstoffmangel am Herzmuskel. Der Sauerstoffbedarf richtet sich nach der physischen und psychischen Belastung. Kommt es zu einer hohen Beanspruchung, z.B. durch eine ungewohnte Übungssituation oder die Erhöhung der Übungsintensität, wird der Herzmuskel nicht mehr ausreichend versorgt. Infolgedessen kann es zu einem Angina-pectoris-Anfall kommen. Dieser äußert sich durch plötzliche, krampfartige Schmerzen im Bereich des Rumpfes. Die Schmerzen können auch in den Arm ausstrahlen.

## 7.2 Erkrankungen des Herz-/Kreislaufsystems

Maßnahmen:
▷ Als Soforthilfe Gabe eines Nitroglyzerinpräparats in Spray- oder Tablettenform, (diese Medikation muss der Patient während der Therapie immer mit sich führen)
▷ Bequeme Lagerung des Patienten
▷ Beengende Kleidung ausziehen
▷ Beruhigend mit dem Patienten sprechen
▷ Test der Lebensfunktionen wie Puls und Blutdruckmessung
▷ Arzt holen.

### *Herzinfarkt*

Als Folge der koronaren Herzkrankheit kann es bei Belastung zu einem akuten Verschluss von Herzkranzgefäßen kommen. Die auftretenden Beschwerden sind mit denen der Angina pectoris identisch und können bis zur Bewusstlosigkeit führen. Sie lassen sich nicht durch die Gabe von Nitroglyzerinpräparaten lindern. In diesem Fall muss sofort der Notarzt gerufen werden.

Maßnahmen bis zum Eintreffen des Arztes:
▷ Bequeme Lagerung des Patienten
▷ Beengende Kleidung ausziehen
▷ Beruhigend mit dem Patienten sprechen
▷ Test der Lebensfunktionen wie Puls und Blutdruckmessung
▷ Arzt holen
▷ Bei Bedarf Herzdruckmassage und Beatmung.

### *Die periphere arterielle Verschlusskrankheit*

Bei dieser Erkrankung kommt es zu einem Sauerstoffmangel in der Peripherie (vgl. 2.2.1). Dieser äußert sich an der unteren Extremität mit dem Auftreten von Wadenschmerzen am erhaltenen Bein bei Stand- und Transferaktivitäten.

Maßnahmen:
▷ Ratschow-Test
▷ Durchführung der Umlagerungsübungen nach Ratschow
▷ Dehnung der Beinmuskulatur
▷ Aufklärung des Patienten (unter der Schmerzgrenze belasten, keine engen Socken tragen, Unterkühlung des Fußes vermeiden etc.).

*Störungen des venösen Rückflusses*

Maßnahmen:
▷ Hochlagerung der betroffenen Bereiche
▷ Durchführung von intermittierenden Spannungsübungen.

## 7.3 Sekundäre Wundheilungsstörungen

Als Folge des Diabetes und der arteriellen Durchblutungsstörung kann sich die Wundheilung verzögern (vgl. Kapitel 2.3). Das heißt, der Patient ist über einen langen Zeitraum im Rollstuhl immobilisiert.

Maßnahmen:
▷ Kontrakturprophylaxe und -behandlung
▷ Durchführung ganganbahnender Übungen auf der Therapieliege
▷ Zu frühe Prothesenbelastung vermeiden.

## 7.4 Neurologische Begleiterkrankungen

*Schlaganfall*

Maßnahmen:
▷ Spezifische Befundaufnahme der betroffenen Seite
▷ Ärztliche Beurteilung der physischen und psychischen Situation bei Planung der Prothesenversorgung
▷ Spezifische Beübung zur Bahnung physiologischer Bewegungsmuster (Anwendung von Methoden auf neurophysiologischer Grundlage).

*Zerebrale Veränderungen*

Häufig weisen ältere Patienten Einschränkungen der Merkfähigkeit, der Konzentration und der Koordination von Bewegungsmustern (vgl. Kapitel 11) auf.

Maßnahmen:
▷ Vereinfachung der Übungsprogramme, mehrfaches Wiederholen einzelner Bewegungen

## 7.4 Neurologische Begleiterkrankungen

▷ Hauptaugenmerk auf das selbstständige Prothesenhandling legen, evtl. Abfolge schriftlich und bildlich mitgeben
▷ Beim Gehen mehr Wert auf die Sicherheit als auf die Bewegungsausführung legen
▷ Angehörige einbeziehen.

**Literatur**

Kleff, G.A. (1988). Rehabilitation nach Amputation eines Beines beim alten Menschen. In K.-A. Jochheim (Hrsg.), Alte Menschen mit Behinderungen – behinderte Menschen im Alter. (S. 173–177). Heidelberg: Deutsche Vereinigung für die Rehabilitation Behinderter

# 8 Orthopädietechnische Versorgungsmöglichkeiten

*Daniel Hermann*

In den letzten Jahren sind viele Fachbücher über die prothetische Versorgung der unteren Extremität erschienen. Diese behandeln das Thema sehr ausführlich und übersichtlich. Die speziellen Versorgungsmöglichkeiten bei geriatrischen Patienten wurden jedoch nicht erschöpfend dargestellt. Diese stellen aber den Großteil unseres Versorgungsklientels dar, oftmals sogar mehr als 70% bei den neu amputierten Patienten.

Die Versorgung älterer Menschen mit Prothesen stellt eine große Herausforderung für den Orthopädietechniker dar, denn er muss sowohl Funktionalität, Gewicht, Kosmetik und – als wichtigstes Kriterium – das selbstständige Handling mit dem Kunstbein in der Prothesenkonfiguration vereinen.

## 8.1 Grundlagen der Prothesenversorgung

Es hat sich gezeigt, dass die optimale Versorgung älterer Beinamputierter am besten in einem Versorgungsteam zu realisieren ist, das dem betroffenen Patienten mindestens zwei- bis dreimal in der Woche zur Verfügung steht, um mit ihm gemeinsam die Probleme, die in der Gebrauchsschulung mit seiner Prothese auftreten, zu besprechen und optimale Lösungen zu finden. Die Voraussetzung für die Prothesenerstversorgung ist generell die durch den betreuenden Arzt, den Orthopädietechniker und den behandelnden Krankengymnasten festzustellende

Prothesenfähigkeit des Amputierten. Unter Prothesenfähigkeit verstehen Orthopädietechniker folgende drei Punkte:
▷ Vollständiger Abschluss der Wundheilung
▷ Ausreichende und effiziente Ödemprophylaxe
▷ Erfolgreiche Kontrakturprophylaxe im Knie- und Hüftgelenk der betroffenen und gegebenenfalls der kontralateralen Seite.

Eine Mobilisierung mittels pneumatischer Aufstehhilfen, die Kräftigung der oberen Extremität sowie die intensive Schulung des Betroffenen und seiner Angehörigen gehören ebenso zur Prothesenfähigkeit wie die kognitive Umsetzung der zu bewältigenden Prothesentechniken und Anziehvarianten. Das Versorgungsteam muss diese gegebenen oder nicht vorhandenen Fähigkeiten frühzeitig erkennen und dementsprechend die vorläufige Prothesenkonfiguration für den Amputierten festlegen.

Eine frühzeitige Einbeziehung des Kostenträgers in den Versorgungsvorgang hat sich bewährt und sollte unter dem Aspekt einer zügigen und kostenbewussten Versorgung des älteren Beinamputierten nicht unbeachtet bleiben.

## 8.2 Erstversorgungsprothese

Versuche, Patienten unmittelbar nach der Amputation mit einer Prothese zu versorgen, gab es schon in der Vergangenheit. Durch das Anmodellieren eines Gipsschaftes an den mit Drainagen und Verbänden versorgten Beinstumpf und die Adaption von Modularpassteilen (Verbindungsrohr und Kunstfuß) an diesen Gipsschaft sollte eine sofortige Belastung des Stumpfes ermöglicht werden. Diese Sofortversorgungen scheiterten aber meistens am nur mangelhaft auszuführenden Wundmanagement und den starken Wundschmerzen der frisch amputierten Patienten. Auch die unzureichende Möglichkeit, auf Volumensschwankungen zu reagieren, zeigten die mangelhafte Praktikabilität der Sofortversorgung. Heute gibt es erneute Versuche auf diesem Gebiet. Die Realität zeigt jedoch, dass eine Prothesenversorgung vor Abschluss der Wundheilung als äußerst kritisch zu betrachten ist. Vor allem bei Patienten mit sekundären Wundheilungsstörungen (aufgrund einer pAVK bzw. eines Diabetes mellitus) ist von einer zu frühzeitigen prothetischen Versorgung generell abzuraten. Auch kann aus der heutigen Er-

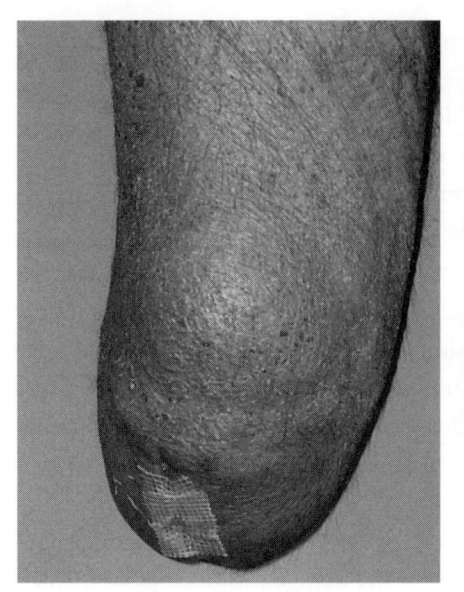

# Kapitel 8   Orthopädietechnische Versorgungsmöglichkeiten

**Abb. 8.1a** Unterschenkelamputation mit typischen Problemstellen bei Sekundärheilung (frontal)

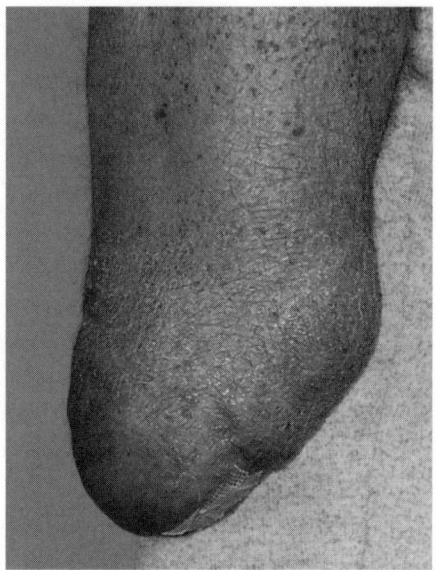

**Abb. 8.1b** Unterschenkelamputation mit typischen Problemstellen bei Sekundärheilung (sagittal)

kenntnis heraus kein **definitiver** Zeitplan festgelegt werden, in dem die Erstversorgung erfolgen soll (siehe Abbildung 8.1a und b).

An erster Stelle steht immer die Prothesenfähigkeit des Stumpfes in Kombination mit dem Allgemeinzustand des Betroffenen (siehe Abbildung 8.2).

Unsere Erfahrungen zeigen, dass ca. vier bis sechs Wochen postoperativ mit der Anfertigung der Erstversorgungsprothese begonnen werden kann. Wenn die Wundsituation es zulässt, sollen im Zeitraum zwischen Amputation und Erstversorgung postoperative Aufstehhilfen genutzt werden, um den Patienten schon frühzeitig zu mobilisieren und zu motivieren. Die Erstversorgung mit einer Prothese erfolgt immer durch eine exakte Maßnahme an der betroffenen Extremität. Die korrekte Abnahme der wichtigen, individuellen Körpermaße (siehe Tabelle 8.1) gehören ebenso dazu wie eine ausführliche Palpation anatomisch auffälliger und bekannter Knochenvorsprünge sowie deren Markierung auf den Weichteilen.

Danach erfolgt generell eine Gipsnegativabnahme des zu versorgenden Stumpfes. Nach der Herstellung dieses Gipsnegativs wird unter Beachtung der Weich-

## 8.2 Erstversorgungsprothese

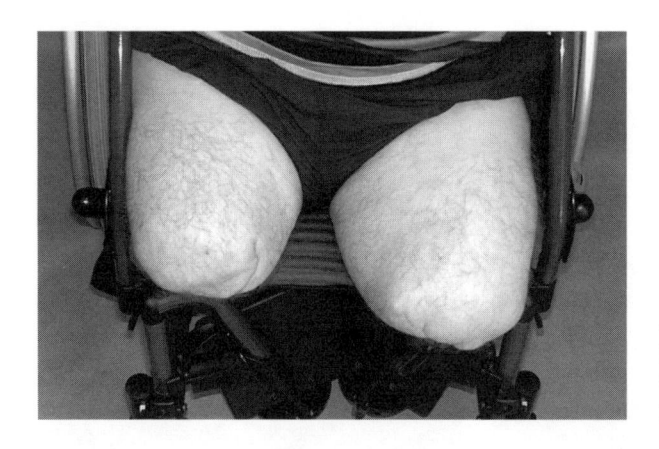

**Abb. 8.2** Beidseitige Oberschenkelamputation mit optimaler Wundheilung nach pAVK

teilsituation und der Stumpfumfänge ein Gipspositivmodell des Amputationsstumpfes erstellt. Über dieses nun entstandene Gipsmodell wird ein individueller Prothesenschaft gefertigt. Die benötigten Prothesenpassteile (Kunstfuß, Verbindungsadapter) und der gefertigte Prothesenschaft werden unter Beachtung der am kontralateralen Bein abgenommenen Körpermaße zur Anprobe am Patienten vorbereitet.

Halbfertigfabrikate (siehe Abbildung 8.3), so wie sie heute sehr oft dem Orthopädietechniker angeboten werden, haben sich in der Versorgung geriatrischer Patienten nicht bewährt. Bei diesen Produkten ist die individuelle Gestaltung der Stumpfbettung ungenügend und oftmals fehlt auch eine unbedingt notwendige gute Abpolsterung des Amputationsstumpfes durch einen geeigneten Soft Socket. Diese Polsterung ist für den optimalen Gebrauch der prothetischen Ver-

**Tabelle 8.1** Wichtige individuelle Körpermaße für die Prothesenerstversorgung

Knie-Fersen-Maß
Beinlänge vom Tuber ossis ischii zur Ferse
Exakte Fußlänge
Absatzhöhe des Schuhs
Umfangmaße des vorhandenen Stumpfes
Maßnahme der kontralateralen Seite

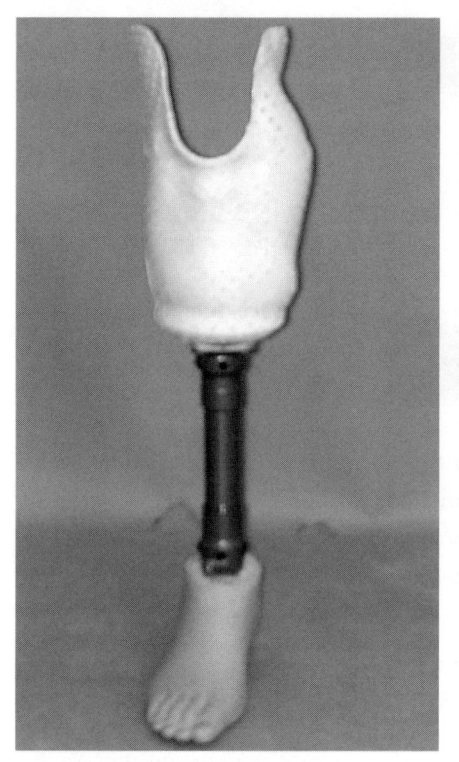

**Kapitel 8**  Orthopädietechnische Versorgungsmöglichkeiten

**Abb. 8.3** Halbfertigfabrikat zur Unterschenkelprothesensofortversorgung

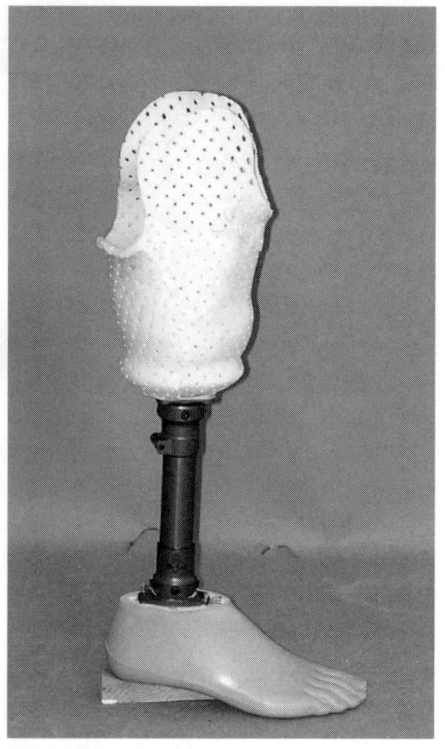

**Abb. 8.4** Halmstadter Sofortversorgungsprothese

sorgung unabdingbar. Ebenfalls muss eine exakte Einbettung der knöchernen Bestandteile des Stumpfes gewährleistet werden. Die Praxis zeigt gerade in Bezug auf diesen wichtigsten Bestandteil einer optimalen Stumpfbettung oftmals ungenügende Produkte, die keinesfalls eine ordentliche Stumpfbildung ermöglichen (siehe Abbildung 8.4).

Die Formung und Gestaltung des Stumpfes ist eine wichtige Aufgabe der Erstversorgungsprothese und beeinflusst den weiteren Lernprozess des Betroffenen im Gebrauch mit seinem Kunstbein entscheidend. Patienten, die in dieser Erstversorgungsphase Rückschläge und Enttäuschungen erleben, werden während der weiteren Mobilisierung und Gangschulung eine bedeutend geringere Motivation zeigen als Patienten, die erfolgreich ihre ersten Schritte mit einer gut und anatomisch korrekt angepassten Prothese absolvieren. Deshalb muss der Orthopädietechniker nicht nur seine handwerklichen Fähigkeiten unter Beweis stellen, sondern den Betroffenen auch schulen und in den exakten Gebrauch seines „neuen Beins" einweisen sowie ihn über mögliche auftretende Probleme im Umgang mit der Prothese aufklären.

Eine intensive Beratung des Amputierten im Vorfeld der prothetischen Versorgung und ein Abstecken des möglichen realistischen Rehabilitationsziels für den Betroffenen gehören ebenfalls zu den Aufgaben des Orthopädietechnikers bei der Erstversorgung eines Amputierten.

Der entscheidende Punkt bei der Erstversorgung eines Amputierten mit einer Prothese ist die Auswahl der für den Betroffenen optimalen Prothesenbauteile. Die Konfiguration der Prothesenpassteile gehört zu den anspruchsvollsten Aufgaben des Orthopädietechnikers bei der Vorbereitung der Versorgung. Unter Berücksichtigung der allgemeinen Entwicklung im Gesundheitsbereich tragen auch die Orthopädietechniker ein großes Maß an Verantwortung für die Kosten einer Prothesenversorgung. Es macht keinen Sinn, geriatrische Patienten mit den kompliziertesten und anspruchvollsten Prothesenbauteilen zu versorgen, wenn der Amputierte diese Bauteile dann in ihrer Technologie nicht nutzen kann und im Extremfall sogar den Gebrauch seiner Prothesenversorgung ablehnt. Eine Prothese, die aus diesen Gründen im Kleiderschrank verstaubt, ist unnötig angefertigt worden und stellt eine finanzielle Belastung des Versorgungssystems dar. Ein entscheidender Punkt zur Kostensenkung besteht in der Möglichkeit der Orthopädietechnik, Passteile so auszuwählen, dass diese auch bei einer notwendigen Neuanfertigung eines Prothesenschafts, z.B. durch eine Ödemreduktion und Stumpfausformung oder einer Stumpfvolumenzunahme, bei der Definitivversorgung eingesetzt werden können. Voraussetzung dafür ist aber eine unveränderte Situation bei den patientenbezogenen Konfigurationsparametern.

Was aber sind patientenbezogene Parameter?

An erster Stelle stehen Werte wie Körpergröße und Gewicht des Patienten. Wichtige Parameter für die Konfiguration sind auch Aktivitätsgrad und kognitive Fähigkeiten des Betroffenen sowie selbstständiger Transfer, Gehen an Unterarmstützen und eigenständiges Bewältigen der häuslichen und allgemeinen Alltagssituation.

Weitere entscheidende Voraussetzungen sind eventuell vorhandene Kontrakturen an Hüft- und Kniegelenk, Einschränkungen im Gebrauch der oberen Extremität, fortgeschrittene Herz-Kreislauferkrankungen sowie eventuelle pulmonale Erkrankungen.

Die Komplexität dieser möglichen Probleme verdeutlicht die Verantwortung des Orthopädietechnikers bei der Auswahl des passenden Prothesensystems für den Amputierten. Die Zeiten des ausschließlichen „Handwerkens" sind schon lange vorbei. Im Lauf der Entwicklung der Orthopädietechnik hat sich der Orthopädietechniker vom Erfüllungsgehilfen des Arztes zum Berater, Psychologen, Krankengymnasten aber vor allem zu einer wichtigen Vertrauensperson des Amputierten entwickelt. Dieses in uns gesetzte Vertrauen sollten wir angemessen würdigen und besonders bei der Erstversorgung nicht verspielen.

## 8.3 Prothetische Versorgung nach Unterschenkelamputation

Die Versorgung von geriatrischen Amputierten mit Prothesen unterscheidet sich in entscheidenden Details von der Prothesenversorgung nach Traumen, Osteosarkomen oder angeborenen Fehlbildungen. Sehr oft haben wir es hier mit Sekundärheilungsvorgängen und den damit in Zusammenhang stehenden Wundheilungsstörungen und anderen Komplikationen zu tun (siehe Abbildung 8.5). Diese Störungen bedürfen einer besonderen Beachtung durch den Orthopädietechniker. Belastungszonen, die für die Prothesenversorgung bei Unterschenkelamputation benötigt werden, können oftmals nicht mit in die Lastaufnahme einbezogen werden und müssen daher entsprechend entlastet und geschont werden.

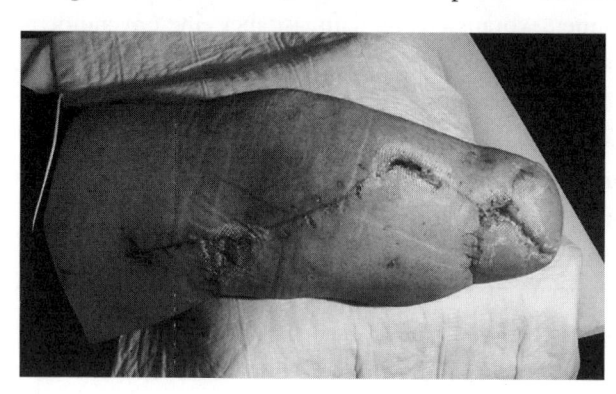

**Abb. 8.5** Sekundäre Wundheilungsstörungen

## 8.3 Prothetische Versorgung nach Unterschenkelamputation

Die Erfahrung zeigt, dass Patienten mit Amputation nach peripheren arteriellen Verschlusskrankheiten in Kombination mit Diabetes mellitus zumindest bei der Erstversorgung keine Silikon- oder Gellinersysteme verwenden sollten.

Diese Systeme werden wie eine zweite Haut über den Amputationsstumpf gestreift und schließen diesen komplett luftdicht ab. Durch ihre Materialeigenschaften entsteht eine extrem große Adhäsionskraft zwischen dem Linersystem und der Haut des Stumpfes (siehe Abbildung 8.6).

Der Liner stellt somit eine unlösbare Verbindung zwischen Stumpf und Prothese dar und verführt den Orthopädietechniker schnell zu dem Glauben, in diesen Systemen die ideale Versorgungsmöglichkeit für alle Patienten gefunden zu haben.

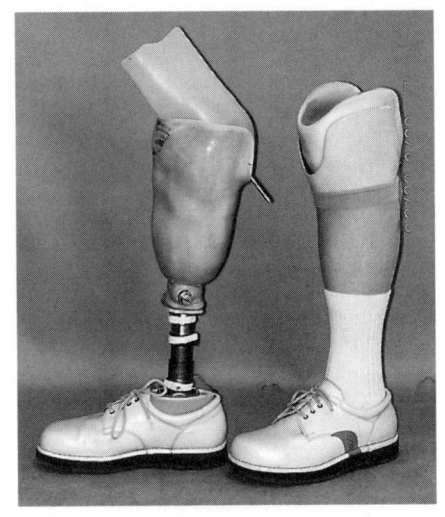

**Abb. 8.6** Doppelseitige Unterschenkelprothesenversorgung nach pAVK (rechts Unterschenkelinterimsprothese ohne kosmetische Verkleidung, links Unterschenkeldefinitivversorgung mit Soft Socket und Schaumkosmetik)

Bei der Verwendung dieser Linersysteme entsteht jedoch ein entscheidender, unvorteilhafter Nebeneffekt. Durch den sehr intensiven Hautkontakt kommt es in den ersten Wochen zu einer vermehrten Schweißabsonderung im betroffenen Hautbereich. Diese Absonderung reguliert der Körper erfahrungsgemäß nach ca. drei bis vier Wochen. Amputierte mit sekundärer Wundheilung, die bei noch nicht abgeschlossener Wundheilung mit einem Linersystem versorgt werden, reagieren aber in der Vielzahl der Versorgungsfälle auf diese Schweißabsonderungen mit einer Verschlechterung der Wundsituation. Durch eine vermehrte Schweißsekretion schwimmen die Patienten sozusagen wie im „eigenen Saft". Durch diese Situation können Infektionen im distalen Stumpfbereich provoziert werden. Meistens sind die Ursachen dieser Infektionen nicht in einer allergischen Reaktion der Haut zu suchen, sondern in einem mangelhaften Handling des Silikon- oder Gellinersystems. Oft lassen sich unzureichende Stumpf- und Prothesenhygiene als Ursache ausmachen. Ein exaktes Anlegen des Liners ist in diesen Fällen meist nicht gewährleistet und stellt damit eine Kontraindikation zur Versorgung mit einem solchen System dar. Aufgrund der auftretenden Polyneuropathien spüren die Patienten ihre schlecht sitzenden Linersysteme nicht und erkennen diese Situation aufgrund von Sehstörungen nicht. Als Folge kann eine Nachoperation notwendig werden, da möglicherweise eine chronische Entzündung des distalen Stumpfbereichs entsteht. Die Praxis hat gezeigt, dass aufgrund der sekundären Wundheilung das Narbengewebe des Unterschenkelstumpfes besonders sensibel und behutsam zu behandeln ist.

Wochen- oder sogar monatelange Wundheilungsprozesse können durch das falsche Verwenden eines Linersystems innerhalb von Minuten zunichte gemacht werden.

Unser Fazit aus all diesen Erfahrungen bei der Versorgung besteht darin, den Patienten komplex zu betrachten und diese Art der prothetischen Versorgung individuell zu prüfen. Unterschenkelamputierte versorgen wir mit einer Bettung des Stumpfes im Weichwandschaft (= Soft Socket), der durch eine mediale supra-

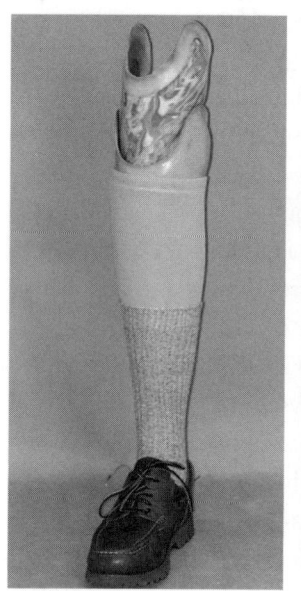

**Abb. 8.7a** Unterschenkelprothese mit Softsocket

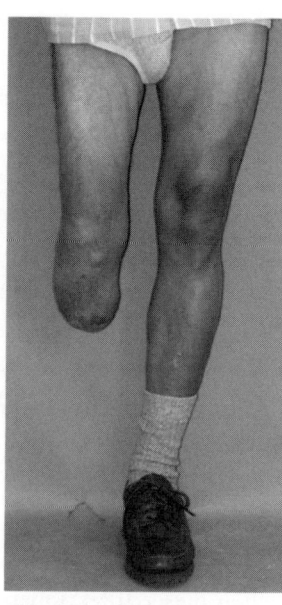

**Abb. 8.7b** Patient nach Unterschenkelamputation mit abgeschlossener Wundheilung

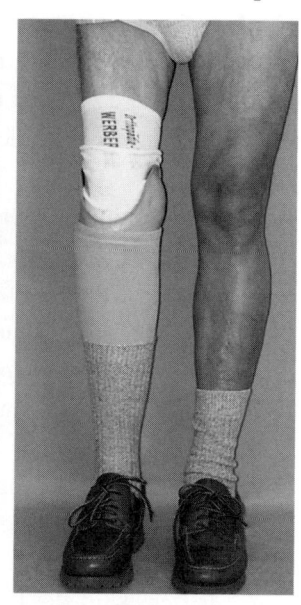

**Abb. 8.7c** Patient mit Unterschenkeldefinitivprothese

## 8.3 Prothetische Versorgung nach Unterschenkelamputation

kondyläre Verriegelung im Soft Socket die Befestigung der Unterschenkelprothese am Stumpf gewährleistet. Dem Patienten ist damit ein aktives Gehen und Stehen mit seiner Prothese garantiert (siehe Abbildungen 8.7a bis c).

Durch eine Gipsnegativabnahme am Stumpf wird eine exakte Formabnahme realisiert. Diese ermöglicht nach der Fertigung des dadurch entstehenden Gipspositivs an diesem nunmehr vorhandenen Gipsstumpfmodell eine Modellierung der für den Betroffenen idealen Zweckform zur Übernahme seiner Körperlast im Prothesenschaft. Zur Gestaltung dieser Form dient der Gochtsche Handgriff. Dieser bildet während der Gipsmodellabnahme eine ungefähre Dreiecksform, wobei medial unterhalb des Tibiakopfes und lateral der Tibia Belastungsflächen anmodelliert werden und im dorsalen Stumpfbereich ein flächiger Gegenhalt fixiert wird. Während des Aushärtungsprozesses des Gipsnegativs ist eine Anmodellierung des Bereichs zwischen distaler Patellaspitze und Tuberositas tibiae besonders wichtig. Das Ligamentum patellae, das an dieser Stelle seinen Ansatz hat, verträgt aufgrund seiner anatomischen Eigenschaft diese spezielle Lastaufnahme besonders gut, weshalb es für die Lastaufnahme optimal genutzt werden kann. Die Stabilisierung und Kräftigung des M. rectus femoris ist von besonderer Bedeutung, da er einen erheblichen Beitrag zur aktiven Sicherung des Kniegelenks in der Unterschenkelprothese leistet. Entscheidend für den Erfolg der prothetischen Versorgung ist die Beachtung knöcherner Vorsprünge und deren Palpation und Markierung vor der Gipsmodellabnahme. Besonders Caput fibulae, Tuberositas tibiae und das distale Ende der Tibia vertragen absolut keinen dauerhaften Belastungsdruck durch die Unterschenkelprothese. Sie müssen deshalb schon während der Gipsnegativabnahme markiert und entlastet werden. Halbfertigfabrikate, wie sie oft von der Industrie angeboten werden, haben sich hier als untauglich für die Versorgung älterer Beinamputierter erwiesen und sollten daher gemieden werden.

Nach Fertigstellung und Modellierung des Gipspositivs auf die entsprechend notwendige Volumenreduktion wird ein Soft Socket hergestellt, der die Weichteile des transtibialen Stumpfes ausreichend komprimiert und die o.g. knöchernen Vorsprünge entlastet. Soft Sockets bestehen aus geschlossen porigen, geschäumten Polyurethanen. Eine optimale Reinigung und Desinfektion des Weichwandschaftes ist dadurch möglich. Über diesen Soft Socket wird im zweiten Arbeitsschritt ein Prothesenschaft gefertigt, der in seinen Materialeigenschaften auf die persönlichen Körpermaße und die zu erwartenden Nutzungsparameter abgestimmt ist. Heute ist dabei hauptsächlich das Unterdruckgießharzverfahren gebräuchlich. Dieser nun entstandene Prothesenschaft bildet die Grundlage für den weiteren Aufbau des Unterschenkelkunstbeins (UKB). In Kombination mit den für den Amputierten vom Orthopädietechniker konfigurierten Prothesenpassteilen wie Kunstfuß und den Verbindungselementen (Rohradapter und Schraubadapter) entsteht nun die Unterschenkelprothese. Diese industriell hergestellten Bauteile werden jetzt nach den vorhandenen körperlichen Gegebenheiten und anatomischen Besonderheiten des Betroffenen (Valgus, Varus, Genu recurvatum) zusammengebaut, justiert und auf das anatomisch korrekte Knie-Boden-Maß abgelängt.

Eine ausgiebige und gewissenhafte Anprobe der Unterschenkelprothese am Patienten zeigt eventuelle Passprobleme und Aufbaufehler des Unterschenkelkunstbeins. Jeder Betroffene zeigt spezielle anatomische Besonderheiten, die nur in einer individuellen, auf den Betroffenen angepassten Prothese verwirklicht werden können. Es ist daher nicht möglich, eine fertige Unterschenkelprothese aus dem Schrank zu nehmen und dem Patienten anzulegen.

Innerhalb der ersten drei bis sechs Monate kommt es an der amputierten Extremität zu vermehrten Volumenschwankungen. Daher muss vom Orthopädietechniker ständig nachgebessert und korrigiert werden. Da der amputierte Stumpf in ca. 90% der Fälle an Volumen abnimmt und nur in ca. 10% zunimmt, ist es für den Orthopädietechniker relativ unkompliziert, diese Volumenveränderungen nachzupassen und den Weichwandschaft durch Einkleben von Polstermaterial zu verengen. Dieser Prozess kann sich innerhalb der ersten Monate in kurzen Zeiträumen wiederholen. Dies gehört zum ganz normalen Versorgungsablauf.

Problematischer gestaltet sich die Lage bei Stumpfvolumenzunahmen. Stellen wir im Vorfeld der prothetischen Versorgung im Gespräch mit dem Patienten eine erhebliche Gewichtsabnahme durch seinen vorhergehenden Leidensweg fest, so gibt es die Möglichkeit, den Soft Socket in einer Sandwichbauweise anzufertigen, um bei vorauszusehender Stumpfvolumenzunahme einen Teil dieses Soft Sockets zu entfernen und den nunmehr vergrößerten Weichwandschaft an die veränderten Volumenverhältnisse anzupassen.

Die Schulung des Betroffenen im Erkennen von Stumpfveränderungen, ein Vertrautmachen im Umgang mit solchen Volumenschwankungen und die entsprechende Reaktion durch den Patienten sind ein erheblicher Bestandteil unseres Versorgungsauftrages. Nur die selbstständige Einschätzung der Passform der Prothese durch den Amputierten selbst, einen betreuenden Angehörigen oder das geschulte Pflegepersonal gewährleistet den optimalen Sitz der Prothese und die Vermeidung von Druckulzera und Einschränkungen im Tragekomfort des Unterschenkelkunstbeins. Die Umsetzung dieser Voraussetzungen ist im Alltag jedoch recht kompliziert und häufig noch zu verbessern. Abhilfe schaffen nur schriftliche Beschreibungen und Gebrauchsanweisungen, die jede nach DIN ISO 9001ff. zertifizierte orthopädietechnische Werkstatt erstellen muss. Dem Amputierten müssen diese zusammen mit seiner Prothese ausgehändigt werden.

## 8.4 Prothesen nach Knieexartikulation

Bis vor wenigen Jahren wurde die transfemorale Oberschenkelamputation als die nächsthöhere Amputationsebene betrachtet. Glücklicherweise hat sich diesbezüglich in den letzten Jahren eine andere Erkenntnis durchgesetzt. Wenn sich aufgrund der Diagnose und der Grunderkrankung aus ärztlicher Sicht keinerlei Möglichkeiten mehr ergeben, das Kniegelenk zu erhalten und die Situation es erlaubt, so sollte in jedem Fall eine Knieexartikulation einer Oberschenkelamputation vorgezogen werden.

Durch die Unversehrtheit des Femurs und die Abnahme des Unterschenkels im Kniegelenk bleibt dem Amputierten nach erfolgter Wundheilung die volle Endbelastbarkeit des Stumpfes erhalten. Diesen Vorteil finden wir sonst nur im Bereich der Fußamputationen (siehe Abbildung 8.8).

Des Weiteren ist die lange Hebelwirkung des kompletten Ober-

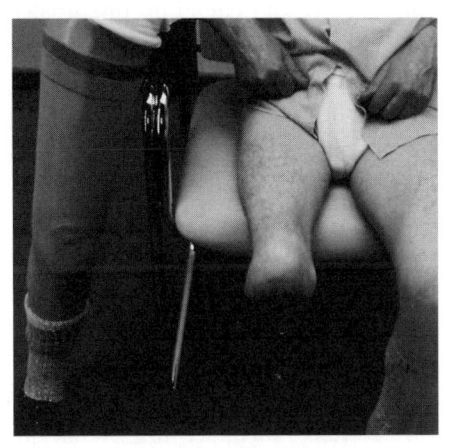

**Abb. 8.8** Knieexartikulations-Stumpf (Abbildung aus dem Prothesenkompendium der Otto Bock HealthCare GmbH, mit freundlicher Genehmigung der Firma)

schenkels von großem Nutzen. Die Führung der Knieexartikulationsprothese durch den Stumpf ist somit besser gewährleistet. Viele Jahre war das Argument gegen die Exartikulation, dass die technologische Durchführung der Prothesenversorgung sehr kompliziert ist und der kosmetische Anspruch in einer solchen Versorgung nicht zu realisieren wäre.

Diese Argumentation ist durch den heutigen Stand der Technik widerlegt. An der Ausführung einer Prothesenversorgung darf heutzutage keine Knieexartikulation mehr scheitern.

Grundlage für die Prothesenanfertigung stellt auch hier wieder ein exakt abgeformtes Gipsnegativ dar. Wie schon für die Versorgung von Unterschenkelamputierten beschrieben, ist die Anfertigung eines Gipspositivmodells generell die Basis unserer Arbeit. Besonders wichtig ist es, die Weichteile des Oberschenkels in den Prothesenschaft einzubetten. Ein rund gestaltetes „Ofenrohr" als Prothesenschaft kann nicht korrekt sitzen und führt definitiv zu Problemen. Unter Beachtung dieser Tatsache wird das für die weitere Fertigung erforderliche Gipspositiv erarbeitet. Wie schon erläutert, werden auch im Bereich der Knieexartikulation die knöchernen anatomischen Beschaffenheiten des Femurs genutzt. So kann die Prothese **ohne** Zuhilfenahme von Bandagen o.Ä. am Stumpf fixiert werden.

Eine medial und lateral im proximalen Bereich der Femurkondylen schon während der Gipsnegativabnahme einmodellierte Hinterschneidung bildet eine ideale Verriegelungsmöglichkeit des Knieexartikulationsstumpfes in der entstehenden Prothese. Durch die Anspannung des M. vastus lateralis und des M. sartorius kommt es zu einer muskuläre Verriegelung an dieser Hinterschneidung und somit zum festen Halt des Stumpfes in seinem Prothesenschaft.

Aufgrund der 100%igen Endbelastbarkeit des Knieexartikulationsstumpfes ist eine Übertragung der Körperlast unterhalb des Hüftgelenks zur Entlastung des distalen Femurendes nicht notwendig, wobei es auch in diesem Punkt immer eine Ausnahme geben wird. Der Amputationsstumpf wird bei der Versorgung durch einen Soft Socket geschützt und im Bereich der knöchernen Vorsprünge (insbesondere medialer und lateraler Kondylus) entlastet. Gerade bei Knieexartikulationsprothesen ist der Soft Socket unabdingbar, denn wie bereits erwähnt, modelliert der Orthopädietechniker zur Fixierung der Prothese eine Hinterschneidung in das Gipspositiv ein. Würde jetzt nur ein harter Prothesenschaft angefertigt, so wäre es beim Anlegen der Prothese für den Patienten unmöglich, diesen vom Umfang und der lichten Weite deutlich engeren Bereich (im Vergleich zum Kondylenumfangmaß sowie der lichten Weite zwischen medialen und lateralen Kondylus) zu überwinden und das distale Prothesenschaftende zu erreichen.

Der Soft Socket hat aufgrund seiner weichen Materialeigenschaften die Möglichkeit, sich beim Anziehen zu vergrößern und den Stumpf im Bereich der Hinterschneidung schmerzlos passieren zu lassen. Bei extremen und sehr markanten Oberschenkelstümpfen besteht zudem die Möglichkeit, im Segment der eingearbeiteten Hinterschneidung im Soft Socket einen vertikalen Schlitz einzuarbeiten, um so das distale Stumpfende in den Soft Socket gleiten zu lassen.

Der eigentliche Prothesenhartschaft soll im lateralen proximalen Bereich bis ca. drei bis vier Fingerbreiten unterhalb des Trochanter major reichen, und das medial proximale Schaftende muss in jedem Fall ausreichend hoch gearbeitet sein, um die Entstehung eines Weichteilüberhangs zu verhindern. Dieser mindert den Tragekomfort der Prothese erheblich und führt auf Dauer zu entzündlichen Prozessen, die das Nutzen der Prothese unmöglich machen können.

Wie bereits erwähnt, können wir durch die Endbelastbarkeit des Stumpfes auf eine Körperlastübernahme unterhalb des Hüftgelenks am Tuber ossis ischii verzichten. Dies ermöglicht eine sehr flexible und weiche Gestaltung des Prothesenschaftes. Nur der unmittelbar zur Befestigung des Verbindungselements zwischen Kniegelenk und Prothesenhartschaft benötigte gelenknahe Prothesenschaftabschnitt muss absolut stabil und in seiner Materialeigenschaft dem Aktivitätsgrad des Patienten angepasst sein.

Besteht ein Unterschenkelkunstbein nur aus den Elementen Prothesenschaft, Verbindungsadapter und Prothesenfuß, so kommt ab der Knieexartikulation nunmehr noch ein künstliches Kniegelenk ins Spiel. Liegt das Augenmerk bei einer Versorgung im Bereich des Unterschenkels hauptsächlich auf der Stabilisierung des Kniegelenks und der exakten Führung der Prothese durch den Unterschenkelstumpf, so wird die Technologie und die Umsetzung durch den Patienten nunmehr immer komplexer. Am Anfang einer Versorgung sind auch die Koordination von neu zu erlernenden Bewegungsabläufen und die Sicherungsmuster für einen optimalen Bewegungsablauf mit der Knieexartikulationsprothese komplizierter. Da hier aber hauptsächlich die Versorgungsprinzipien bei geriatrischen Patienten abgehandelt werden, spielen Begriffe wie Schwungphasenextensionssteuerung oder Schwungphasenflexionssteuerung eher eine untergeordnete Rolle. Moderne Kniegelenkkonstruktionen, wie sie von etlichen Passteillieferanten angeboten werden, bieten uns die exzellente Möglichkeit zur optimalen und individuellen Abstimmung des Gangs des Betroffenen mit seiner Knieexartikulationsprothese analog zur erhaltenen kontralateralen Extremität. Durch den Einsatz komplizierter pneumatisch oder hydraulisch gesteuerter Ventilmechanismen wird die Bewegungsgeschwindigkeit bei Extension und Flexion des künstlichen Unterschenkels entweder gedämpft oder beschleunigt. Gerade bei aktiven Patienten kommt dieser Steuerung eine große Bedeutung zu, da sie vor allem im Verlauf einer höheren Ganggeschwindigkeitsphase einen besseren Gang ermöglicht und der Amputierte nicht, wie es bei älteren Konstruktionen häufiger der Fall war, auf das nach vorne Schwingen seines künstlichen Unterschenkels warten muss.

Ein weiterer wichtiger Bestandteil moderner und gebräuchlicher Kniegelenkskonstruktionen ist die Standphasensicherung. Dieser messen wir bei der Versorgung von älteren Beinamputierten eine besondere Bedeutung zu, bewirkt sie doch, dass während der Standphase des Schrittzyklus ein Einknicken des Prothesenkniegelenks nach anterior verhindert wird.

Die Sicherheit des geriatrischen Patienten steht immer an erster Stelle und muss durch den Einsatz Sicherheit gebender Modularpassteile gewährleistet werden. Auch bei den relativ einfachen Gelenkkonstruktionen ist generell die patientenbezogene Einstellung des Kniegelenkverhaltens an der Prothese zu gewährleisten. Bestehen sehr große Leistungsdefizite, so sollte eine sperrbare Kniegelenkskonstruktion eingesetzt werden. Sie ermöglicht dem Betroffenen das mechanische Einrasten eines Sperrhebels mittels Federkonstruktion im Prothesengelenk. Beim Laufen und Stehen besitzt er somit ein „steifes" Bein, das ihm die nötige Sicherheit vermittelt. Auch physiotherapeutische Übungen werden dadurch erleichtert. Für das Hinsetzen ist ein am Prothesenschaft gut zu fassender Hebel zu betätigen, der den Sperrmechanismus entriegelt und ein normales Sitzen mit gebeugtem Prothesenbein ermöglicht.

Gab es bis vor einigen Jahren noch Schwierigkeiten bei ansprechenden kosmetischen Lösungen mit einer Knieexartikulationsprothese, so ist diese Problematik heute durch polyzentrische Prothesenkniegelenke gut gelöst. Die Mechanik

## 8.4 Prothesen nach Knieexartikulation

besteht aus mehreren übereinander angeordneten Gelenkdrehpunkten, die umeinander rotieren und somit den künstlichen Kniegelenksdrehpunkt so nah wie möglich an das distale Stumpfende verlegen. Eine eventuelle Oberschenkelverlängerung durch die Prothese von ca. 2 cm ist in meinen Augen vertretbar und kann durch eine geschickte Sitzhaltung des Amputierten gut ausgeglichen werden. Sie wird von den Betroffenen in der Regel auch toleriert. Die dadurch entstehende Beinlängenverkürzung des Unterschenkels der Prothese ist für den Gang unwesentlich und zu vernachlässigen.

Nochmals hingewiesen sei im Zusammenhang mit der Versorgung von Knieexartikulierten darauf, dass nur durch eine ausführliche Schulung und Einweisung in den Gebrauch der Prothese ein gutes Rehabilitationsergebnis zu erzielen ist. Durch fehlerhaftes Handling der Prothese entstandene Druckstellen und Gangfehler sind durch diese Einweisungen zu vermeiden. Entstehende Volumenveränderungen im Sinne einer Umfangabnahme lassen sich bei Unterschenkelamputationen sowie bei Knieexartikulationen bis zu einem gewissen Umfangverlust durch Stumpfstrümpfe gut ausgleichen.

Diese Strümpfe sind in verschiedenen Materialstärken, Längen sowie unterschiedlichen Materialien erhältlich. Sie helfen den Betroffenen, auf Volumenschwankungen unmittelbar zu reagieren und nicht in jedem Fall den sie betreuenden Orthopädietechniker aufsuchen zu müssen. Sollten jedoch diese Stumpfstrümpfe nicht mehr zum Ausgleichen der Volumenungenauigkeiten genügen, so muss der Orthopädietechniker den vorhandenen Soft Socket durch Einkleben von Polstermaterialien verengen und damit wieder eine exakte Volumenanpassung vornehmen. Es sind bei diesen Nachpassungen jedoch gewisse Grenzen gesetzt, sodass ab einer ungefähren Materialstärke des Soft Sockets von 10 bis 15 mm eine ordentliche Passform des Stumpfes und das exakte Anziehen der Prothese nicht mehr gewährleistet sind.

Nach dem Abklingen der ersten Stumpfvolumenabnahmephase – spätestens jedoch nach sechs Monaten – soll der Erstversorgungsprothesenschaft durch eine Neuanfertigung ersetzt werden. Wenn noch möglich, können die Prothesenpassteile wiederverwendet werden.

Erst zu diesem Zeitpunkt ist auch eine definitive kosmetische Verkleidung der Prothese sinnvoll. Häufig stellen sich bei uns aber auch Patienten vor, die schon in der Erstversorgungsphase mit einer komplett kosmetisch verkleideten Prothese versorgt sind. Durch das mehrmalige An- und Abbauen sehen die kosmetischen Verkleidungen oftmals so aus, als hätte sie der Amputierte schon längere Zeit genutzt, und sie entsprechen somit auch nicht mehr den ästhetischen Ansprüchen unter denen sie gefertigt wurden. Deshalb sollte mit der Anfertigung der Prothesenkosmetik so lange gewartet werden, bis die Prothese endgültig angepasst ist. Natürlich ist nachvollziehbar, dass eine kosmetisch verkleidete Prothese auch im sozialen Umfeld Ausgrenzungen vermeidet. So kann die Verkleidung in den letzten Tagen des Rehabilitationsaufenthalts gefertigt und angepasst werden, damit dem Amputierten und seinem Umfeld die soziale Reintegration leichter fällt.

## 8.5 Prothesen nach Oberschenkelamputation

Geriatrische Patienten, die die schmerzvolle und einschneidende Erfahrung einer Oberschenkelamputation zu verarbeiten haben, können meist auf einen langen und oft auch schmerzhaften Leidensweg zurückblicken.

In vielen Fällen ist die Oberschenkelamputation das Resultat einer Verschlechterung der Grunderkrankung, und häufig waren diese Patienten schon auf einem niedrigeren Niveau amputiert. Kann diese Konstellation einerseits in Bezug auf die prothetische Versorgung von Vorteil sein, so stellt das höhere Amputationsniveau aber andererseits eine Verschlechterung der allgemeinen Gesundheitssituation des Betroffenen dar. Von nun an muss der Körperhaushalt des Betroffenen bei weitem mehr leisten, als vor der Operation (siehe Abbildung 8.9). Somit stellt die Versorgung mit einer Oberschenkelprothese eine besondere Herausforderung an das Rehabilitationsteam dar.

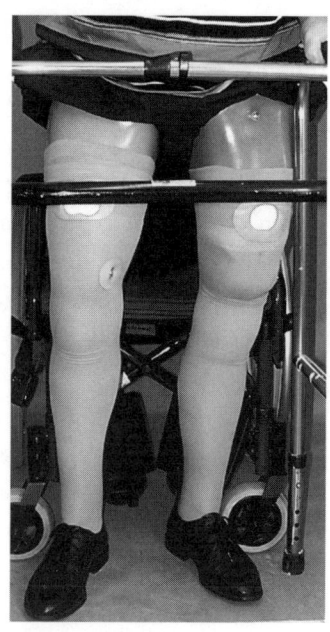

**Abb. 8.9** Doppelseitig Oberschenkelamputierter mit Oberschenkeldefinitivprothese, Linersysteme (beidseitig) für ein besseres Handling im Gehbänkchen

## 8.5 Prothesen nach Oberschenkelamputation

Wie lösen wir die an uns gestellten Forderungen im Einzelnen?
Grundlage für eine optimale, kostenbewusste Prothesenversorgung ist auch in diesem Fall das Anfertigen eines Gipsnegativs des Amputationsstumpfes. Eine Stumpfendbelastbarkeit ist bei der Oberschenkelamputation jedoch aufgrund der transfemoralen Absetzung des Beins nicht möglich. Eine 100%ige Lastübernahme des Körpergewichts über den Stumpf auf die Prothese und somit zum Boden kann so nicht in derselben Technologie wie bei einer Knieexartikulation erfolgen, da der Femur aufgrund seines anatomischen Aufbaus dazu nicht in der Lage ist. Wichtig für den guten Erfolg einer Versorgung ist es aber, einen Stumpfendvollkontakt anzustreben, um das Entstehen von Hyperkeratosen und entzündlichen Veränderungen des Narbengewebes am distalen Stumpfgrund zu vermeiden. Das Amputationsergebnis kann durch eine fehlerhafte Einbettung des Stumpfes in seinem Prothesenschaft ernsthaft gefährdet werden. Ein Stumpfendkontakt verhindert ebenfalls das Entstehen von Lufteinlagerungen in der Prothese. Dies ist für die Passfähigkeit und vor allem für den Halt der Prothese sehr wichtig, haben wir doch in der Regel nicht mehr all zu lange Beinstümpfe, die oftmals noch einen sehr hohen Weichteilanteil aufweisen. Die Problematik eventuell ungenügender Deckung knöcherner Vorsprünge durch Muskel- und Hautgewebe ist im Bereich der Oberschenkelprothetik selten (siehe Abbildung 8.10).

Bei der Gestaltung des Oberschenkelprothesenschaftes stehen zwei unterschiedliche Formen und Philosophien zur Auswahl, wobei hier wiederum auf die gebräuchliche Schaftform bei der Versorgung von geriatrischen Patienten Bezug genommen wird. Die andere Variante wird nur kurz erläutert.

Wir unterscheiden generell zwischen der längs- oder der querovalen Einbettungstechnik für Oberschenkelstümpfe (siehe Abbildung 8.11a und b). Beiden Anfertigungstechniken ist jedoch eines gemein. Sie benötigen beide knöcherne Strukturen des Beckens

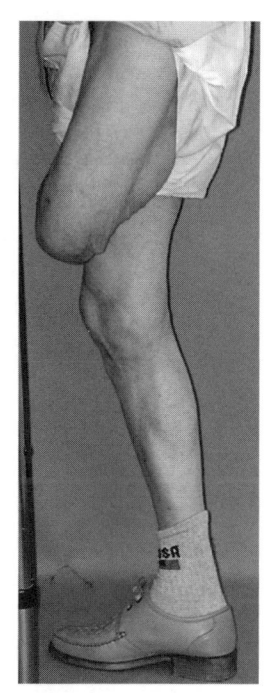

**Abb. 8.10** Oberschenkelamputierter mit starker Kontraktur im Hüftgelenk

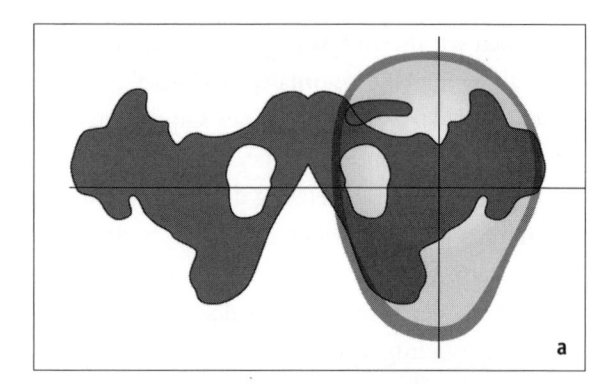

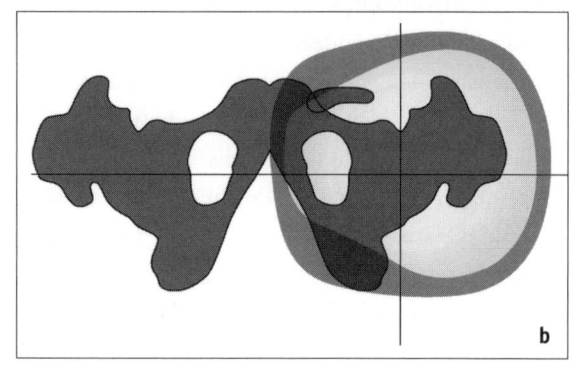

**Abb. 8.11a und b**
Querovale und längsovale Schaftform (Abbildung aus dem Prothesenkompendium der Otto Bock HealthCare GmbH, mit freundlicher Genehmigung der Firma)

(hauptsächlich den Tuber ossis ischii) zur Lastübertragung des Körpergewichts über die Oberschenkelprothese zum Boden. Der Sitzbeinhöcker spielt bei beiden Versorgungsvarianten eine entscheidende Rolle, trägt er doch auch bei nichtamputierten Menschen die Körperlast (z.B. beim Sitzen).

Nutzen wir bei der querovalen Prothesenschaftform eine den anatomischen Bedingungen des Stumpfes nicht unbedingt nachempfundene Zweckform zur Einbettung der gegebenen Stumpfvolumina, so orientiert sich die längsovale Oberschenkelschaftform viel eher an der anatomisch vorgegebenen Form des Oberschenkels. Aus der Transversalebene betrachtet, wird der Sitzbeinhöcker in seiner Gesamtheit in den Prothesenschaft eingebettet. Zusammen mit dem Femur auf der lateralen Seite des Stumpfes bildet er einen unveränderlichen knöchernen Fixpunkt im Prothesenschaft, der vor allem das laterale Abkippen des Prothesenschaftes während der Belastungsphase auf der Prothese deutlich verringert. Somit wird der Gang des Amputierten entscheidend verbessert.

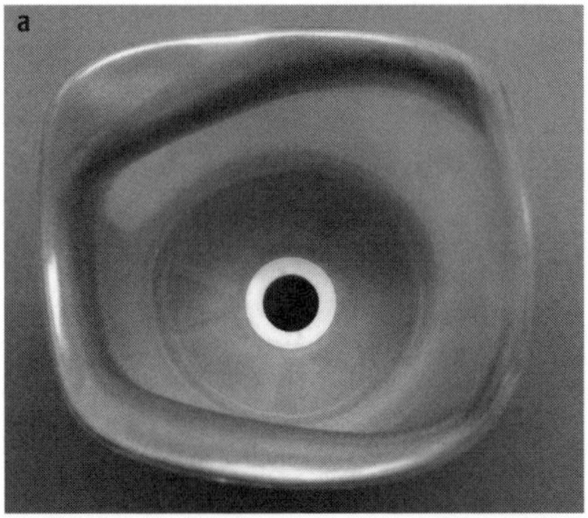

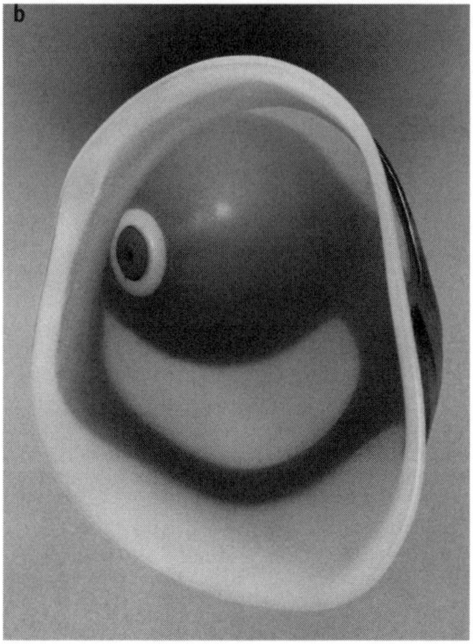

## 8.5 Prothesen nach Oberschenkelamputation

**Abb. 8.12a** Querovaler Prothesenschaft (Abbildung aus dem Prothesenkompendium der Otto Bock HealthCare GmbH, mit freundlicher Genehmigung der Firma)
**b** Längsovaler Prothesenschaft (Abbildung aus dem Prothesenkompendium der Otto Bock HealthCare GmbH, mit freundlicher Genehmigung der Firma)

Subjektiv betrachtet würde somit die längsovale Schaftform bei jeder Prothesenversorgung das Mittel der Wahl darstellen. Folgende Voraussetzungen für die Versorgung eines Oberschenkelamputierten mit dieser Schaftform sollten jedoch erfüllt sein:
▷ Stabile Stumpfvolumina
▷ Kognitive Umsetzung der Einweisung
▷ Keine Einschränkungen des Krafthaushalts
▷ Selbstständiges exaktes Anlegen der Oberschenkelprothese
▷ Absolut selbstständiges Einschätzen der Passform.

Die Orthopädietechniker stehen vor der Entscheidung, auch älteren Amputierten ein Prothesenschaftsystem anzubieten, mit dem das Gehen mit einem Oberschenkelkunstbein wieder erlernt werden kann. Für die Mehrzahl der geriatrischen Amputierten eignet sich daher die querovale Prothesenschaftform.

Wie bereits geschildert, ist das Gipsnegativ die Voraussetzung zur Prothesenversorgung. Bei der Abnahme am Stumpf modelliert man wiederum exakt die knöchernen Vorsprünge des Stumpfbereichs an, fixiert den Aufsitzpunkt des Tuber ossis ischii während der Aushärtungsphase in das entstehende Gipsnegativ und versucht schon zu diesem Zeitpunkt, die ideale Zweckform zu modellieren. Neuralgische Problempunkte, wie der Ansatz des M. adductor longus, der Trochanter major sowie das distale Stumpfende des Femurs sollen schon während der Gipsnegativabnahme markiert und gegebenenfalls bei der Gestaltung des Testschafts besonders ausmodelliert werden. Das nunmehr entstandene Gipsnegativ wird im Folgenden zu einem Gipsprobeschaft oder auch Testschaft umgearbeitet. Nach Überprüfung der Umfangsmaße am Stumpf und im Gipsnegativ sowie der palpativen Einschätzung der Weichteilsituation wird das Gipsnegativ durch Einmodellieren von flüssigem Gipsbrei um 1 bis 4% im Umfang verengt. Nach der Fertigstellung dieses Gipsprobeschafts erfolgt eine Anprobe unter Belastung am Stumpf des Patienten. Hier wird der exakte Sitz der knöchernen Strukturen sowie die Einbettung der Weichteile des Stumpfes überprüft. Eine abschließende Probe im Sitz lässt die ordentliche oder nicht akzeptable Passform des Testschafts erkennen.

Eine weitere wichtige Anprobe erfolgt nach dem Herstellen des kompletten Kunstbeins (Prothesenschaft, Kunstfuß, Verbindungsadapter und Kniegelenk) zur Gehprobe. Die Überprüfung der exakten Passform des entstandenen Prothesenschafts, des statischen Aufbaus sowie der Länge der Prothese zeigt, ob eine optimale Grundlage für die weitere Rehabilitation des Amputierten entstanden ist (siehe Abbildung 8.13).

In diesem Zusammenhang ist nochmals an das besondere Sicherheitsbedürfnis älterer Amputierter zu erinnern. Diese Sicherheit muss sich in jedem Fall auch in den Prothesenbauteilen – insbesondere dem Kniegelenk – widerspiegeln. Im Zweifelsfall ist eine gesperrte Kniegelenkkonstruktion einer „nur" standphasengesicherten Konstruktion vorzuziehen. Im Stand rastet die Sperrkonstruktion ein und sichert somit die Prothese als steifes Bein (siehe Abbildung 8.14).

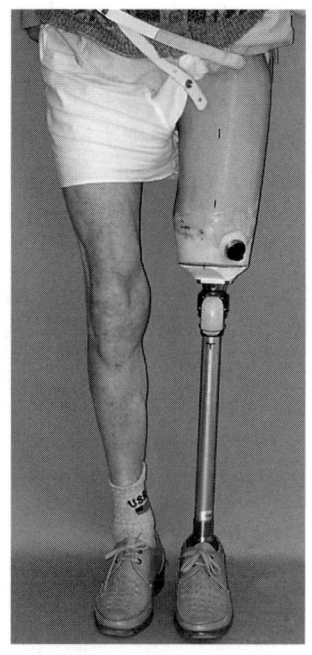

**Abb. 8.13** Oberschenkelinterimsprothese mit integrierter Hüftbeugekontraktur (anprobefertig)

## 8.5 Prothesen nach Oberschenkelamputation

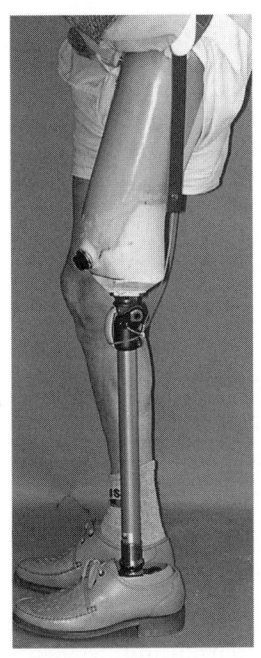

**Abb. 8.14** Oberschenkelprothese mit gesperrten Kniegelenk zur Stabilisierung des Patienten

Beim Hinsetzen kommt es durch das Lösen der Sperre mittels eines kleinen Hebels oder eines Zugbandes zum gesteuerten Einbeugen des Kniegelenks und somit zu einem kosmetisch ansprechenden Sitz. Am problematischsten gestaltet sich bei Oberschenkelamputierten das selbstständige Anlegen der Prothese. Die oftmals reichlich vorhandenen Weichteilstrukturen erlauben es dem Amputierten nicht, einfach in den Prothesenschaft wie in einen Schuh zu schlüpfen. Die Weichteile müssen unter zu Hilfenahme von Prothesenanziehhilfen vollständig in die Prothese hineingezogen werden. Nur dadurch wird eine Pseudarthrose zwischen Stumpf und Prothesenschaft und ein Gefühl des Schwimmens in seinen Weichteilen verhindert. Durch diesen festen und formschlüssigen Sitz des Stumpfes entsteht sogar ein leichter Unterdruck in der Oberschenkelprothese. Dieser hilft, einen festen Sitz der Prothese am Stumpf zu realisieren. Das eingebaute Ventil im Prothesenschaft dient zur Regulierung der Druckverhältnisse im Schaft, ermöglicht ein Ablassen eventuell entstandener Lufteinschlüsse und ist für das Anziehen der Prothese von großer Wichtigkeit. Durch die Ventilöffnung wird nämlich die Prothesenanziehhilfe herausgezogen und anschließend das Prothesenventil eingeschraubt.

Dieser Vorgang bedarf jedoch einer exakten Einweisung durch den Orthopädietechniker. Eine lange Übungsphase mit den Physio- und Ergotherapeuten ist erforderlich. Ist das selbstständige An- bzw. Ablegen der Oberschenkelprothese oder die Zuhilfenahme von Angehörigen des Patienten sowie qualifiziertem Pflegepersonal zum An- und Ausziehen der Prothese nicht möglich, sollte über eine Versorgung des Betroffenen hinsichtlich des Erfolgs bei der Prothesenversorgung im Team beraten werden.

Die anschließende Gangschulung gibt Gelegenheit, Aufbauungenauigkeiten zu korrigieren.

## 8.6 Die Zusammenarbeit zwischen Orthopädietechniker und Physiotherapeut

Anhand der vorangegangenen Ausführungen lässt sich schon sehr deutlich erkennen, dass eine prothetische Erstversorgung kein einseitiges Unterfangen des Orthopädietechnikers ist. Vielmehr fordert es die Vielseitigkeit der Problematik geradezu heraus, in einem Team über die Versorgung des frisch amputierten Menschen mit einer Prothese zu diskutieren und mit dem Betroffenen zu seinem Wohl über diesen wichtigen Schritt in eine neue Zukunft zu entscheiden.

Im Besonderen die Versorgung geriatrischer Patienten, die größtenteils noch von verschiedenen Begleiterkrankungen geplagt werden, erfordert eine gute und vertrauensvolle Zusammenarbeit, speziell zwischen Physiotherapeut und Orthopädietechniker. Ist ersterer hauptsächlich für die Kenntnisse über den muskulären, kognitiven, koordinativen und eventuell auch über den seelischen Zustand des Betroffenen verantwortlich, hat der Orthopädietechniker die verantwortungsvolle Aufgabe, seinen gesamten Fach- und Sachverstand sowie einen gehörigen Erfahrungsschatz in die Erstversorgung geriatrischer Patienten einzubringen.

Nur im Team ist es möglich, aufgrund dieser gesammelten Kenntnisse und Erfahrungen die für den Amputierten optimalen Versorgungsvarianten herauszufinden und dem Betroffenen vorzuschlagen. Ob er dann unsere Hilfe auch wie erwartet annehmen wird, steht auf einem anderen Blatt.

Die Erfahrungen unseres Amputationsfrühversorgungszentrums zeigen aber immer wieder, dass orthopädietechnische „Alleingänge", vor allem unter häuslichen Bedingungen, fast immer zum Scheitern verurteilt sind, da sich Patienten ohne ausreichende physiotherapeutische und orthopädietechnische Betreuung zu oft Fehler im Umgang mit ihrem Hilfsmittel antrainieren und sich häufig auch allein gelassen fühlen. Das Vertrauen in das für sie angefertigte Hilfsmittel verfliegt in solch einer Situation sehr rasch, und leider landet die Prothese dadurch oft auch sehr schnell im Schrank. Es ist im Sinne der Solidargemeinschaft auch schade um solch ein ungenutztes Hilfsmittel. Stehen wir also zu Gunsten einer optimalen und kostenbewussten, patientenorientierten sowie überlegten Prothesenversorgung als Physiotherapeuten, Ärzte, Pflegepersonal und Orthopädietechniker dem Amputierten als Team zur Verfügung und sichern ihm eine qualitativ und quantitativ ausgereifte Prothesenversorgung, die er auch nutzen kann.

**Literatur**

Cotta, H. & Puhl, W. (1993). *Orthopädie*. Stuttgart: Thieme

Krämer, K.-L.; Stock, M. & Winter, M. (1992). *Klinikleitfaden Orthopädie*. Neckarsulm: Jungjohann

Voss, H. & Herrlinger, R. (1985). *Taschenbuch der Anatomie*. Band 1. Jena: Fischer

Wilde, B. & Baumgartner, R. (2000). *Physiotherapie und Sport nach Beinamputation*. Stuttgart: Thieme

# 9 Therapiebegleitende biomechanische Methoden während der Amputationsnachbehandlung

*Günter Rockstroh*

Begleitend zur physiotherapeutischen Behandlung können biomechanische Methoden angewandt werden, die sowohl den Rehabilitationsfortschritt anzeigen als auch den Patienten vor einer evtuellen Über- und Fehlbelastung schützen. Im Folgenden werden daher für den Physiotherapeuten wichtige biomechanische Methoden erläutert. Dabei sollen sowohl die Methode an sich als auch deren Zielstellung und Praxisrelevanz verdeutlicht werden.

Aufgrund der gestörten und veränderten Propriozeption durch die Amputation sowie der durch die Polyneuropathie bedingten Sensibilitätsstörungen ist der amputierte Patient oft nicht in der Lage, sich selbst, dem Therapeuten, dem Orthopädietechniker und dem Schuhmacher ein Feedback zu geben. Auch für den erfahrenen Therapeuten sind weder Größe noch Richtung der Kräfte, Drehmomente und Drücke, die das prothetisch versorgte bzw. das gesunde Bein beim Stehen und beim Gehen belasten, sichtbar.

So werden vom Amputierten oft über längere Zeit schädliche und der Erkrankung nicht optimal angepasste muskuläre Stereotypen nicht bemerkt und dadurch manifestiert. Die Auswirkungen solcher Störungen werden erst viel zu spät in Form überlasteter schmerzender Strukturen und/oder Ulzerationen sichtbar.

So vergeht kostbare Zeit im Rehabilitationsprozess bis zur notwendigen Optimierung der Protheseneinstellung, der optimalen Fußbettung oder der Korrektur muskulärer Dysbalancen.

Sowohl dem Therapeuten und Techniker aber auch dem Patienten müssen deshalb Mittel und Methoden zur Verfügung gestellt werden, die die Objektivierung dieser oft nicht spürbaren, aber dennoch hochwirksamen biomechanischen Einflüsse gestatten.

Im Folgenden werden einige objektive Messverfahren vorgestellt, die bei vertretbarem Kosten- und Zeitaufwand nutzbringend sowohl für die Diagnose als auch über ein Feedback-Training für die Therapie eingesetzt werden können. Damit stehen gleichzeitig Mittel zur Dokumentation des Therapieverlaufs und damit zur Qualitätssicherung zur Verfügung.

## 9.1 Messung der Gewichtsverteilung und Feedback-Training

Aufgrund der vorangegangen Entlastung und der muskulären Veränderungen sowie der eingeschränkten und veränderten Propriozeption durch die fehlenden Gelenke auf der amputierten Seite wird die prothetisch versorgte Seite entsprechend gering belastet. Die Schulung der symmetrischen Gewichtsbelastung im Stand ist ein wichtiges Therapieziel.

Damit der Patient lernen kann, sein Körpergewicht gleichmäßig auf beide Beine – also auf das prothetisch versorgte und das erhaltene Bein – zu verteilen, muss ihm eine technische Möglichkeit zur Messung und Kontrolle bereitgestellt werden. Im einfachsten Fall, vor allem in Therapieumfeldern, die nicht über den finanziellen Hintergrund einer Klinik verfügen, sind dies zwei Personenwaagen zur Messung der Gewichtsverteilung. Zum Ablesen der Belastungen ist es hier aber notwendig, dass der Patient den Kopf senkt. Dies verursacht eine veränderte Körperhaltung und damit eine Veränderung in der Validität der Messung.

Ein besseres Feedback in physiologischer Haltung erhält der Patient über einen vor ihm in Blickrichtung aufgestellten Monitor (siehe Abbildung 9.1).

Die Signale von zwei kraftmessenden Platten mit elektronischen Sensoren werden nach entsprechender Aufbereitung im Computer in geeigneter Weise visualisiert.

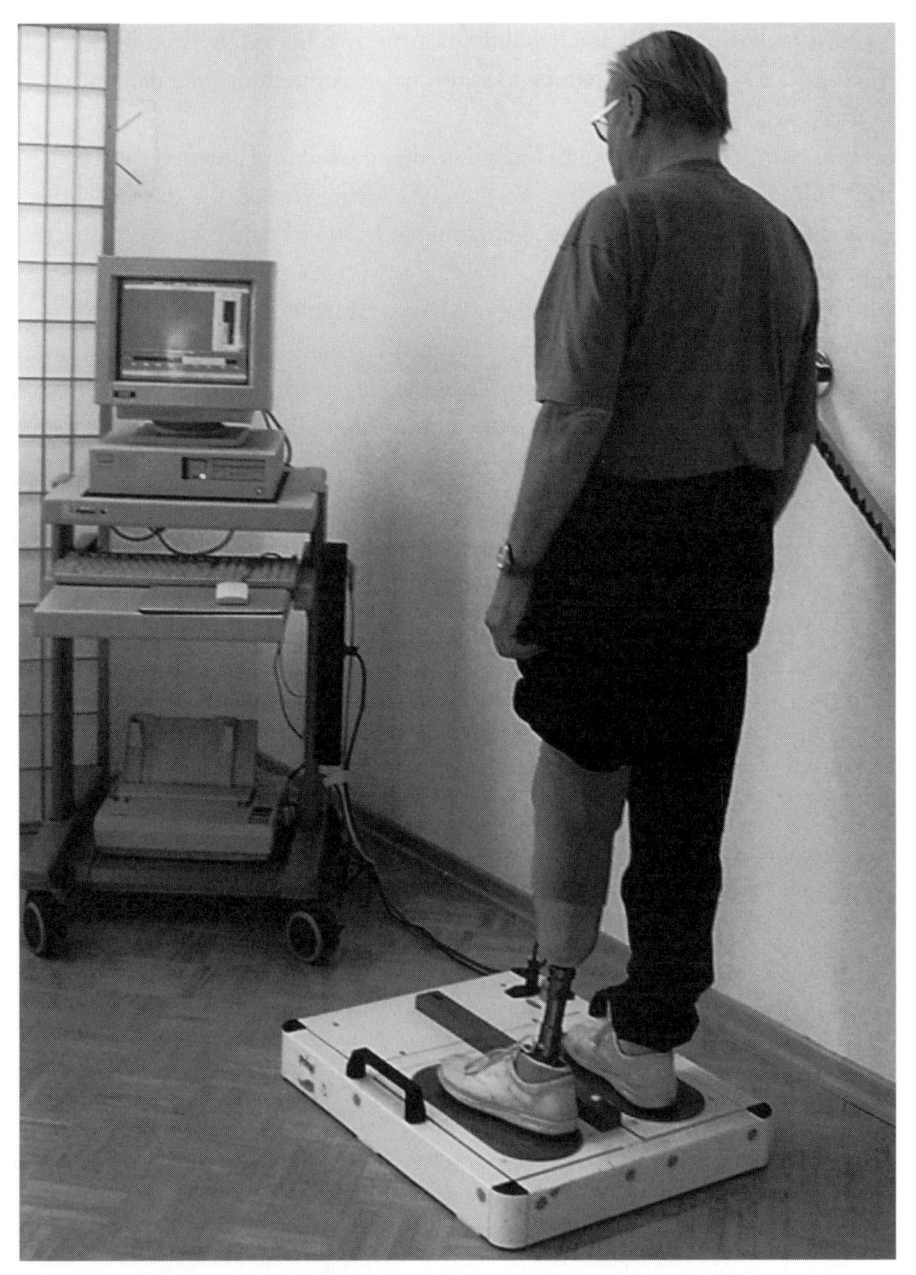

**Abb. 9.1** Patient mit Unterschenkelprothese, links, kontrolliert und übt mit Hilfe des Gerätes Cudt-balance (Eigenbau) die symmetrische Gewichtsverteilung.

## 9.1 Messung der Gewichtsverteilung und Feedback-Training

Der Patient erhält so eine direkte Rückmeldung über die Belastungsdifferenz beider Beine in Form eines waagerechten Balkens (siehe Abbildungen 9.2a bis c).
In Abbildung 9.2a ist die Differenz der beiden Beinbelastungen als Balkendiagramm zu Beginn der Behandlung dargestellt. Das linke Bein (prothetisch versorgte Seite) wird um ca. 307,7 N (ca. 31 kp) weniger belastet als das rechte.
Abbildung 9.2b zeigt die Gewichtsdifferenz nach drei Wochen Behandlung einschließlich täglichem Feedback-Training. Das linke Bein wird nur noch um ca. 63,2 N (ca. 6,5 kp) weniger belastet als das rechte.
Abbildung 9.2c entspricht dem Therapieziel. Die Gewichtsdifferenz geht gegen Null, beide Beine werden gleich stark belastet.
Die Größe des Balkens ist der Belastungsdifferenz proportional. Trainingsziel für den Patienten ist es somit, durch verstärkte Belastung meist der prothetisch versorgten Seite den Balken zum Strich zu verkleinern, um Symmetrie zu erreichen (vgl. 5.2.9).

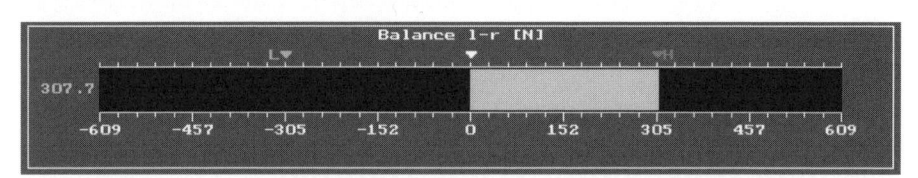

**Abb. 9.2a** Darstellung der Differenz der beiden Bein-Belastungen als Balkendiagramm zu Beginn der Behandlungen. Das linke Bein wird um ca. 307,7N (ca. 31kp) weniger belastet als das rechte.

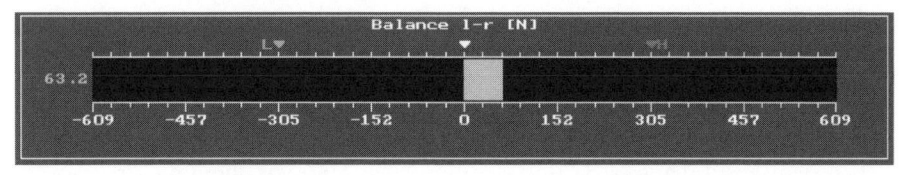

**Abb. 9.2b** Gewichtsdifferenz nach 3 Wochen Behandlung einschließlich täglichem Feedback-Training. Das linke Bein wird nur noch um ca. 63,2N (ca. 6,5kp) weniger belastet als das linke.

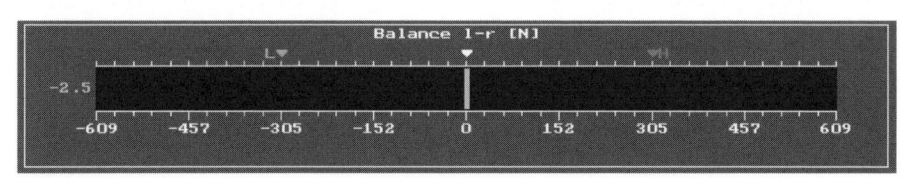

**Abb. 9.2c** Therapieziel: Die Gewichtsdifferenz geht gegen Null, beide Beine werden gleich stark belastet.

Etwas komplizierter stellt sich die Online-Darstellung der Zeitverläufe der beiden Teilbelastungen dar (siehe Abbildung 9.3). Therapieziel bei dieser Darstellung ist es, durch Gewichtsverlagerung die beiden Kraft-Zeit-Verläufe möglichst zur Deckung zu bringen.

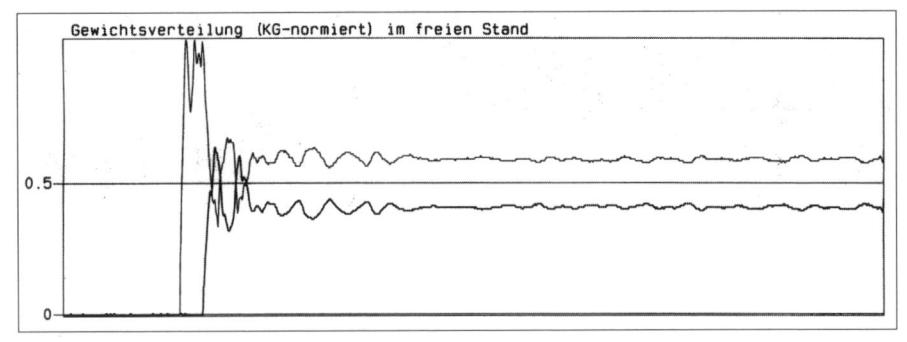

**Abb. 9.3** Darstellung der Zeitverläufe der beiden Teilbelastungen. Der Patient entlastet das linke Bein (die Kraft- Zeit-Linie ist stärker gezeichnet). Therapieziel ist es, durch Gewichtsverlagerung auf das linke Bein die beiden Kraft-Zeit-Verläufe möglichst zur Deckung zu bringen.

## 9.2 Gleichgewichtsanalyse und sensomotorisches Training

Der Körperschwerpunkt liegt beim Menschen weit oberhalb der Kipppunkte im Fuß, kurz vor dem Promontorium im Beckenbereich. Dieses instabile Gleichgewicht ist durch laufende sensomotorische Aktivitäten in ein dynamisches Gleichgewicht zu überführen, bei dem der Körperschwerpunkt innerhalb der durch die Außenkonturen der Füße gebildeten Fläche gehalten werden muss. Dabei spielt neben dem Vestibularapparat und dem visuellen Sinn vor allem die Propriozeption eine große Rolle. Durch die veränderte Propriozeption und die reduzierten muskulären Korrekturmöglichkeiten beim Amputierten treten bereits im Stand vor allem bei fehlendem visuellen Input (bei geschlossenen Augen) größere Schwankungen der Lage des Körperschwerpunkts auf. Kann der Amputierte den Körperschwerpunkt nicht innerhalb der Unterstützungsfläche halten, fällt er um. Er stürzt, falls er nicht durch einen Ausfallschritt wieder eine stabile Lage erreichen kann. Der Patient muss lernen, mit Augenkontrolle und durch Ausnutzung des Stellungsgefühls in der Prothese stabil zu stehen und zu gehen (Mütze, 2000).

## 9.2 Gleichgewichtsanalyse und sensomotorisches Training

Durch Unterarm- bzw. Stockstützen kann er anfangs die Unterstützungsfläche vergrößern und erreicht damit eine größere Stabilität. Der Gleichgewichtsanalyse und der kontrollierten Verlagerung des Körperschwerpunkts (sensomotorisches Training) kommt somit eine große Bedeutung während der Rehabilitation zu.

Zur Gleichgewichtsanalyse können alle die Bodenreaktionskraft messenden Systeme eingesetzt werden, welche die Lage der resultierenden Kraft ermitteln. Für ein Feedback-Training muss eine Quasi-Online-Echtzeitdarstellung auf einem Monitor möglich sein.

So eignet sich eine Plattform, um erstens die Stabilität des Körperschwerpunkts unter verschiedenen Bedingungen zu messen und zweitens, um die Verlagerung des Schwerpunkts mittels diverser Feedback-Verfahren spielerisch zu trainieren. In Abbildung 9.4 ist beispielhaft für einen Unterschenkelamputierten die Varia-

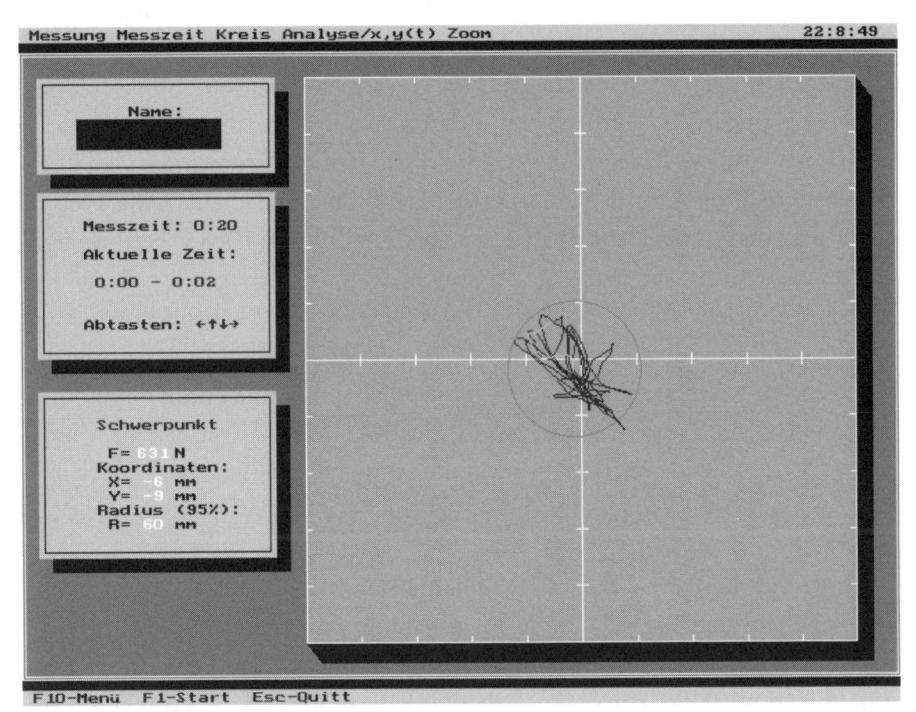

**Abb. 9.4** Darstellung der Variation des Schwerpunktes in der Transversalebene über die Zeitdauer von 20 s für einen Unterschenkelamputierten. Als Maß für die Schwankungsbreite werden die Radien der Kreise berechnet, in denen 68% bzw. 95% der Messwerte liegen. In diesem Beispiel liegt der Radius, in dem 95% der Messwerte liegen, bei R = 60mm

tion des Schwerpunkts in der Transversalebene über die Zeitdauer von 20 Sekunden dargestellt.

Als Maß für die Schwankungsbreite werden die Radien der Kreise berechnet, in denen 68 bzw. 95% der Messwerte liegen.

## 9.3 Visualisierung von Gewichts- und Belastungslinien im Stand

Die Kräfte, die eine Prothese beim Stehen und beim Gehen belasten, sind weder in der Größe noch in der Richtung sichtbar. Nur die Wirkungen kann der Amputierte – oft aber erst nach längerem Gebrauch der Prothese – spüren. So wird z.B. ein Unterschenkelamputierter, bei dem durch den Prothesenaufbau die Belastungslinie der Bodenreaktionskraft zu weit nach ventral verlagert ist, über Schmerzen in der Kniekehle klagen. Der Prothesenaufbau war also zu stark auf Sicherheit eingestellt. Verläuft die Belastungslinie ventral der momentanen Drehachse, wird das Kniegelenk extendiert. Der Betrag dieses streckenden Drehmoments ist proportional zum senkrechten Abstand zwischen Drehachse und dieser Belastungslinie. Das bedeutet, dass bei einer zu weit nach ventral verlagerten Belastungslinie, die passiven Strukturen des Kniegelenks, wie z.B. die Polkappen der Gelenkkapsel, die Kraft für das Gleichgewicht haltende flektierende Moment aufbringen müssen. Diese Strukturen werden somit überbelastet und reagieren mit Schmerzen. Liegt hingegen die Belastungslinie dorsal der momentanen Drehachse, wird das Kniegelenk flektiert. Der M. quadriceps femoris müsste die streckende Kraft aufbringen und würde durch diese laufende Stabilisierungsarbeit ermüden. Das Ergebnis wäre eine vom Patienten empfundene Unsicherheit.

Es vergeht oft kostbare Zeit im Rehabilitationsprozess bis zur nochmaligen notwendigen Optimierung der Protheseneinstellung. Zur statischen Einstellung der Prothese bietet die Firma Otto Bock ein Gerät an, mit dem eben diese Belastungslinien mit Hilfe eines aufgefächerten Laserstrahls auf das prothetisch versorgte Bein projiziert werden können (siehe Abbildung 9.5).

Dabei steht das prothetisch versorgte Bein auf der Messplattform, das gesunde auf einem gleich hohen Trittbrett außerhalb.

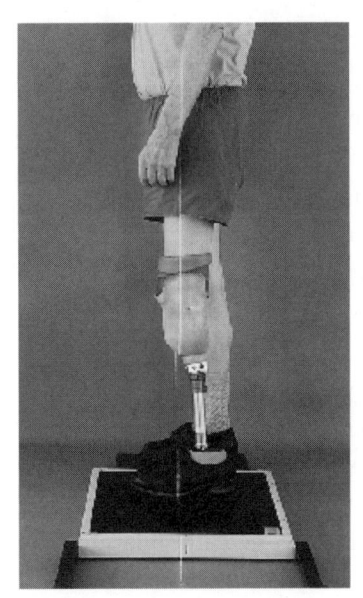

## 9.3 Visualisierung von Gewichts- und Belastungslinien im Stand

**Abb. 9.5** L.A.S.A.R. posture der Firma Otto Bock. Gerät, mit dem die Belastungslinien mit Hilfe eines aufgefächerten Laserstrahles auf das prothetisch versorgte Bein projiziert werden können.

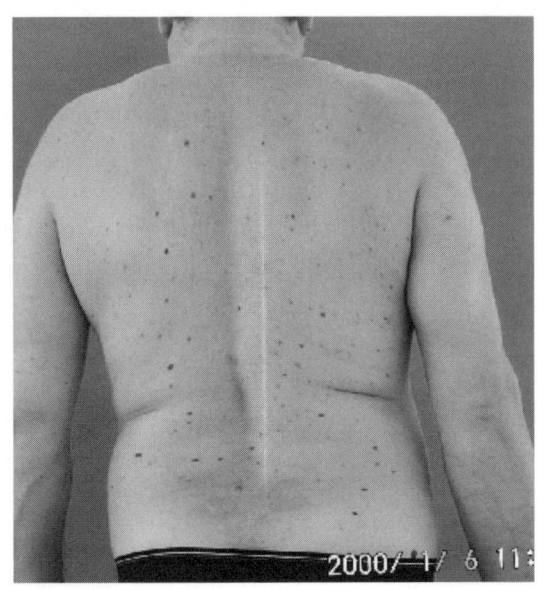

**Abb. 9.6** Funktionellen Überprüfung von Beinlängendifferenzen. Projektion der Gewichtslinie auf den Rücken eines Patienten.

Blumentritt et al. (2001) haben gezeigt, dass „[...] der Prothesenaufbau die Beanspruchung und die Bewegung des Kniegelenkes in der Standphase am amputierten Knie deutlich und systematisch bestimmen". Als Aufbauempfehlung von Unterschenkelprothesen wird eine zur Lastlinie um ca. 15 mm rückverlagerte anatomische Knieachse angegeben. In der Frontalebene sollte die Belastungslinie, nicht wie in noch vielen Lehrbüchern beschrieben (z.B. de Nève, 1983), mittig zur Patella liegen, sondern den lateralen Rand tangieren.

Dieses Hilfsmittel kann neben dem Einsatz einer Beckenwasserwaage weiterhin zur funktionellen Überprüfung von Beinlängendifferenzen genutzt werden. Dazu wird im Stand mit beiden Beinen auf der Messplattform die Gewichtslinie auf den Rücken projiziert (siehe Abbildung 9.6).

## 9.4 Ganganalyse

Die visuelle Inspektion des Gangs hängt stark vom Wissen und den Erfahrungen des Beurteilers ab. Zur Beurteilung des Gangs von beinamputierten Patienten ist ein hohes Maß an biomechanischen Kenntnissen erforderlich. Ein umfassendes Verständnis der biomechanischen Gesetzmäßigkeiten ist wichtig, damit der Orthopädietechniker die Prothese optimal aufbauen und einstellen und der Physiotherapeut gezielt muskuläre Defizite und pathologische Gangmuster erkennen und korrigieren kann.

Für die instrumentelle Beurteilung des Gangs haben sich in der klinischen Routine nur einige wenige Objektivierungsmethoden etablieren können. Die Untersuchung mit Hilfe z.T. sehr kostenaufwändiger komplexer Analysesysteme zur Erfassung kinematischer, kinetischer und elektromyografischer Parameter mit nachfolgender Berechnung von Drehmomenten ist sehr zeitaufwändig und liefert eine für den Laien oft schwer interpretierbare Anzahl von Parameter-Verläufen. Daher ist die Ganganalyse mit solchen Systemen sicher für die Entwicklung von neuen Prothesenmodulen notwendig und für die Ableitung grundlegender Erkenntnisse unerlässlich, wird aber momentan im klinischen Alltag eher selten eingesetzt.

Zu den mit vertretbarem Nutzen-Aufwand-Verhältnis gern und erfolgreich eingesetzten technischen Methoden gehören:
▷ Videoaufzeichnungen
▷ Aufzeichnung des Zeitverlaufs der Bodenreaktionskräfte über mehrere Schritte
▷ Visualisierung der Bodenreaktionskraft beim Gehen.

### *Videoaufzeichnungen*

Videoaufzeichnungen mit nachfolgender Wiedergabe im Zeitlupenmodus bzw. in Einzelbilddarstellung gestatten es, zeitlich schnell ablaufende Bewegungen, die mit bloßem Auge nicht sicher erfassbar sind, in Ruhe, z.T. in wiederholter Videosequenz zu analysieren. Um gleiche geometrische Aufnahmebedingengen zu schaffen, wird oft eine Videoganganalyse auf einem Laufband vorgenommen. Dabei ist jedoch kritisch anzumerken, dass die Biomechanik des Gehens auf dem Laufband eine andere ist als beim freien Gehen.

## Aufzeichnung des Zeitverlaufs der Bodenreaktionskräfte

Nachdem die Prothese statisch optimal eingestellt ist und der Patient zumindest das sichere Gehen mit Unterarmstützen erlernt hat, kann eine Ganganalyse erfolgen, bei der die Zeitverläufe der Bodenreaktionskräfte über mehrere Doppelschritte gemessen werden.

Abbildung 9.7 zeigt die auf das Körpergewicht und auf die Standdauer normierten vertikalen und in Gehrichtung wirkenden Kräfte über fünf Doppelschritte eines Oberschenkelamputierten; linke Seite prothetisch versorgt.

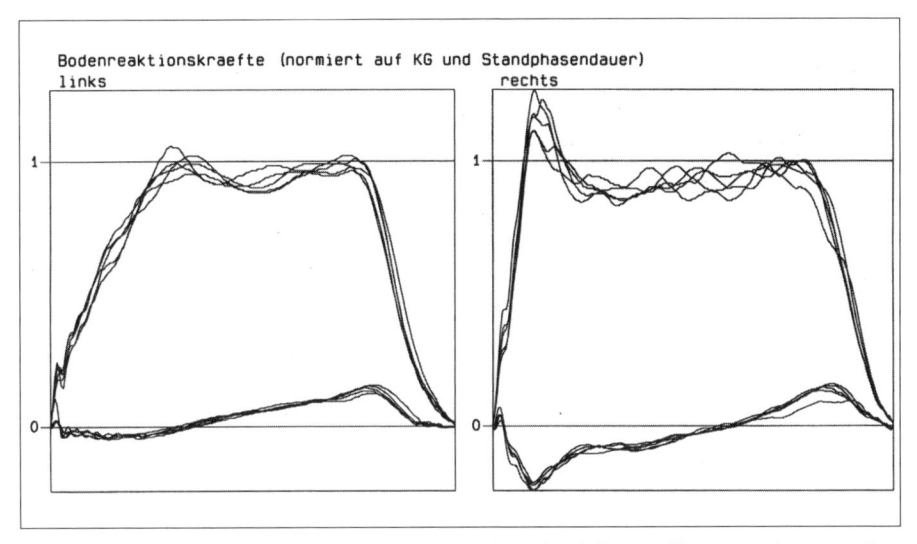

**Abb. 9.7** Kraft-Zeit-Verlauf der auf das Körpergewicht und auf die Standdauer normierten vertikalen und in Gehrichtung wirkenden Kräfte über 5 Doppelschritte eines Oberschenkelamputierten; linke Seite prothetisch versorgt. Sehr deutlich sind bei der Lastübernahme mit dem prothetisch versorgten Bein auf der linken Seite ein sehr zögerlicher Kraftaufbau der vertikalen Kraft und eine stark reduziert horizontale Kraft zu erkennen. Die gesunde rechte Seite wird zu explosiv belastet.

Es zeigt sich eine explosive Lastübernahme mit großen vertikalen Kräften auf der gesunden Seite. Dabei fällt der Patient förmlich von seiner prothetisch versorgten Seite auf die gesunde. Bedingt durch das gestreckte Kniegelenk während der terminalen Standbeinphase wird der Körperschwerpunkt weiter nach oben bewegt, fällt dann nach unten und baut durch die notwendig werdende Abbremsung mit dem gesunden Bein sehr hohe dynamische Kräfte auf.

## Kapitel 9  Therapiebegleitende biomechanische Methoden

Das prothetisch versorgte Bein wird bei der Versorgung mit Schweizer Sperre (vgl. 8.5) etwas kürzer gehalten, um in der Schwungbeinphase Bodenfreiheit zu erreichen. Diese Verkürzung wirkt sich auch positiv auf die Höhenveränderung des Schwerpunkts und damit auf den Energieverbrauch sowie auf die Reduzierung der oben besprochenen Belastung der kontralateralen Seite aus.

Der zu explosiven Lastübernahme und der daraus resultierenden hohen Beanspruchung aller Gelenke der gesunden Seite kann therapeutisch dadurch begegnet werden, dass dem Patienten beigebracht wird, die Lastübernahme durch leichte Kniebeugung federnd zu bewerkstelligen. Die Lastübernahme erfolgt dann langsamer. Dadurch werden die Bodenreaktionskräfte und letztendlich die Beanspruchungen reduziert.

In Abbildung 9.8 ist das Auftreten mit der prothetisch versorgten Seite zeitlich festgehalten. Damit lassen sich sehr gut die Standphasendauer, die Doppelstandphase sowie die zeitliche Variabilität über die fünf Doppelschritte beurteilen. Im Vergleich zur gesunden Seite wird die sehr kurze Belastung der prothetisch versorgten Seite sichtbar.

Diese dynamometrische Ganganalyse wird auch zur Messung von Teilbelastungen beim Gehen mit Gehhilfen eingesetzt. Aus dem Kraft-Zeit-Verlauf der

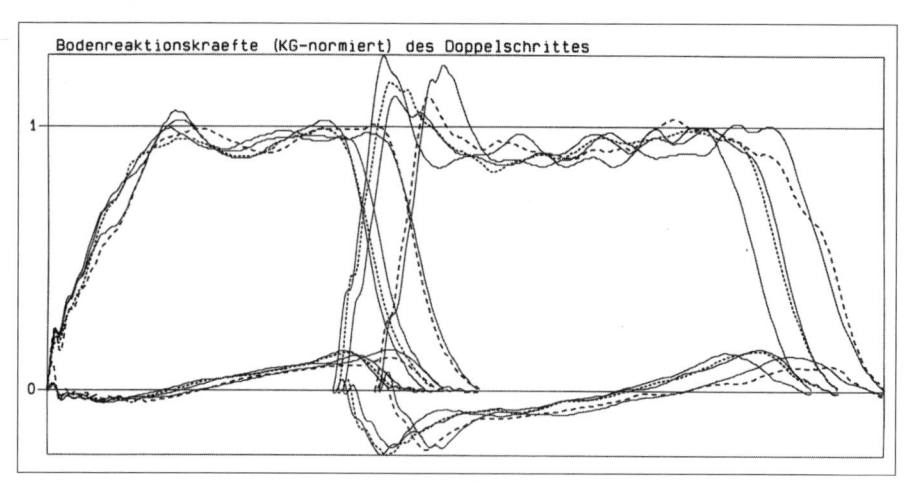

**Abb. 9.8** Auf das Körpergewicht normierte Kraft-Zeit-Verläufe eines Oberschenkelamputierten. Das Auftreten mit der prothetisch versorgten Seite ist zeitlich festgehalten. Damit lassen sich sehr gut die Standphasendauer, die Doppelstandphase sowie die zeitliche Variabilität über die fünf Doppelschritte beurteilen.

Bodenreaktionskraft lassen sich der Einsatz der Gehhilfen beurteilen und Hinweise für die Korrektur ableiten.

In Abbildung 9.9 sind die Bodenreaktionskräfte eines auf der rechten Seite prothetisch versorgten Patienten mit Knieexartikulation zu sehen. Er verwendet zwei Unterarmstützen, geht im so genannten Drei-Punkt-Gang, setzt aber die Stützen in der terminalen Standphase zu wenig ein. Hinweise zum richtigen Einsatz der Gehhilfen verhelfen dem Patienten zum koordinierten physiologischen Gehen.

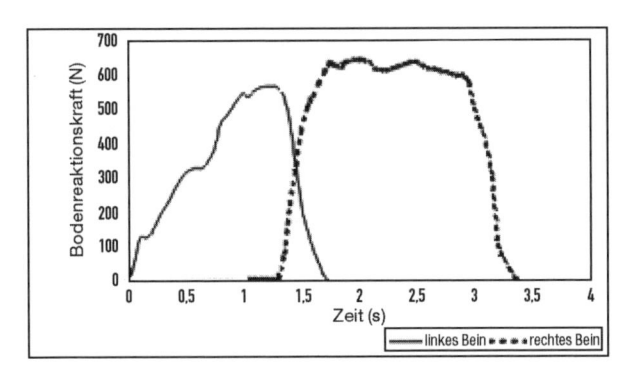

**Abb. 9.9** Teilbelastungsmessung beim Gehen mit zwei Unterarmstützen im sog. Drei-Punkt-Gang eines auf der rechten Seite prothetisch versorgten Patienten mit Knieexartikulation. Auffällig ist der bei einer Sollbelastung von 40kp zu geringe Einsatz der Stützen in der terminalen Standphase.

Damit steht ein bezüglich Kosten und Messzeitaufwand relativ günstiges Verfahren zur Verfügung, mit dessen Hilfe therapeutische Empfehlungen abgeleitet und die Ergebnisse dokumentiert werden können.

## *Visualisierung der Bodenreaktionskraft beim Gehen*

Vor allem der Oberschenkelamputierte muss durch entsprechende Muskelaktivitäten dafür sorgen, dass die Bodenreaktionskraft während der gesamten Standphase vor die momentane Drehachse im künstlichen Gelenk fällt. Ist dies nicht der Fall, wird, wie oben bereits für den Stand beschrieben, das Kniegelenk gebeugt. Dies kann der Oberschenkelamputierte nur durch Extension im Hüftgelenk bei gestrecktem künstlichem Kniegelenk erreichen. Dazu müssen vor allem der M. glutaeus maximus sowie die noch aktiven Strukturen der ischiokruralen Muskulatur in der Standbeinphase kräftig kontrahiert werden. Das bedeutet eine fast fortwährende Beschleunigung. Um aber insgesamt konstante Geschwindigkeit zu halten, muss er während der Standbeinphase auf der gesunden Seite umso mehr abbremsen.

Zusammen mit der großen vertikalen Verschiebung des Körperschwerpunkts infolge des gestreckten Beins bedingt diese unrunde, unökonomische Schrittausführung einen hohen metabolischen Energieverbrauch. So ist z.B. die verbrauchte Energie beim Gehen mit einer Oberschenkelprothese ca. zweimal größer als bei einem Gesunden (Baumgartner und Botta, 1995).

Das Erlernen einer rhythmischen energiesparenden Schrittausführung ist somit ein ganz wichtiges Therapieziel (vgl. 5.2.9).

Neben der Analyse der für die einzelnen Gelenke berechneten Drehmoment-Zeitverläufe ist es für das biomechanische Verständnis hilfreich, die sich sowohl im Betrag als auch in der Richtung ändernde Bodenreaktionskraft zu visualisieren. Zwei Methoden sind dazu geläufig:

▷ Messung der dreidimensionalen Orts-Zeit-Kurven ausgewählter Markerpunkte (z.B. Malleolus lat. im OSG, Drehachse im Kniegelenk, Trochanter major), zeitsimultane Messung der Bodenreaktionskräfte und grafische Darstellung der Kraft in einem rechnergenerierten Menschmodell
▷ Messung der Bodenreaktionskräfte und zeitsimultane Videobildüberlagerung.

## 9.5 Oberflächen-Elektromyografie

Die Ansteuerung der für bestimmte Übungen und vor allem beim Gehen mit und ohne Gehhilfen eingesetzten Muskulatur kann mit Hilfe der Oberflächen-Elektromyografie analysiert werden. Dazu werden die Muskel-Summenaktionspotentiale mit Hilfe von Oberflächenelektroden abgeleitet. Die meisten Geräte gestatten es, zeitsimultan die EMG-Signale einem Videobild zu überlagern oder Signale von Fußschaltern zur Triggerung zu verwenden. Damit ist dann eine eindeutige Zuordnung von EMG-Signal und Bewegungsmuster möglich. Die Elektroden werden entsprechend den von Hermens et al. ausgearbeiteten SENIAM-Empfehlungen platziert.

Abbildung 9.10 zeigt die telemetrische EMG-Messung eines unterschenkelamputierten Patienten beim Gehen mit zwei Unterarmstützen im Drei-Punkt-Gang.

Die Elektromyografie liefert sichere Aussagen zur intermuskulären Koordination sowie qualitative Aussagen zum Muskeleinsatz. Zu beachten ist aber, dass aus der

## 9.5 Oberflächen-Elektromyografie

Größe des EMG-Signals, ob nun als Mittel-, Effektiv- oder Integralwert berechnet, keine direkte Aussage über die erzeugte Muskelkraft möglich ist. Für selektiv erfassbare Muskeln müsste z.B. bei einer zeitsimultanen Messung der isometrischen Maximalkraft eine Kraft-EMG-Kalibrierkurve ermittelt werden. Aus dieser Kurve könnte dann für andere Übungen, bei denen keine Kraftmessung möglich ist, aus den EMG-Werten über die Kalibrierkurve mit entsprechender Genauigkeit die Kraft ermittelt werden. Ferner ist zu beachten, dass mit den Oberflächenelektroden das Summen-Aktionspotential aller im Erfassungsbereich liegenden Muskeln gemessen wird.

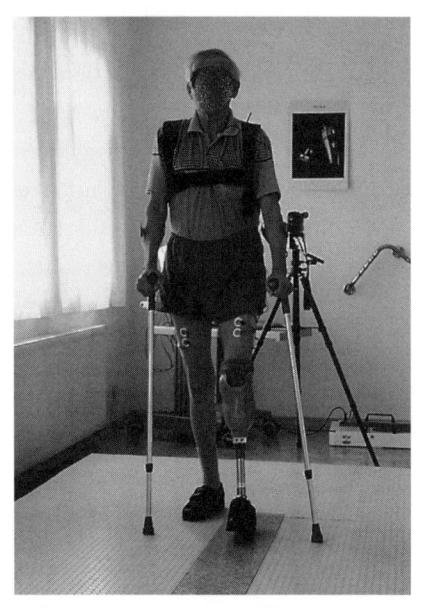

**Abb. 9.10** Telemetrische EMG-Messung beim Gehen mit Unterarmstützen

Elektromyografische Ganganalysen zeigen bei Patienten, die mit ihrer Prothese schon längere Zeit sicher gehen, periodische, den Gangphasen angepasste zyklische EMG-Muster. In Abbildung 9.11 sind die integrierten EMG-Signale des

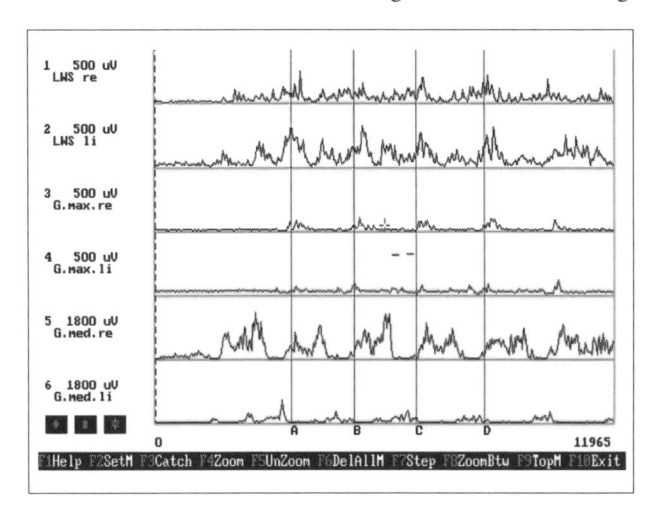

**Abb. 9.11** Integrierte EMG-Signale beim Gehen mit zwei Unterarmstützen im sog. 3-Punkt-Gang von einem Patienten, welcher mit seiner Oberschenkelprothese schon längere Zeit sicher gehen kann. Es zeigen sich periodische, den Gangphasen angepasste zyklische EMG-Muster.

M. erector spinae, des M. glutaeus maximus und des M. glutaeus medius von einem Patienten mit Oberschenkelprothese auf der linken Seite im so genannten Drei-Punkt-Gang dargestellt.

Es zeigt sich ein den Gangzyklen rhythmisch angepasstes EMG-Muster. Die Marker kennzeichnen das Auftreten mit der rechten Ferse. Deutlich sind die, auch aufgrund des entlastenden Drei-Punkt-Gangs, reduzierten Aktionspotentiale des M. glutaeus medius rechts, des M. glutaeus maximus beidseits sowie die auf der linken Seite verstärkte Aktivität des M. erector spinae zu sehen.

Bei frisch versorgten Patienten ist teilweise eine Dauerkontraktion festzustellen. Dies führt zu erhöhtem metabolischen Energieverbrauch und zu frühzeitigen Ermüdungserscheinungen.

## 9.6 Pedobarografie

Die meisten Amputationen sind nicht traumatisch bedingt, sondern, wie bereits in Kapitel 2 beschrieben, vor allem durch Durchblutungsstörungen und bei Diabetikern aufgrund des diabetischen Fußsyndroms notwendig geworden. Bei diesen Patienten ist die Wahrscheinlichkeit für eine auch auf der kontralateralen Seite notwendig werdende Amputation sehr hoch (David et al., 1998). Daher müssen auch alle Risikofaktoren, die beim diabetischen Fuß auf der nicht betroffenen Seite zu Druckgeschwüren und aufsteigenden Entzündungen führen können, erkannt und minimiert werden.

Es besteht Konsens darüber, dass beim diabetischen Fuß der Spitzenwert des plantaren Drucks ein besonders aussagekräftiger Parameter ist, und daher die Spitzendrücke so gering wie möglich zu halten sind (Drerup, 2000). Ebenso wichtig ist es, die Zeitdauer der Einwirkung eines hohen Drucks auf ein ulkusgefährdetes Gebiet, also die Dosis als Zeitintegral des plantaren Drucks zu reduzieren. Die längste Verweildauer erfährt der Fuß im Ballenbereich während der terminalen Standphase. Außerdem treten in dieser Phase bedingt durch die Flexion in den Metatarsalgelenken größere Scherkräfte auf, die auch Ursache von Ulzerationen sein können.

Um Patienten mit einem Risiko für neuropathische Fußulzeration identifizieren zu können, müssen neben den o.g. Parametern auch die Druckverteilung sowie

## 9.6 Pedobarografie

die Gangspur gemessen werden (Zimny u.a., 2000). So liegen bei potenziell ulkusgefährdeten Patienten die Spitzendrücke im ebenen Bezugsschuh (siehe Abbildung 9.12) bzw. beim Barfußgehen über ebene stationäre Messsysteme bei signifikant höheren Werten als bei Gesunden ($p > = 70\ N/cm^2$), und die Gangspur verläuft weiter lateral.

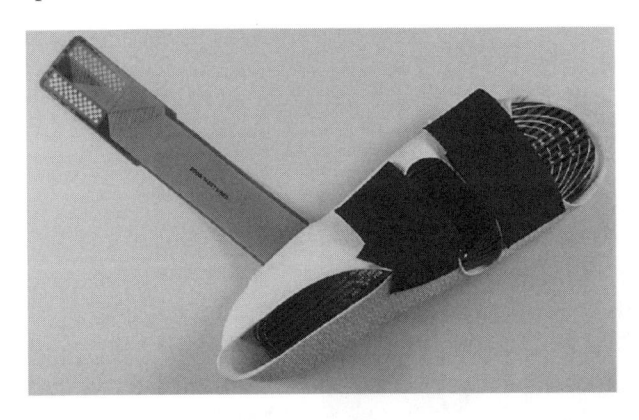

**Abb. 9.12** Ebener Bezugsschuh mit Messsohle für die Messung des plantaren Spitzendruckes

Eine praxisrelevante Möglichkeit zur Reduzierung o.g. Risiken ist die Zurichtung und/oder Bettung im orthopädischen Maßschuh. Durch die Weichbettung des Fußes wird eine großflächige gleichmäßige Druckverteilung erreicht. Mit Hilfe der Schuhzurichtung (Zehen-, Ballen- und Mittelfußrolle, oft mit Sohlenversteifung kombiniert) kann das Abrollverhalten günstig beeinflusst und somit die Druckbelastungen zeitlich gestreckt und im Betrag reduziert werden.

Da der Diabetiker mit Polyneuropathie aufgrund seiner geminderten Schmerzsensorik die negativen Auswirkungen von Kräften und Drücken in Form von Ulzerationen am Fuß seines nichtamputierten Beines meist zu spät bemerken würde, ist es um so notwendiger, den Zeitverlauf o.g. plantarer Drücke in seinen orthopädischen Maßschuhen objektiv zu messen.

Dazu bietet die Industrie eine Reihe objektiver Messgeräte an, mit denen eine Druckverteilungsmessung im Schuh möglich ist.

Bei der Fußdruckmessung werden flexible Messsohlen in den Schuh eingelegt und über einen Adapter und 8 m lange dünne flexible Kabel mit der Messwerterfassung eines PCs verbunden. Die örtliche und zeitliche Auflösung gestatten eine genaue Analyse des Zeitverlaufs der plantaren Druckverteilung sowohl im Stand als auch beim Gehen (ca. vier bis sechs Doppelschritte) und die grafische

Darstellung der Gangspur (Lage der resultierenden Kraft). Damit steht dem medizinischem Personal und vor allem dem Orthopädieschuhmacher ein objektives Messverfahren zur Seite, mit dem das Ergebnis der Fußbettung und der Schuhzurichtung kontrolliert und ggf. definiert verändert werden kann. Es dient somit auch der Dokumentation und der Qualitätssicherung. So zeigt Abbildung 9.13 die Verteilung des plantaren Spitzendrucks vor der Weichbettung und Abbildung 9.14 die Verteilung nach der Fußbettung.

Durch die Fußbettung hat sich die Auflagefläche, vor allem im Mittelfußbereich vergrößert und damit konnten die Drücke unter der Ferse und unter den Grund-

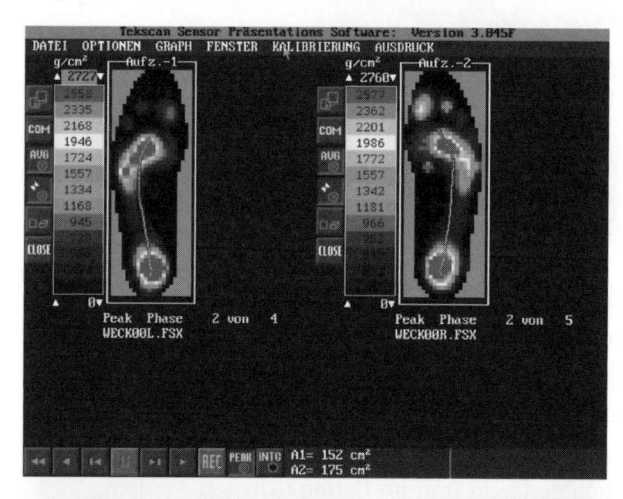

**Abb. 9.13** Verteilung des plantaren Spitzendrucks vor der Weichbettung. Deutlich sind die auf kleine Flächen konzentrierten rot dargestellten hohen Spitzendrücke unter der Ferse und im Vorfußbereich zu sehen.

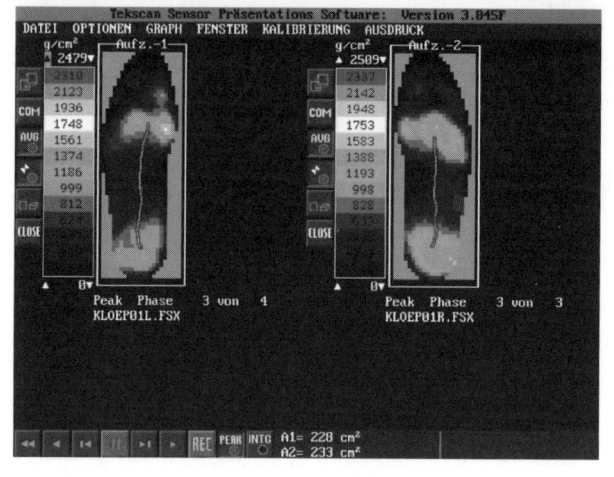

**Abb. 9.14** Verteilung nach der Weichbettung. Durch die Weichbettung des Fußes wird eine großflächige gleichmäßige Druckverteilung erreicht. Der plantare Spitzendruck unter der Ferse und im Vorfußbereich ist verringert; damit ist die Gefahr von Ulzerationen reduziert.

gelenken signifikant reduziert werden. Es wird eine großflächige gleichmäßigere Druckverteilung erreicht.

**Literatur**

Baumgartner, R. und Botta P. (1995). Amputation und Prothesenversorgung der unteren Extremität. Stuttgart: Enke

Blumentritt, et al. (2001). Die Bedeutung des statischen Prothesenaufbaus für das Stehen und Gehen des Unterschenkelamputierten. *Der Orthopäde*, technische Orthopädie 3, 161–168

David et al. (1998). Is there a critical level of plantar foot pressure to identify patients at risk for neuropathic foot ulceration. The Journal of Foot and ankle surgery, 37, 303–307

de Nève, W. (1983). *Gehschulung mit Trägern von Prothesen und Orthesen*. VEB Verlag Volk und Gesundheit: Berlin

Drerup, B. (2000). Der Einfluss der Fußbettung und Schuhzurichtung auf die plantare Druckverteilung. *Med. Orth. Tech.*, *120*, 84–90

Hermens et al. (1999). *European recommendation for surface electromyography (SINIAM 8)*. Roessingh Research and Development b.v., Enschede

Mütze, E. (2000). Die Rehabilitation beinamputierter Patienten mit arteriellen Durchblutungsstörungen. *Krankengymnastik, 49*, 2043–2055

Zimny et al. (2000). Unterschiede in der plantaren Druckverteilung bei Diabetikern mit diabetischen Fußsyndrom: Qualitative Beurteilung mittels dynamischer Pedobarographie. *Diabetes und Stoffwechsel, 9*, 322–326

# 10 Maßnahmen zur Verbesserung und zum Erhalt der Selbstständigkeit

*Anja Schreiber*

Die Beinamputation beim älteren Menschen ist nicht nur ein körperlicher Einschnitt. Zwangsläufig wird durch einen solchen Einschnitt die Mobilität und die Bewältigung des täglichen Lebens schwieriger. In diesem Kapitel werden daher aus Sicht der Ergotherapie Maßnahmen zur Verbesserung und Erhaltung der Selbstständigkeit für den älteren Beinamputierten dargestellt.

## 10.1 Ziel der Ergotherapie

Wichtigstes Ziel der Ergotherapie, nicht nur bei der Versorgung älterer Beinamputierter, ist die Wiedererlangung der größtmöglichen Selbstständigkeit. Der Patient soll im Alltag möglichst wieder ohne fremde Hilfe zurecht kommen. Es werden entsprechende Hilfsmittel für die verschiedensten Alltagsverrichtungen angeboten, die die Tätigkeiten des täglichen Lebens erleichtern können und dem Patient helfen, wieder selbstständig zu werden. Ergotherapie ist also „Hilfe zur Selbsthilfe". Dieser Bereich wird in Kapitel 10.2 behandelt.

Ein weiteres Aufgabenfeld ist das motorisch-funktionelle Training, das meist in funktioneller Einzeltherapie durchgeführt wird. Dies dient der Gelenkmobilisation, der Kräftigung der Muskulatur und der Anbahnung bzw. Beübung physiologischer Bewegungsabläufe. Diese Aspekte werden in Kapitel 10.3 diskutiert.

## 10.2 Aktivitäten des täglichen Lebens – Konzept und Therapie

Unter den Aktivitäten des täglichen Lebens (AdL: Activities of daily living) werden alle erdenklichen Alltagsaktivitäten verstanden, die ein Mensch bewältigt. In der Rehabilitationsphase werden daher Tätigkeiten erprobt und geübt, mit denen der Patient in der Klinik und später zu Hause unter den neuen Bedingungen der Amputation konfrontiert werden kann.
Bei der ergotherapeutischen Behandlung stehen folgende Aspekte im Mittelpunkt:
▷ Dusch- und Anziehtraining
▷ Rollstuhltraining
▷ Transfer (= Umsetzen, z.B. vom Bett in den Rollstuhl)
▷ Hilfsmittelerprobung, -beratung und -verordnung
▷ Angehörigenanleitung
▷ Haushaltstraining.

### *Dusch- und Anziehtraining (DAT)*

Dusch- und Anziehtraining bedeutet, dass zunächst die Selbstständigkeit des Patienten bei der Körperpflege, beim An- und Auskleiden (jeweils getrennt nach Ober- und Unterkörper), beim Waschen und Duschen, beim Toilettengang und dementsprechend auch beim Transfer (Aufsetzen im Bett, Seitenlagewechsel, Bett-Rollstuhl, Rollstuhl-Toilette) abgeklärt wird. Dies wird morgens im Patientenzimmer vom Ergotherapeuten überprüft.
Die Selbstständigkeit hängt u.a. von der jeweiligen physischen Belastungsgrenze des Patienten ab, insbesondere von der Rumpfstabilität, der Armkraft, der Beinkraft und der Verlagerung des Gleichgewichts.
Je nachdem, wie gut der Patient zurecht kommt, bietet man ihm Hilfestellungen an, die nach und nach reduziert werden. Einsatzmöglichkeiten von Hilfsmitteln

werden gezeigt. Ebenso werden Tipps und Ratschläge gegeben, wie der Patient sich selbst bestimmte Handlungsabläufe erleichtern kann. Dabei ist insbesondere auf die individuelle kognitive und physische Belastbarkeit des Patienten zu achten. Es gilt das Motto: Fördern statt Fordern.

Die Hilfsmittel können sehr vielfältig sein, einige sollen an dieser Stelle genannt werden. Zum Aufsetzen im Bett wird anfangs oder auch dauerhaft der so genannte Galgen benötigt (dies ist ein Haltegriff der ca. in Brusthöhe über dem Patienten hängt, an dem er sich hochziehen kann; der Griff ist an einem Gestell befestigt, das am Bett montiert wird).

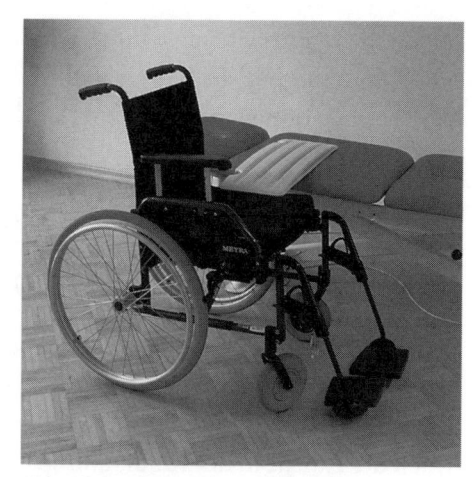

**Abb. 10.1** Rollstuhl mit Rutschbrett

Der Transfer aus dem Bett kann durch ein Rutschbrett, das auf dem Bett und auf dem Rollstuhl aufliegt, erleichtert werden (siehe Abbildung 10.1). Dazu, aber auch zum Aufstehen und Umsetzen ohne Hilfsmittel in den Rollstuhl sind ein höhenverstellbares Bett und eine Anti-Rutschfolie (wird auf die Auftrittsfläche auf den Fußboden gelegt, um einen festen Stand zu gewährleisten) von Vorteil.

Beim Waschen werden oft Bürsten mit langen oder auch gebogenen Griffen für den Rücken und die Füße benutzt (siehe Abbildung 10.2a), außerdem Anti-Rutschmatten, Duschhocker oder Duschrollstühle (siehe Abbildung 10.2b). Für die Toilette gibt es erhöhte Aufsätze mit oder ohne Haltegriffe (siehe Abbildung 10.2c).

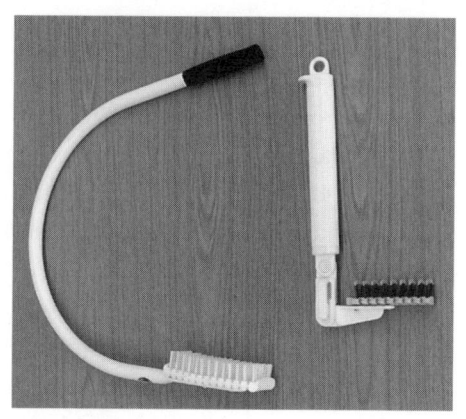

**Abb. 10.2a** Bürsten mit unterschiedlichen Griffen

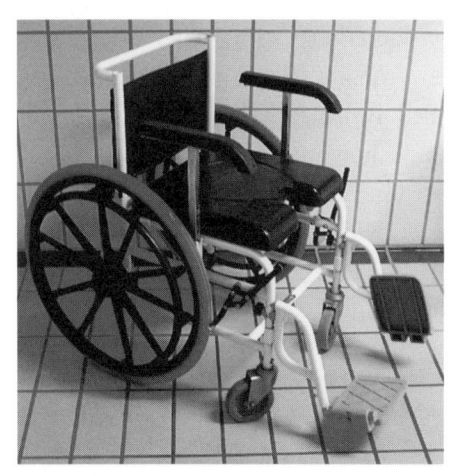

## 10.2 Aktivitäten des täglichen Lebens – Konzept und Therapie

**Abb. 10.2b** Duschrollstuhl

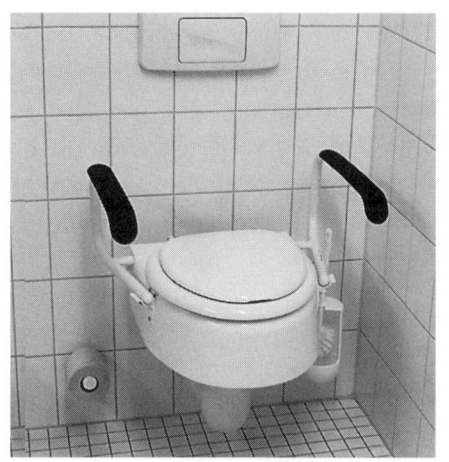

**Abb. 10.2c** Toilette mit Haltegriffen und Toilettensitzerhöhung

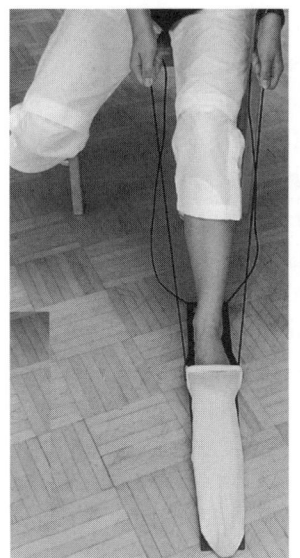

**Abb. 10.3a** Strumpfanziehhilfe

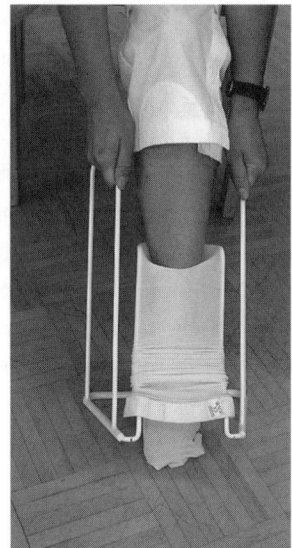

**Abb. 10.3b** Strumpfanziehhilfe

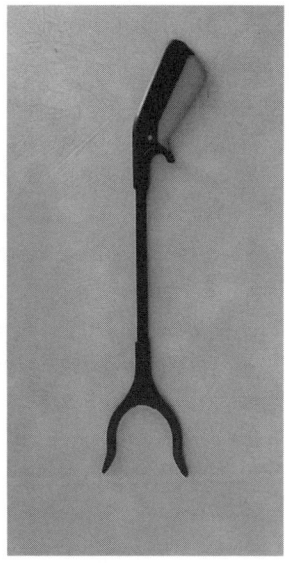

**Abb. 10.3c** Greifzange

Das Strümpfeanziehen kann mit verschiedenen Strumpfanziehhilfen (siehe Abbildungen 10.3a und b), das Hoseanziehen mit einer Greifzange erleichtert werden (siehe Abbildung 10.3c).

Oft ist der Patient zu schwach, um seinen Unterkörper im Stehen oder durch Anheben auf dem Stuhl sitzend zu waschen. Anfangs fällt es vielen sogar schwer, sich auf die andere Seite zu drehen und sich aufzusetzen (v.a. beidseits Amputierte). In diesen Fällen beginnt die Therapie schon an diesem Punkt.

In der Therapie wird dem Patienten Hilfestellung anhand des Bobath-Konzeptes (s. Kasten) angeboten und mit ihm erarbeitet, wie er sich die Situation selbst erleichtern kann.

Das **Bobath-Konzept** wurde 1942 von Berta und Karel Bobath für halbseitengelähmte Menschen entwickelt. Es kann auch bei beinamputierten Patienten eingesetzt werden, da diese ebenfalls mit einem veränderten Körpergefühl zurechtkommen müssen.

Grundgedanken:
▷ Grundlage sind normale Bewegungen und Handlungen des Alltags
▷ Bewegung erfordert eine Koordinationsleistung des Gehirns
▷ Dem Patient werden Bewegungen bewusst gemacht, indem der Therapeut zusammen mit dem Patienten genau das entsprechende physiologische Bewegungsmuster durchführt, d.h. ihn dabei unterstützt und führt
▷ Über diese bewussten Bewegungsabläufe soll der Patient sein Körpergefühl, seine Balance wiedergewinnen.

Vor allem ist es wichtig, an die häusliche Umgebung angepasste Lösungen zu finden, sowohl für Transfertechniken als auch bei der Auswahl der Hilfsmittel (z.B. das Aufsetzen auch ohne Galgen üben, über Drehen auf die Seite, Abstützen mit den Armen). In der ersten Zeit wäscht sich der Patient im Bett liegend. Der Patient wäscht sich – soweit es ihm selbst möglich ist – den Unterkörper. Dazu wird ihm eine Schüssel Wasser ans Bett gestellt. Viele ältere Menschen sind allerdings sehr daran gewöhnt, gewaschen zu werden. Diese erlernte Unselbstständigkeit, die aus Gewohnheit im Krankenhaus oder aus Zeitmangel beim Pflegepersonal entstanden ist, darf in der Therapie nicht unterstützt werden. Ältere Patienten sind um so erstaunter, wenn sie merken, wie gut es (wieder) selbstständig funktioniert.

Das Ankleiden des Unterkörpers erfolgt zunächst meist auch im Liegen. Die Hose kann mit Anheben des Gesäßes oder durch Drehen auf die Seite angezogen werden.

Beim Anziehen kann natürlich das Anlegen der Prothese mit geübt werden, so-

## 10.2 Aktivitäten des täglichen Lebens – Konzept und Therapie

fern diese schon vorhanden ist. Auch kann die Prothese vor dem Waschen angelegt werden, um ins Bad zu gehen. Wenn der Patient aber im Handling mit der Prothese sicher ist, benötigt er in der Regel auch keine ergotherapeutische Hilfe mehr. Nach unserer Erfahrung legt die Mehrheit der älteren Beinamputierten, die eine Prothese haben, diese aber erst nach der Morgentoilette an. Während der ersten Zeit in der Rehabilitationsklinik sind einige Patienten aber auch prothesenunfähig (z.B. aufgrund zu schlechter Wundheilung, fehlender körperlicher Belastungsfähigkeit oder Unverständnis beim Handling).

Das Waschen des Oberkörpers sollte – wenn möglich – am Waschbecken im Rollstuhl oder, wenn der Patient für einen häufigen Transfer kräftig genug ist bzw. dieser besonders trainiert werden soll, auf dem Duschhocker sitzend erfolgen.

Das Duschen ist den meisten Patienten in der Klinik aufgrund der Wundheilungsstörungen noch nicht erlaubt. Wenn es jedoch zulässig ist, muss abgeklärt werden, wie sich der Patient zu Hause waschen wird. Hat er z.B. nur eine Badewanne und keine Einzeldusche, ist es vielleicht sinnvoller, das Waschen vorwiegend am Waschbecken zu üben, mit oder ohne die dazu notwendigen und zu Hause einsetzbaren Hilfsmittel.

Nach und nach soll natürlich die Hilfe durch den Therapeuten sowie der Einsatz von Hilfsmitteln verringert werden und der Patient immer mehr an eigene Aktivität herangeführt werden. Durch gesteigerte Rumpf- und Armkräftigung soll der Patient auch seinen Unterkörper am Waschbecken waschen, möglichst auch im Stehen, Hosen und Strümpfe selbst anziehen, das Ankleiden im Sitzen und Stehen üben, Transfer/Umsetzen ohne Unterstützung des Therapeuten ausführen, mit Prothese ins Bad gehen.

Der Toilettengang ist ebenfalls Inhalt des DAT. Dafür gibt es wieder – je nach körperlicher Verfassung – verschiedene Möglichkeiten. Der Schieber ist die „bequemste" Variante, dabei übt der Patient aber nur das Wechseln der Seitenlage. Mehr Aktivität verlangt das Umsetzen in einen Toilettenstuhl. Diesen gibt es auch mit arretierbaren Rollen und in Kombination mit einem Duschstuhl, d.h., der Patient kann nach Abnahme des Schiebers unter die Dusche fahren und sich dort waschen. Die aktivste Variante ist natürlich das Benutzen der Toilette, eventuell mit Erhöhung und Haltegriffen versehen. Hier erreicht man durch das häufige Umsetzen viel Transfertraining.

Voraussetzung für das Erlernen selbstständiger und sicherer Transfers sind außerdem Bewegungs- und Kräftigungsübungen in der Einzeltherapie (besonders für die Hand- und Armkraft).

## Rollstuhltraining

Steht bei dem Patienten die Mobilisation mit dem Rollstuhl als Rehabilitationsziel im Vordergrund, muss zunächst abgeklärt werden, ob der Rollstuhl für den Wohnbereich oder das Außengelände benötigt wird und ob ein mechanischer Rollstuhl in Leichtgewichtsbauweise (siehe Abbildung 10.4) oder ein Elektrorollstuhl verordnet werden soll. Steht Letzteres noch nicht fest, kann in der Einzeltherapie innerhalb der Ergotherapie getestet werden, welcher Rollstuhl für den Patienten besser geeignet ist.

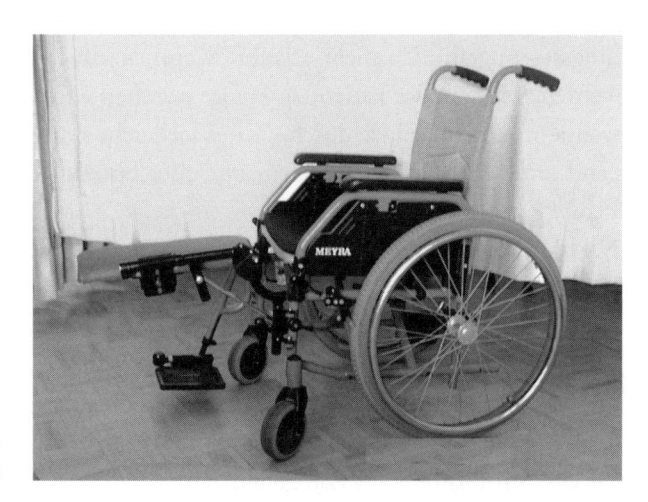

**Abb. 10.4**
Rollstuhl in Leichtbauweise

Voraussetzung für das Rollstuhltraining ist die optimale Anpassung des Rollstuhls an den Patienten. Das heißt, entsprechend der Messungen (Sitztiefe, -breite, -höhe, Lehnenhöhe) und benötigtem Zubehör (z.B. eine Fußraste, Stumpfauflage) muss vorübergehend ein Leihrollstuhl ausgewählt und später der geeignete Rollstuhl verordnet werden.

Je nachdem, wo der Rollstuhl eingesetzt werden soll, wird entsprechend im Innenbereich oder im Außengelände geübt.

## Die wichtigsten Kriterien im Überblick

### Geradeausfahren

Vor allem beim Geradeausfahren macht sich ein einseitiges Bewegungs- oder Kraftdefizit bemerkbar, da dafür ein gleichmäßiges Anschieben mit der rechten und linken Hand wichtig ist. Die Schubkraft muss auf beiden Seiten gleich dosiert werden, sonst fährt man schräg.

Zur Unterstützung kann zusätzlich auch mit einem Bein „mitgegangen" werden. Dies ergänzt z.B. gleichzeitig das Kräftigungstraining des erhaltenen Beins, und der Patient kann so außerdem selbst dazu beitragen.

### Kurvenfahren

Dazu ist viel Hand-Hand-Koordination notwendig, da ein gegensätzliches Anschieben ausgeführt werden muss. Hat der Patient allgemeine Koordinationsstörungen, kann darauf in der Einzeltherapie speziell eingegangen werden (mit Hilfe verschiedener therapeutischer Mittel und Übungen, z.B. bilaterale Bewegungsübungen auf dem Tisch – Wischübungen, mit Bällen, funktionellen Spielen, Korbflechten).

Um Rechtskurven zu fahren, muss auf der linken Seite mehr Schub gegeben werden als rechts, will man Linkskurven fahren, schiebt man das rechte Rad mehr als das linke an.

Zum Drehen wird ein Rad festgehalten bzw. nach hinten geschoben, das andere nach vorn angeschoben, je nachdem, in welche Richtung gedreht werden soll (rechts: rechtes Rad festhalten, linkes Rad nach vorn Schub geben, links: linkes Rad festhalten, rechtes Rad nach vorn Schub geben).

### Schwellen

Bei Schwellen ist es oft günstig, wenn man rückwärts an sie heranfährt, d.h. den Rollstuhl so dreht, dass die Hinterräder vor der Schwelle stehen. Der Patient selbst schiebt an den Rädern kurz und kräftig nach hinten. Hilft eine Zweitperson, kippt diese den Rollstuhl leicht nach hinten (körpernah) und fährt so über die Schwelle.

Da der Rollstuhl in der Regel hinten größere Räder hat, erweist sich diese Variante als günstigste (große Räder können Hindernisse besser überwinden).

Rollstühle für das Außengelände sind anders konzipiert, sie haben vorn größere

Räder als Rollstühle in Leichtgewichtsbauweise für den Innenbereich. Daher ist eine genaue Absprache mit dem Patienten oder dessen Angehörigen über den Verwendungszweck erforderlich.

Beim Fahrtraining und der Erprobung mit einem Elektrorollstuhl geht es vordergründig um das Üben der Bedienung, vor allem der richtigen Dosierung bei der Bedienung des Joystick.

### *Transfer*

Das Beherrschen des Transfers ohne Hilfspersonen ist der größte Schritt zur Selbstständigkeit. Das Umsetzen ist Inhalt jeder Therapieeinheit.

Hierfür gibt es ebenfalls Hilfsmittel, wie z.B. das Rutschbrett. Dies ist sehr hilfreich, wenn der Patient Schwierigkeiten mit dem Umdrehen im halben Stand hat, oder wenn die Kraft nicht reicht, sich über die Rollstuhlarmlehne zu heben. Das Brett wird dann als Verbindung zwischen Rollstuhl und der anderen Sitzmöglichkeit gelegt (Armstütze vom Rollstuhl entfernen), die nebeneinander stehen.

Beim DAT muss bei körperlich schwachen Patienten allerdings schon mit Üben des Transfers vom Liegen in den Sitz, bzw. das Drehen auf die Seite begonnen werden. Dies wird unter den Gesichtspunkten des Bobath-Konzepts durchgeführt. Ansatzpunkte für den Therapeuten sind Schultergürtel und Becken, dort werden Impulse gegeben, durch die der Patient aktiviert werden soll, sich umzudrehen. Mit den Händen soll er sich am Bett mit aufstützen oder eine Kante, den Galgen als Hilfe zum „Hochziehen" nehmen. Der Therapeut unterstützt dabei am Schultergürtel und führt die untere Extremität.

Für das Umsetzen vom Bett in den Rollstuhl gibt es verschiedene Varianten. Reicht wieder die Armkraft zum Ausheben nicht aus, kann über den Schinkengang an die Bettkante gerutscht werden. Zentraler Punkt für den Therapeuten ist das Becken. Mit den eigenen Knien kann das Bein des Patienten stabilisiert werden. Hier werden Impulse zum Aufstehen gegeben, je nach dem, wie viel Unterstützung benötigt wird. Über den Stand und durch Drehen oder durch das Ausheben kann so der Patient in den Rollstuhl gesetzt werden.

Voraussetzung für einen sicheren Transfer ist die Vorbereitung, d.h. Anbremsen und richtiges Positionieren des Rollstuhls.

Soll mit Prothese geübt werden, benötigen die Patienten meist Hilfe zur Stabilisierung/Gleichgewichtsregulierung beim Aufstehen und Hinsetzen.

## 10.2 Aktivitäten des täglichen Lebens – Konzept und Therapie

### *Besonderheiten beim beidseits oberschenkelamputierten Patienten*

Wie schon erwähnt, kommt es nicht selten vor, dass gerade dem beidseits Amputierten schon das Aufsetzen im Bett oder auch das Drehen auf die andere Seite große Probleme bereitet. Ihm fehlen aufgrund der kurzen Stümpfe der Gegenhalt und das Abstützen eines Beins. Auch das Halten des Gleichgewichts im Sitzen muss oft erst noch trainiert werden.

Die Patienten brauchen anfangs viel Hilfe beim Umsetzen in den Rollstuhl. Gut eignet sich hier der Einsatz eines Rutschbretts, einige Patienten fühlen sich damit aber etwas unsicher, was den Transfer wieder behindert. Eine andere Lösung kann dann das Umsetzen vom Bett in den Rollstuhl über den Rückwärts-Schinkengang bieten. Das heißt, der Patient dreht sich im Bett so, dass er mit dem Rücken zur Kante sitzt und sich dann durch abwechselndes Abheben und Hinterrücken der Gesäßhälften bis in den Rollstuhl bewegt.

Auch für die Toilettenbenutzung gibt es verschiedene Varianten. Unentbehrlich sind auf jeden Fall Haltegriffe, die entweder in die Wand oder an einer Erhöhung bzw. an der Toilettenbrille selbst angebracht sind. Der kräftigere Patient setzt sich (eventuell mit Hilfe der Griffe oder einer Zweitperson) von der Seite bzw. dreht sich von vorn „normal herum" auf die Toilette, oder er hebt/schiebt sich von vorn auf die Toilette, sodass er quasi rückwärts, also mit dem Gesicht zur Wand, sitzt. Dabei wird meist weniger Kraft benötigt.

### *Hilfsmittelerprobung, -beratung und -verordnung*

Während des Dusch- und Anziehtrainings und im Rahmen der Einzelbehandlung werden die meisten benötigten Hilfsmittel direkt in die Therapie einbezogen und ausprobiert. Im Einzelnen betrifft das vor allem An- und Ausziehhilfen (Greifzangen, Strumpfanzieher), Duschhocker, Toilettensitzerhöhungen, Gehbänkchen oder Rollatoren.

Die Hilfsmittelberatung bezieht sich aber auch auf die gesamten häuslichen und wohnlichen Gegebenheiten. Daher muss besprochen werden, was zu Hause verändert werden muss, damit die Selbstständigkeit im Alltag gewährleistet ist.

Ein Problem sind Türschwellen. Ist es nicht möglich, diese zu entfernen, können Rampen eingesetzt werden. Diese gibt es in verschiedenen Ausführungen, auch für Treppenstufen im Außenbereich.

Fehlt dem Patienten die notwendige körperliche Kraft und Stabilität zum Gehen, sodass er sich zu Hause vorwiegend mit dem Rollstuhl fortbewegt, müssen Lösungen zum Überwinden mehrerer Treppenabsätze gefunden werden. Dafür wird mit dem Patienten und dessen Angehörigen die Treppenraupe und das Scala-Mobil (Treppensteiggerät) ausprobiert, wobei sie feststellen sollen, womit sie besser zurecht kommen.

Sehr oft bereitet das Benutzen der Badewanne (Ein- und Ausstieg) Schwierigkeiten. Dafür werden mit dem Patienten im Übungsbad Lösungen gesucht, die sich nach der körperlichen Stabilität jedes Einzelnen und auch nach dem verfügbarem Platz zu Hause richten.

Verschiedene Möglichkeiten wären ein Badewannenbrett, Wannensitz oder ein Wannenlifter-Einsatz (siehe Abbildungen 10.5a und b).

Nachdem mit dem Patient alles abgeklärt wurde, muss der behandelnde Arzt in der Klinik entscheiden, welche der benötigten Hilfsmittel direkt verordnet, also rezeptiert, werden dürfen und was zunächst nur als Empfehlung aufgeschrieben werden soll. Bei einer Empfehlung wird das entsprechende Hilfsmittel inklusive Bestellnummer und Firmen-/Katalogangabe für den weiterbehandelnden Haus-

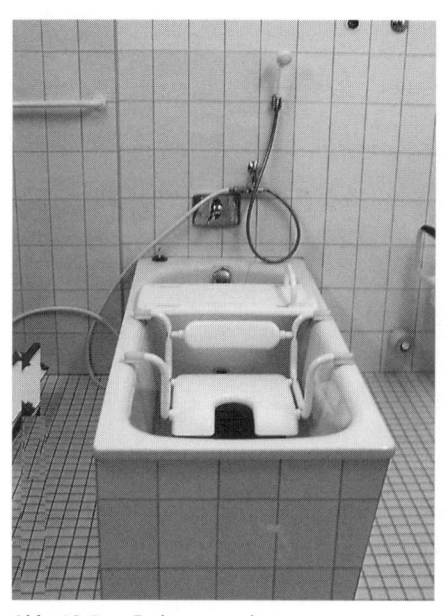

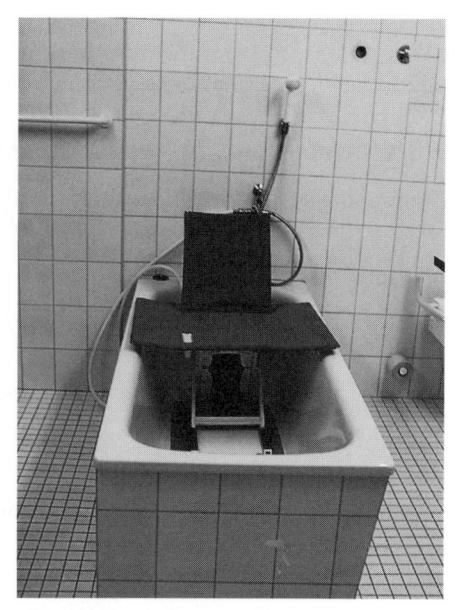

**Abb. 10.5a** Badewannensitz

**Abb. 10.5b** Badewannenlift

arzt aufgeschrieben, sodass dieser nur eine Übertragung auf ein Rezept vornehmen muss. Die Entscheidung über Verordnung oder Empfehlung richtet sich in erster Linie nach der Dringlichkeit, d.h. ob es zur „groben" Selbstständigkeit notwendig ist. Dies beurteilen die Ergo- und Physiotherapeuten, es spielen aber auch gesetzliche Richtlinien eine Rolle.

Alle rechtlichen Maßnahmen für eventuelle Umbauten, Weiterbetreuung (betreutes Wohnen, Pflegeheim, Umzug zu Verwandten), Beantragung des Schwerbehindertenausweises u.Ä. regelt der Sozialdienst in Zusammenarbeit mit der Ergotherapie.

### *Angehörigenanleitung*

Die nächsten Angehörigen sollten in die Alltagsabklärung mit einbezogen werden. Dies ist wichtig, wenn der Patient auch zu Hause weiterhin auf Hilfe angewiesen ist oder wenn es um die genaue Hilfsmittelversorgung und -absprache geht. Ist der Ehepartner mit angereist, wird er z.B. in das DAT mit einbezogen und angeleitet. Wichtig hierbei ist aber, dass sie dem Patienten nicht zuviel Eigeninitiative abnehmen, sondern dass sie lernen, ihm soviel Hilfe wie nötig aber so wenig wie möglich zu geben.

### *Haushaltstraining*

Hierbei wird vor allem ein Küchentraining durchgeführt wie z.B. Salate zubereiten oder Kuchen backen.

Damit kann auch die Umsetzung einzeln beübter Bewegungsabläufe (z.B. Heranfahren an Arbeitsflächen, Umsetzen, Hantieren im Stehen), Feinmotorikübungen etc. in eine weitere wichtige Alltagssituation (und gleichzeitig deren Abklärung) erreicht werden.

## 10.3 Funktionelle Einzeltherapie

Motorisch-funktionelles Training beinhaltet Gelenkmobilisation, Verbesserung der Beweglichkeit, Muskelkräftigung, Ausdauersteigerung, Übung physiologischer Bewegungsmuster, Sensibilitätstraining, Koordinationstraining und daraus resultierend auch wieder das Training von Aktivitäten des täglichen Lebens.

Die physische Stabilisierung und muskuläre Kräftigung ist eine der wichtigsten Voraussetzungen für die Umsetzung des Selbstständigkeitstrainings im Alltag, denn sie bildet die Grundlage für einen sicheren und selbstständigen Transfer und zur Fortbewegung mit Rollstuhl, Gehbänkchen, Rollator oder UA-Stützen. Das Rehabilitationsziel bei älteren beinamputierten Patienten ist u.a. die Mobilisierung mit dem Rollstuhl. Dafür muss die Rumpfstabilität sowie die Arm- und Handkraft trainiert werden. Außerdem weisen viele Patienten als eine der Nebendiagnosen des Diabetes mellitus eine Polyneuropathie auf, sodass zusätzlich auch Sensibilitätsstörungen und daraus resultierende Feinmotorikstörungen auftreten.

### *Sensibilitätstraining*

Zur Verbesserung der Sensibilität können folgende für die Nervenendigungen stimulierende Übungen durchgeführt werden:
- Warmes Kiesbad (auch Sand, Raps, Linsen, Erbsen), in dem aktiv Finger- und Handbewegungen, Greifübungen, Streichungen etc. ausgeführt werden
- Stimulation mit Igelball, Bürste
- Funktionelle Tastspiele
- Kälte- und Wärmereize im Wechsel.

### *Schulung der Feinmotorik/Kraftsteigerung*

Der Schulung der Feinmotorik/Kraftsteigerung können dienen:
- Verschiedenste funktionelle Spiele mit unterschiedlichen Schwierigkeitsgraden (z.B. kleines Steckhalma, Schraubenbrett)
- Handfunktionsübungen mit Therapieknete
- Übungen mit therapeutischen Mitteln wie Powerweb, Theraball, Qigong-Kugeln etc.
- Handwerkliche Tätigkeiten wie Korbflechten, Weben, Makramee, Tonarbeiten oder Seidengestaltung.

### *Psychische Stabilisierung*

Die oben genannten ergotherapeutischen Techniken stärken auch die psychische Stabilität. Beinamputierte Patienten haben Probleme mit der Krankheitsverarbeitung und neigen zu depressiven Verhaltensweisen. Durch die handwerkliche

Tätigkeit werden sie von ihren Problemen und Ängsten abgelenkt. Gruppentherapien fördern die Kommunikation untereinander und können außerdem zur Freizeitgestaltung beitragen.

## *Übungen zur Rumpfstabilität*

Verstärkung der Rumpfstabilität und allgemeine körperliche Kräftigung der oberen Extremität ist ganz besonders bei beidseits oberschenkelamputierten Patienten wichtig, da ihnen der Gegenhalt und Druck eines Beins beim Auf- und Umsetzen fehlt und dadurch auch sehr oft Gleichgewichtsprobleme bestehen. Beispiele zu Therapieinhalten können sein:

▷ Funktionelle Spiele, bei denen Gewichtsverlagerung bzw. automatische Gleichgewichtsreaktionen notwendig sind, z.B. großes Solitär (= Steckhalma) im gestützten oder freien Sitz mit Zureichen der Spielsteine aus verschiedenen Richtungen
▷ Selektive Bewegungsübungen mit Hilfe therapeutischer Mittel wie Ball, Stange oder auch ohne Medien
▷ Einsatz handwerklicher Techniken, bei denen große Bewegungen im Vordergrund stehen sollten (z.B. Korbflechten, Weben am Hochwebrahmen, Makramee an einer Aufhängung, großes Seitentuch etc.)
▷ Beüben einzelner alltagsrelevanter Aktivitäten, Frequenzen, die morgens im ADL noch große Probleme bereiten, wie verschiedene Transfertechniken, An- und Ausziehen einzelner Kleidungsstücke u.v.m.

## *Hirnleistungstraining*

Ein weiteres Einsatzgebiet der Ergotherapie ist das unterstützende Hirnleistungstraining. Übungen zu Gedächtnis- und Konzentrationstraining, Abfolge bestimmter Handlungsabläufe (z.B. beim Küchentraining), Orientierungstraining etc. sind auch Grundlage, um die Selbstständigkeit im Alltag zu verbessern.

## Literatur

Hasselblatt, A. (1992). *Ergotherapie in der Orthopädie*. Stam: Köln
Scheepers, C., Steding-Albrecht, U., Jehn, P. (2000). *Ergotherapie – Vom Behandeln zum Handeln*. Thieme: Stuttgart

# 11 Psychologische Aspekte bei der Behandlung älterer Beinamputierter

*Ralf Schweer*

In den verschiedenen Kapiteln dieses Buches klingt immer wieder an, dass es sich bei der Beinamputation um ein besonderes Ereignis für den Betroffenen handelt, ja, dass es sogar eine existentielle Herausforderung ist, mit dieser körperlichen Einschränkung zu leben. Dass es sich hierbei nicht nur um eine körperliche Einschränkung handelt, ist jedem klar, der schon einmal mit amputierten Patienten gearbeitet hat. Schon vor und besonders nach der Beinamputation kann es zu zahlreichen Veränderungen kommen, die sich vor allem den psychosozialen Bereich betreffen (z.B. soziales Disengagement durch fehlende Mobilität, Angst, Depression und Befindlichkeitsstörungen).

Es erweist sich daher als hilfreich, verschiedene Behinderungsebenen (Krankheitsfolgen), denen der Amputierte unterliegt, zu differenzieren. Die Weltgesundheitsorganisation (WHO) hat schon 1980 in der von ihr erarbeiteten International Classification of Impairments, Disabilities, and Handicaps darauf hingewiesen, dass eine Behinderung auf unterschiedlichen Ebenen und in verschiedenen Bereichen wirken kann. Werden die in Abbildung 11.1 genannten Ebenen auf den Beinamputierten übertragen, so fällt unter die erste Ebene „Schädigung" natürlich die Amputation eines Körperteils. Diese Ebene hebt

## 10.2 Aktivitäten des täglichen Lebens – Konzept und Therapie

allein auf diese körperliche Schädigung (Impairment) ab und berücksichtigt noch nicht deren Konsequenzen.

Die Folge der Amputation ist die Fähigkeitsstörung (Disability). Durch den Verlust des Beins ist die Gehfähigkeit zunächst vollständig eingeschränkt. Die Einschränkung der körperlichen Mobilität kann auch Auswirkungen auf der psychosozialen Ebene nach sich ziehen. So kann der Amputierte z.B. seinen Garten nicht mehr bearbeiten oder seine wöchentliche Skatrunde nicht mehr besuchen. Hier liegt neben der körperlichen Schädigung und der Fähigkeitsstörung eine (psycho-)soziale Beeinträchtigung vor.

Soll die Rehabilitation eines Beinamputierten erfolgreich sein, muss sie sich nun auf allen drei Ebenen abspielen. Während die Schädigungsebene meist in den Bereich der ärztlichen Behandlung fällt („Wie groß ist die Schädigung?", „Wie verheilt die Wunde?"), arbeiten Physiotherapeuten vor allem auf der Fähigkeitsebene.

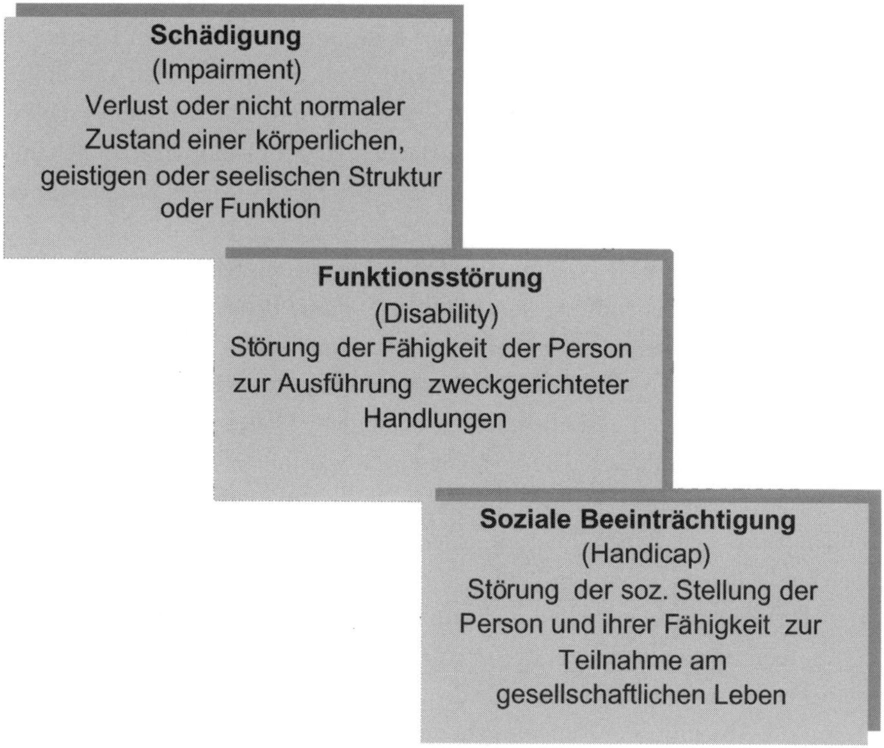

**Schädigung**
(Impairment)
Verlust oder nicht normaler Zustand einer körperlichen, geistigen oder seelischen Struktur oder Funktion

**Funktionsstörung**
(Disability)
Störung der Fähigkeit der Person zur Ausführung zweckgerichteter Handlungen

**Soziale Beeinträchtigung**
(Handicap)
Störung der soz. Stellung der Person und ihrer Fähigkeit zur Teilnahme am gesellschaftlichen Leben

Abb. 11.1  Internationale Klassifikation der Krankheitsfolgen

## Kapitel 11 — Psychologische Aspekte bei der Behandlung

Der Physiotherapeut versucht, die Funktionalität des verbliebenen Beins zu erhalten und versorgt den Patienten zusammen mit dem Orthopädietechniker mit einer Prothese oder einem anderen Hilfsmittel, das den Fähigkeiten des Patienten angepasst sein muss. Die Rehabilitation durch den Physiotherapeuten bezieht sich also darauf, die Funktionalität des Beinamputierten so gut wie möglich wieder herzustellen.

Der Psychologe arbeitet in der Regel auf der Ebene der psychosozialen Beeinträchtigung (Handicap). Er beschäftigt sich also mit den Folgen, die die Amputation für den Patienten hat. Dies können psychosoziale Beeinträchtigungen sein (Rückzug vom gewohnten gesellschaftlichen Leben), aber auch Selbstwertprobleme und Schmerzsymptome, die das alltägliche Leben beeinträchtigen.

Auf der Schädigungsebene arbeiten Psychologen dann, wenn sie diagnostische Instrumente einsetzen. Es gehört mittlerweile zur Routine, dass bei Aufnahme in eine Rehabilitationsklinik bei älteren Patienten (> 60 Jahre) ein geriatrisches Assessment durchgeführt wird, das sowohl die allgemeinen kognitiven Leistungen überprüft als auch den Bereich der Befindlichkeit und Affektivität mit einbezieht. Die psychologische Diagnostik ist – wie auch in der Physiotherapie die Befundung – die Voraussetzung für eine zielgerichtete problemorientierte Behandlung. Der Therapieplan wird auf Grundlage der Ergebnisse der Diagnostik erstellt.

Im diesem Kapitel werden die für den Physiotherapeuten relevanten psychologischen Aspekte zur Behandlung älterer beinamputierter Patienten erläutert. Im ersten Abschnitt werden kurz die häufigsten Symptome einer Hirnleistungsstörung vorgestellt. Weiterhin werden Instrumente zur Diagnostik und der Nutzen des Assessments für den Physiotherapeuten behandelt. Dieser Abschnitt erscheint deshalb als wichtig, da sich daraus ableiten lässt, warum es älteren beinamputierten Patienten manchmal so unendlich schwer fällt, die Anweisungen in der physiotherapeutischen Behandlung zu befolgen oder sich beim nächsten Treffen noch an die bereits bekannten Übungen zu erinnern. Schließlich weiß man, dass arterielle Verschlusskrankheiten nicht nur die Peripherie betreffen, sondern dass der Prozentsatz von Patienten, die an einer pAVK und an einer Veränderung der arteriellen Versorgung des Gehirns leiden, sehr groß ist.

Der zweite Abschnitt des Kapitels geht auf psychologische Schmerztherapiekonzepte ein.

Im dritten und letzten Abschnitt werden psychologische Handlungsleitlinien für Physiotherapeuten formuliert, deren Anwendung dabei hilft, das Verhalten und Erleben älterer beinamputierter Patienten zu verstehen und so die eigene physiotherapeutische Behandlung optimieren zu können.

## 11.1 Hirnleistungsstörung – Symptomatik, Diagnostik und Therapiemöglichkeiten

Jeder Physiotherapeut, der schon einmal ältere Patienten behandelt hat, wird sich sicherlich an eine Situation erinnern können, in der eine therapeutische Anweisung nicht richtig ausgeführt wurde oder in der es zu Verständnis- oder sogar zu Behaltensproblemen gekommen ist. Dies heißt aber nicht, dass der Großteil der älteren Menschen unter Hirnleistungsstörungen oder gar unter einer Demenzerkrankung leidet. Dennoch werden Physiotherapeuten, die es in der Regel mit kranken Menschen zu tun haben, eine eher negative Selektion im Patientengut haben, sie werden es also eher weniger mit gesunden älteren Menschen zu tun bekommen.

Es kann davon ausgegangen werden, dass etwa 1 bis 4% der 65- bis 69-jährigen Menschen an einer Demenz leiden. Diese Zahl wächst mit zunehmendem Alter exponentiell an, sodass bei den 80- bis 84-jährigen schon 8 bis 14% an einer Demenz erkrankt sind, bei den über 90-Jährigen ist es dann jeder dritte (Häfner, 1991). Eine Demenz (de mens = ohne Geist) ist eine sehr einschneidende Erkrankung. Zur Diagnosestellung müssen folgende fünf Merkmale erfüllt sein (nach DSM-IV; Saß, Wittchen & Zaudig, 2000):

1. Verlust intellektueller Fähigkeiten in einem Ausmaß, dass die sozialen und beruflichen Leistungen kaum mehr bewältigt werden können
2. Objektiv nachweisbares Nachlassen des Gedächtnisses, das die Bewältigung von Alltagsaktivitäten beeinträchtigt
3. Störungen in mindestens einem der folgenden Bereiche: abstraktes Denken, Urteilsvermögen, andere höhere kortikale Funktionen (besonders Sprache, Handeln und Erkennen)
4. Fehlen einer Bewusstseinstrübung
5. Hinweise auf einen ursächlichen organischen Faktor.

## Kapitel 11   Psychologische Aspekte bei der Behandlung

Wie man sieht, gehören zur Diagnosestellung einer Demenz schon recht deutliche Kriterien. Die meisten Demenzen treten aber nicht plötzlich auf, sondern bilden sich durch einen zunehmend intellektuellen Abbau immer mehr aus. So kann es zunächst nur zu einzelnen Symptomen kommen, z.B., dass der Patient nicht mehr vom Behandlungsraum zur Station oder umgekehrt findet, dass er sich nicht mehr an den Namen des Therapeuten oder an die gestrigen Übungen erinnern kann. Wichtig aber ist: Nicht jeder ältere Patient ist dement. Gesunde ältere Patienten zeichnen sich durch Realitätsorientierung aus, d.h. sie wissen örtlich und zeitlich Bescheid, und sie sind hinsichtlich ihrer Person orientiert.

Die Physiotherapeutin ist eine der Behandelnden im Rehabilitationsteam, die den Patienten am häufigsten sieht. Daher kommt es auch besonders auf sie an, bestimmte Symptome zu registrieren und mit den anderen Professionen im Rehabilitationsteam zu diskutieren. Insbesondere folgende Symptome sollten hinsichtlich eines „geistigen Abbaus" diagnostisch weiter verfolgt werden:

▷ Intellektueller/kognitiver Bereich:
- Störungen der Merkfähigkeit
- Zerstreutheit
- Räumliche und zeitliche Orientierungsstörungen
- Sprachliche Probleme

▷ Stimmung und Befindlichkeit:
- Ängstlichkeit
- Depressivität
- Labilität
- Interesselosigkeit
- Affektiver Rückzug

▷ Verhalten:
- Aggressivität
- Handlungsstörung
- Apathie.

In der Regel ist es so und wird auch zunehmend von den Kostenträgern verlangt, dass alle älteren Patienten, die sich einer Rehabilitationsbehandlung unterziehen, ein geriatrisches Assessment durchlaufen. Hier werden fachübergreifend unterschiedliche Fähigkeiten und Fertigkeiten untersucht (im Überblick: Arbeitsgruppe Geriatrisches Assessment, 1997). Der Psychologe ist dabei für die mentale Leistungsfähigkeit sowie für die Befindlichkeit und für die affektiven Störungen (z.B. Depression) verantwortlich.

Das geriatrische Basisassessment verfolgt jedoch keinen Selbstzweck, sondern bildet – wie oben bereits erwähnt – die Voraussetzung für die Therapieplanung und -durchführung. Im psychologischen Funktionsbereich werden in der Regel folgende Messinstrumente eingesetzt:
▷ Mini-Mental-State-Examination (Folstein, Folstein & McHugh, 1975)
▷ Uhrentest (z.B. Watson, Arfken & Birge, 1993)
▷ Geriatric Depression Scale (Yesavage & Brink, 1983).

## 11.1.1 Die Mini-Mental-State-Examination (MMSE)

Es sei gleich zu Beginn betont, dass es zahlreiche Screening-Verfahren und Testbatterien zur Abschätzung der kognitiven Leistungsfähigkeit im Alter gibt (im Überblick: Pientka, 1999). Die Mini-Mental-State-Examination ist jedoch eines der am meisten eingesetzten und – dies ist entscheidender – eines der am besten validierten Verfahren. Auch wird die MMSE von der Arbeitsgruppe Geriatrisches Assessment (1997) zum Einsatz im Basisassessment besonders empfohlen.

Die MMSE ist ein Verfahren, das sich aus 30 Items zusammensetzt (s. Abbildung 11.2). Für jedes richtig beantwortete Item bekommt man einen Punkt, sodass sich ein Ergebnis zwischen 30 Punkten („alles richtig beantwortet") und 0 Punkten („keine richtige Antwort") ergeben kann. In zahlreichen Studien hat sich folgende dreistufige Klassifikation ergeben (im Überblick: Tombaugh & McIntyre, 1992):
▷ 24 bis 30 Punkte: keine Störung
▷ 18 bis 23 Punkte: milde Störung
▷ 0 bis 17 Punkte: schwere Störung.

Schwierigkeiten entstehen bei leichten kognitiven Beeinträchtigungen, da die MMSE hier nicht sensitiv genug ist. Ihr Einsatzgebiet liegt aber auch im Bereich des Screenings, d.h. es sollen Hinweise auf Störungen aufgedeckt werden, die dann mit spezifischeren, neuropsychologischen Messverfahren genauer untersucht werden müssen.

Der Aufbau der MMSE lässt sich in zwei Teile gliedern. Im ersten Teil werden Orientiertheit, Gedächtnis und Aufmerksamkeit überprüft, im zweiten Teil geht

| Nr. | Item | Richtig | Falsch |
|---|---|---|---|
| 1 | Was für ein Datum ist heute? | 0 | 1 |
| 2 | Welche Jahreszeit ist momentan? | 0 | 1 |
| 3 | Welches Jahr haben wir? | 0 | 1 |
| 4 | Welcher Wochentag ist heute? | 0 | 1 |
| 5 | Welcher Monat ist momentan? | 0 | 1 |
| 6 | In welchem Bundesland befinden wir uns? | 0 | 1 |
| 7 | In welcher Stadt befinden wir uns? | 0 | 1 |
| 8 | In welchem Stadtteil befinden wir uns? | 0 | 1 |
| 9 | In welchem Krankenhaus/Klinik befinden Sie sich? | 0 | 1 |
| 10 | In welchem Stockwerk sind wir? | 0 | 1 |
| 11 | Bitte merken Sie sich folgende Wörter:<br>Apfel | 0 | 1 |
| 12 | Pfennig | 0 | 1 |
| 13 | Tisch | 0 | 1 |
| 14 | Ziehen Sie von 100 jeweils 7 ab oder buchstabieren Sie Stuhl rückwärts:<br>93      oder      L | 0 | 1 |
| 15 | 86      oder      H | 0 | 1 |
| 16 | 79      oder      U | 0 | 1 |
| 17 | 72      oder      T | 0 | 1 |
| 18 | 65      oder      S | 0 | 1 |
| 19 | Was waren die Dinge, die Sie sich vorhin gemerkt haben?<br>Apfel | 0 | 1 |
| 20 | Pfennig | 0 | 1 |
| 21 | Tisch | 0 | 1 |
| 22 | Was ist das?<br>Uhr | 0 | 1 |
| 23 | Bleistift/Kugelschreiber | 0 | 1 |
| 24 | Sprechen Sie nach: Kein wenn und oder aber | 0 | 1 |
| 25 | Machen Sie bitte folgendes:<br>Nehmen Sie bitte das Blatt in die Hand, | 0 | 1 |
| 26 | Falten Sie es in der Mitte, | 0 | 1 |
| 27 | Lassen Sie es auf den Boden fallen. | 0 | 1 |
| 28 | Lesen Sie bitte und machen es bitte ( *Augen zu!* ) | 0 | 1 |
| 29 | Schreiben Sie bitte einen Satz (*mind. Subjekt und Prädikat*) | 0 | 1 |
| 30 | Kopieren Sie bitte die Zeichnung (*zwei Pentagramme*) | 0 | 1 |
|   |   | **Summe** |   |

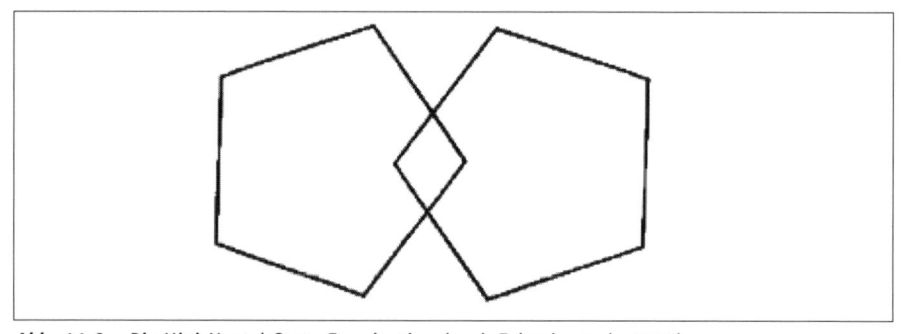

**Abb. 11.2**   Die Mini-Mental-State-Examination (nach Folstein et al., 1975)

es um Benennen von Gegenständen, Lesen und Schreiben, Praxie sowie um eine visuell-konstruktive Aufgabe.

Die Durchführung des Verfahrens dauert je nach Leistungsgrad des Patienten zwischen fünf und 15 Minuten und kann problemlos in einem Aufnahmegespräch durchgeführt werden. Die Akzeptanz des Verfahrens beim Patienten kann als hoch bezeichnet werden.

## 11.1.2 Der Uhrentest

Ergänzend zur MMSE wird im psychologischen Assessment der Uhrentest eingesetzt, ein einfaches und dennoch sehr aussagekräftiges Verfahren zur Diagnose unterschiedlicher kognitiver Defizite. Hilfreich ist der Uhrentest u.a. bei der Neglect- und Anopsiediagnostik, bei der Erkennung konstruktiver Apraxien und Störungen des problemlösenden Denkens sowie allgemein bei der Früh- und Differenzialdiagnostik der Demenz (vgl. Schweer & Naumann, 2001).

In Abbildung 11.3 ist ein Testblatt des Uhrentests abgebildet. Der Proband wird gebeten, in den vorgegebenen Kreis die Ziffern einer Uhr einzuzeichnen. Abbildung 11.4 zeigt eine absolut richtige sowie eine gänzlich falsche Lösung (Auswertungsvorschrift: Watson, Arfken und Birge, 1993). Hinsichtlich der Auswertungsvorschriften hat sich noch kein System endgültig durchgesetzt (hierzu: Schweer & Naumann, 2001). Die Arbeitsgemeinschaft Geriatrisches Assessment (1997) schlägt die Auswertung von Watson et al. (1993) vor, die in Tabelle 11.1 wiedergegeben ist.

Die Testdurchführung dauert etwa 10 Minuten, die Akzeptanz des Uhrenzeichnens ist als hoch zu bezeichnen. Dieser Test vermittelt Hinweise, die in der physiotherapeutischen Therapie besonders dann hilfreich sind, wenn es sich um räumlich-konstruktive oder koordinative Übungen handelt. Im Rehabilitationsteam muss daher unter Verwendung dieser Ergebnisse hinsichtlich der Therapieplanung diskutiert werden, welche Übungen eine Anforderung darstellen und welche in eine Überforderung münden. Natürlich wird hier vor allem die Praxis, das Ausprobieren, zeigen, wozu der Patient in der Lage ist.

Beide Verfahren – MMSE und Uhrentest – sind Screening-Verfahren. Zeigen sie einen Hinweis auf neuropsychologische Auffälligkeiten muss die Diagnostik vertieft werden.

**Kapitel 11**  Psychologische Aspekte bei der Behandlung

**Bitte zeichnen Sie in den vorgegebenen Kreis die Ziffern einer Uhr ein!**

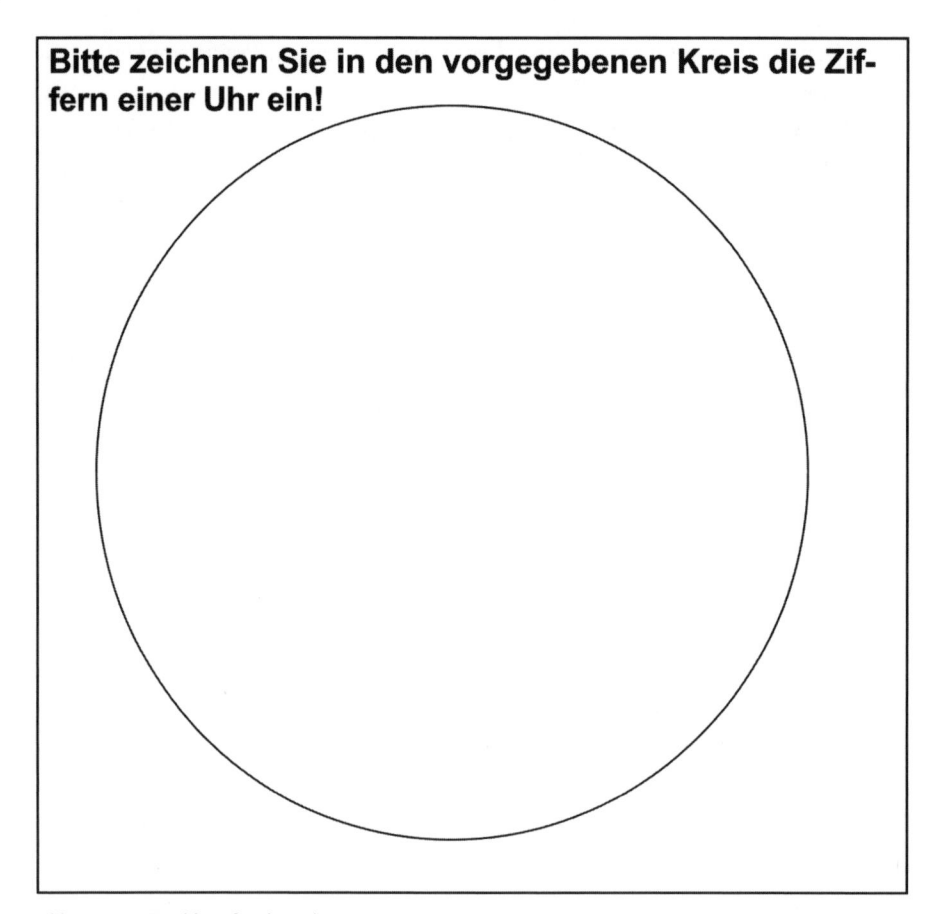

**Abb. 11.3**  Testblatt für den Uhrentest

Häufig wird gefragt, ob eine Diagnostik überhaupt notwendig ist, da derartig einschneidende Symptome – wie das Vergessen des Datums oder die Unfähigkeit, sich drei Wörter merken zu können – im Alltag auffallen müssen. Hier muss deutlich darauf hingewiesen werden, dass sich gerade bei dementen Patienten eine oberflächliche „Fassade" ausbildet, die es auf den ersten Blick schwierig macht, die Auffälligkeiten zu erkennen. Demente Patienten fallen oftmals auch durch ein übertriebenes Maß an Freundlichkeit auf und vermeiden Gespräche auf „tieferen Ebenen", bei denen ihre Symptomatik deutlich werden könnte. Es ist immer wieder überraschend, welche Ergebnisse sich in den beiden Verfahren

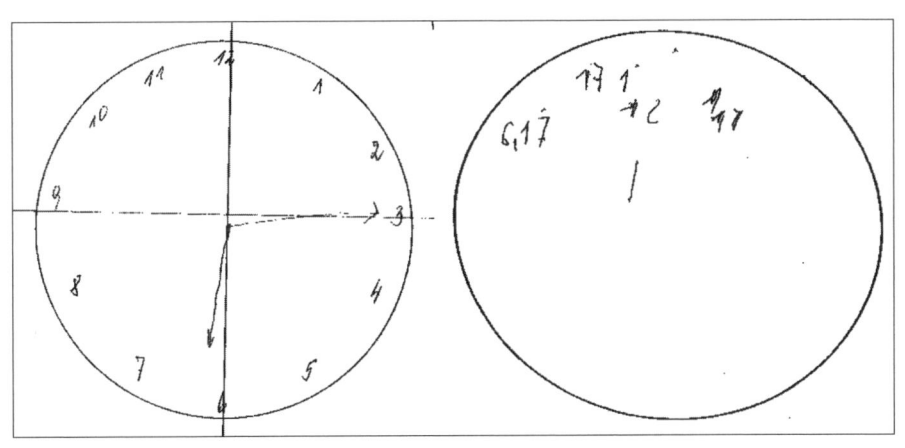

## 11.1 Hirnleistungsstörung – Symptomatik, Diagnostik, Therapie

**Abb. 11.4** Links eine fehlerlose Uhrenzeichnung, rechts das Fragment einer Uhrenzeichnung eines schwer dementen Patienten

**Tabelle 11.1** Uhrentest – Auswertevorschrift von Watson et al. (1993)

Der Kreis wird in vier gleiche Quadranten geteilt, indem eine Linie durch den Mittelpunkt des Kreises und die Zahl 12 (oder die Zahl, die der 12 am ähnlichsten sieht) gezogen wird. Danach wird eine zweite Linie gezogen, die senkrecht auf der ersten steht und ebenfalls durch den Mittelpunkt führt.

Die Anzahl der Ziffern in jedem Quadranten wird im Uhrzeigersinn ausgezählt. Mit der Zahl, die der 12 am nächsten kommt, wird begonnen. Jede Ziffer wird nur einmal gezählt. Fällt eine Ziffer auf die Referenzlinie, wird sie zum nächsten Quadranten gezählt. In jedem Quadranten sollten korrekterweise drei Ziffern sein.

Jeder Fehler in der Anzahl der Ziffern im ersten, zweiten und dritten Quadranten wird mit einem Fehlerpunkt gewertet. Ein Fehler im vierten Quadranten erhält vier Fehlerpunkte.

Normalwerte liegen zwischen 0 und 3. Pathologische Werte befinden sich zwischen 4 und 7.

bei Patienten ergeben, von denen man vorher ein fehlerfreies Abschneiden erwartet hat. Die Diagnostik dient auch nicht nur der Optimierung des Rehabilitationserfolgs, sondern auch der Früherkennung einer dementiellen Erkrankung, deren Verlauf mittlerweile auch medikamentös zumindest herausgezögert werden kann.

### 11.1.3 Geriatrische Depressionsskala (GDS)

Die Geriatrische Depressionsskala wird ebenfalls in diesem Abschnitt abgehandelt, da es gerade auch bei älteren Menschen Verbindungen zwischen affektiven Störungen und der kognitiven Leistung gibt. Man spricht sogar von einer Pseudodemenz, wenn der Abfall der kognitiven Leistung auf eine Depression zurückzuführen ist. Daher ist der Ausschluss einer affektiven Störung vor der Diagnosestellung einer Demenz unerlässlich. Die Amputierten, die gerade nicht nur ihr Bein, sondern auch einen Teil ihrer Mobilität eingebüßt haben, sind hinsichtlich affektiver Störungen besonders zu beobachten. Hilflosigkeit und Resignation sind der Erfahrung nach bei dieser Patientengruppe besonders hoch. Insgesamt weisen 20 bis 45% der älteren Menschen depressive Störungen auf (Bach, Nikolaus, Oster & Schlierf, 1995). Die Hälfte der Depressionen wird dabei nicht erkannt!

Die Geriatrische Depressionsskala (GDS) ist sowohl in der 30-Item-Langform als auch in der 15-Item-Kurzform verfügbar. Im Assessment hat sich die Kurzform durchgesetzt, auch weil eine Bearbeitungsdauer von etwa 5 Minuten extrem zeitökonomisch ist (s. Tabelle 11.2). Die Auswertung funktioniert über das Auszählen der „Ja"-Antworten, für die es jeweils einen Punkt gibt. Die Items 1, 5, 7, 11 und 13 sind umgepolt, hier wird ein Punkt für „Nein"-Antworten vergeben. Die maximale Punktzahl beträgt damit 15, ab fünf Punkten wird eine Depression als wahrscheinlich angenommen. Ab zehn kann von einer schweren depressiven Störung ausgegangen werden. Auch bei dieser Skala ist eine tiefergehende Diagnostik zwingend erforderlich, da in einem persönlichen Gespräch und mit Hilfe noch sensitiverer Verfahren der Art und Ursache der Depression auf den Grund gegangen werden muss.

Depressionen im Alter sind mittlerweile gut behandelbar. Seit einigen Jahren sind in der Medikamentengruppe der Antidepressiva die sog. Serotonin-Wieder-

**Tabelle 11.2** Geriatrische Depressionsskala – Kurzform (nach Yesavage & Brink, 1983)

| | Ja | Nein |
|---|---|---|
| 1. Sind Sie grundsätzlich mit Ihrem Leben zufrieden? | Ja | Nein |
| 2. Haben Sie viele Ihrer Aktivitäten und Interessen aufgegeben? | Ja | Nein |
| 3. Haben Sie das Gefühl, Ihr Leben sei unausgefüllt? | Ja | Nein |
| 4. Ist Ihnen oft langweilig? | Ja | Nein |
| 5. Sind Sie die meiste Zeit guter Laune? | Ja | Nein |
| 6. Haben Sie Angst, dass Ihnen etwas Schlimmes zustoßen wird? | Ja | Nein |
| 7. Fühlen Sie sich die meiste Zeit glücklich? | Ja | Nein |
| 8. Fühlen Sie sich oft hilflos? | Ja | Nein |
| 9. Bleiben Sie lieber zu Hause, anstatt auszugehen und Neues zu unternehmen? | Ja | Nein |
| 10. Glauben Sie, mehr Probleme mit dem Gedächtnis zu haben als die meisten anderen? | Ja | Nein |
| 11. Finden Sie, es sei schön, jetzt zu leben? | Ja | Nein |
| 12. Kommen Sie sich in Ihrem jetzigen Zustand ziemlich wertlos vor? | Ja | Nein |
| 13. Fühlen Sie sich voller Energie? | Ja | Nein |
| 14. Finden Sie, dass Ihre Situation hoffnungslos ist? | Ja | Nein |
| 15. Glauben Sie, dass es den meisten Leuten besser geht als Ihnen? | Ja | Nein |

aufnahme-Hemmer verfügbar, die bei älteren Menschen gut eingesetzt werden können. Auch bei älteren Depressiven sollte neben der Einnahme von Antidepressiva eine begleitende Psychotherapie stattfinden. Hier können grundlegende, evaluierte Programme zu mehr Aktivität eingesetzt werden, die den Patienten das Licht am Ende des Tunnels wieder erblicken lassen.

### 11.1.4 Nutzen des psychologischen Assessments für den Physiotherapeuten

Der Psychologe kann mit Hilfe des o.g. Assessments Hinweise auf grundlegende Schwierigkeiten des Gedächtnisses, der Orientierung und der Affektivität geben. Ist die Merkfähigkeit eines Patienten eingeschränkt, so muss der Therapeut darauf mit einer starken Standardisierung der Therapie und einer hohen Wiederholung der Übungen reagieren. Für das gesamte therapeutische Team und auch für organisatorische Einheiten wie die Terminplanung einer Klinik gilt dann, für die Therapien immer wieder den gleichen Ablauf zu schaffen. Das heißt, nach dem Frühstück geht es zuerst zur Physiotherapie, dann zur Ergotherapie, zu anderen Anwendungen usw. Das Zurechtfinden im Haus kann durchaus in die Therapie mit einbezogen werden. Sollte ein Patient mit Merkfähigkeitsstörungen sich trotz hoher Repetition nicht an vorhergegangene Therapien oder Wege etc. erinnern, sind Ungeduld und Ärger nicht der Weg zum Erfolg (vgl. auch Abschnitt 11.3).

Patienten, die im MMSE Werte unter 20 erreichen, benötigen fortwährend Hilfe und sollten mit besonderer Sorgfalt behandelt werden. Hierdurch müssen auch physiotherapeutische Behandlungsziele verändert werden. Ein Prothesenhandling mit dementen Patienten benötigt mehr Zeit als bei gesunden älteren Menschen. In einen therapeutischen Nihilismus sollte man jedoch nie verfallen (Schweer, 1996).

Vielmehr ist es sinnvoll, zunächst Übungen durchzuführen, bei denen der Patient Erfolg verspürt und sein Selbstbewusstsein stärken kann. Diese Methode der kleinen Schritte ist langfristig ein erfolgreiches Mittel, größere Therapieziele auch mit dementen Patienten zu erreichen.

Auch bei Patienten, die an einer depressiven Störung leiden, muss maßvoll vorgegangen werden. Hier lässt sich der Behandlungsplan am besten mit den psychologischen Therapieplänen abstimmen, da dieser bei Depressiven großen Wert auf zunehmende Aktivierung – besonders in Hinblick auf körperliche Aktivität – legen wird. Es kann sinnvoll sein, den Patienten vor allem sporttherapeutisch zu fördern (z.B. Handkurbel), da sich auch im Alter positive Zusammenhänge zwischen sportlicher Aktivität und Stimmung zeigen ließen (z.B. Huber, 1990). Aus der praktischen Erfahrung mit älteren Menschen, aber auch aus wissenschaftlichen Untersuchungen lässt sich ableiten, dass Gruppenarbeit einen sehr positiven Effekt auf die Teilnehmer hat, so lange die Inhalte ressourcenorientiert ausgerichtet sind (Mütze, 2000; Schweer, 2001). Das heißt, die Teilnehmer werden entsprechend ihrer eigenen Potenziale gefördert und erreichen ihre spezifischen Ziele auch in der Gruppe („Fördern statt fordern!").

Weitere Tipps für den Umgang mit Patienten, die unter Hirnleistungsstörungen leiden, finden sich in Abschnitt 11.3.

## 11.2 Amputations- und Phantomschmerzen beim älteren Patienten – Möglichkeiten psychologischer Behandlung

Amputierte Patienten klagen postoperativ häufig über starke Schmerzzustände, vor allem in den Körperbereichen, die durch die Amputation nicht mehr vorhanden sind. Solche Schmerzempfindungen, die im Anschluss an die Abtrennung oder Denervierung eines Körperteils auftreten, nennt man **Phantomschmerz**. Der Amerikaner Mitchell prägte diesen Begriff schon im Jahr 1872, als er bei fast 100 Soldaten, die im amerikanischen Bürgerkrieg amputiert werden mussten, solche Schmerzempfindungen feststellen konnte (vgl. Fichtner, 1993). Natürlich war schon lange vorher bekannt, dass nach der Abtrennung von Gliedmaßen häufig schmerzhafte Sensationen von den Patienten empfunden wurden. Abzugrenzen von den Phantomschmerzen sind die **Phantomgefühle**, die als Empfindungen im Bereich des nicht mehr vorhandenen Körperteils beschrieben werden, die aber nicht schmerzhaft sind.

In den letzten zehn Jahren wurde unterschiedlichen Studien zufolge eine Prävalenz von Phantomschmerzen zwischen 60 und 85% gefunden (z.B. Davis, 1993; Harwood, Hanumanthu & Stoudemire, 1992; Katz & Melzack, 1990; Pucher, 1999).

Interessant ist auch die Veränderung der subjektiven Präsenz von Phantomgliedern. Eine große Anzahl der Amputierten erlebt im Lauf der Zeit Veränderungen hinsichtlich des nicht mehr vorhandenen Körperteils. Bei 25 bis 50% der Betroffenen findet sich das Phänomen des **Telescopings**, d.h., hier tritt eine allmähliche Verkürzung des Phantoms bis hin zum gänzlichen Verschwinden auf (vgl. Pucher, 1997). Jedoch berichten Döbler und Zenz (1993), dass das Phantom bei 50% der Patienten noch Jahrzehnte nach der Operation in unverändertem Ausmaß besteht.

Bei der Erforschung des Phantomschmerzes wurde zunächst versucht, herauszufinden, an welcher Stelle der Reizleitung oder -verarbeitung die Phantomempfindung entsteht oder wahrgenommen wird. Hierfür werden drei Erklärungsansätze herangezogen (vgl. Fichtner, 1993):

▷ Peripherer Nerv von der Nervenwurzel bis zur (virtuellen) Regionalität des Auftretens von Phantomschmerz
▷ Spinale Verarbeitungsprozesse
▷ Zentrale Speicherung des Körperbildes, das auch nach Abtrennung im Gehirn weiter existiert.

Letzteres Erklärungsmodell der Neuromatrix bzw. eines zentral repräsentierten Körperschemas (Melzack, 1990) wurde in der letzten Zeit wohl am häufigsten als Erklärungsmodell herangezogen. Es geht davon aus, dass das Körperbild eines Menschen zentral repräsentiert ist. Bei Amputationen eines Körperteils besteht die homogene Repräsentation unverändert weiter. Es wird nun angenommen, dass zentrale Prozesse unermüdlich versuchen, das amputierte Körperteil zu bewegen. Durch diese zwanghaften Versuche, Reize an nicht reagierende (weil nicht mehr vorhandene) Körperteile zu senden, kommt es zu krampfartigen Schmerzen.

Die o.g. Prävalenz zeigt deutlich, dass Phantomschmerz ein ernst zu nehmendes Problem für den amputierten Patienten darstellt, dem sich auch die Physiotherapie zu stellen hat. Im Rahmen eines interdisziplinären Behandlungsansatzes muss frühzeitig gehandelt werden, da Untersuchungen auch zeigen, dass die Intensität des Phantomschmerzes direkt nach der Amputation eine verlässliche Vorhersage für die weitere Entwicklung darstellt (vgl. Fichtner, 1993). Das heißt, Patienten, die direkt nach der Amputation unter starken Phantomschmerzen leiden, werden in der Regel auch mit zeitlichem Abstand zur OP unter größerer Schmerzintensität leiden als Patienten, die direkt nach der OP einen geringen oder keinen Phantomschmerz angaben.

In den Klassifikationssystemen für psychische Störungen werden Phantomschmerzen zu den somatoformen Störungen gezählt, also zu Schmerzstörungen in Verbindung mit sowohl psychischen Faktoren als auch einem medizinischen Krankheitsfaktor (DSM-IV-Kodierung: 307.89). Dies führt direkt zur Frage des Schmerzbegriffes und der multifaktoriellen Entstehung und Aufrechterhaltung des Schmerzerlebens.

### 11.2.1 Schmerz – Begriffsklärung und Konsequenzen

Was ist Schmerz überhaupt? Diese Frage mutet zunächst einfach an, da jeder Mensch irgendwann in seinem Leben schon einmal Schmerzen empfunden hat und in der Regel auch eine Ursache dafür nennen konnte. Jedoch kann Schmerz unterschiedliche Intensität, Qualität und zeitliche Dauer aufweisen.

Die International Association for the Study of Pain definiert Schmerz als ein unangenehmes Sinnes- und Gefühlserlebnis, das mit aktueller oder potenzieller Gewebsschädigung verknüpft ist oder mit Begriffen einer solchen Schädigung beschrieben wird (nach Schmidt & Struppler, 1982).

Grob lassen sich zwei Arten von Schmerz unterscheiden, der **akute** und der **chronische** Schmerz. Von chronischem Schmerz wird gesprochen, wenn der Schmerzreiz **länger als 6 Monate** anhält. Während der akute Schmerz vor allem eine Warnfunktion einnimmt, hat sich der chronische Schmerz verselbstständigt und geht mit vielfältigen Veränderungen im Erleben und Verhalten eines Menschen einher. Abbildung 11.5 verdeutlicht, dass chronischer Schmerz einen Teufelskreis etablieren kann, der viele Lebensbereiche negativ beeinflusst.

Dies kann vor allem bei älteren Menschen zu schwerwiegenden, psychischen Konsequenzen führen.

Bei Phantomschmerzen handelt es sich um chronische Schmerzen, die schwer zu behandeln sind, da sie auf einfache Schmerzmedikamente selten ansprechen, sondern das Zusammenwirken unterschiedlicher Behandlungsansätze benötigen.

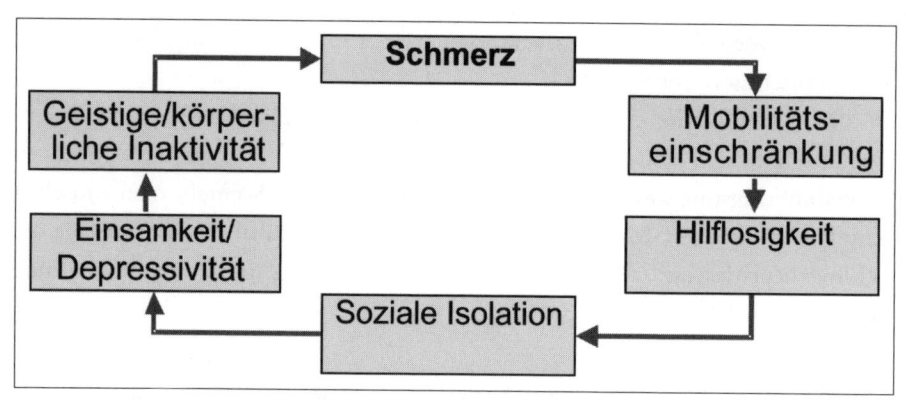

**Abb. 11.5** Der Schmerzteufelskreis

### 11.2.2 Behandlung des Phantomschmerzes

Zur Behandlung des Phantomschmerzes sind mittlerweile über 80 Behandlungsansätze publiziert (Pucher, 1997). Es ist sicherlich nicht aus der Luft gegriffen, wenn vermutet wird, dass die große Anzahl der Behandlungsmöglichkeiten in der nicht ausreichend befriedigenden Wirksamkeit begründet liegt.

In der Forschung kursieren Zahlen, wonach die Responderrate bei der Phantomschmerzbehandlung nur bei etwa 7% liegt (Sherman, 1989). Die mangelnde Wirksamkeit der Phantomschmerzbehandlung kann auch an der sehr monodisziplinären Ausrichtung der Ansätze liegen, die sich in der Regel nur auf das eigene Fachgebiet erstrecken (z.B. Medizin oder Psychologie etc.) und damit der Komplexität des Phänomens nur ungenügend gerecht werden. Auf die Berücksichtigung verursachender Mechanismen des Phantomschmerzes haben Katz und Melzack (1990) hingewiesen. Eine effektive Behandlung kann nur dann stattfinden, wenn wir auch eine Einsicht in die auslösenden und bedingenden Faktoren des Phantomschmerzes haben. Hier besteht aber noch dringender Forschungsbedarf.

Bisher werden – wie oben bereits angedeutet – viele unterschiedliche Behandlungsansätze verfolgt. Die wichtigsten und wohl am häufigsten eingesetzten werden im Folgenden kurz genannt:

▷ Medikamentöse Therapie
▷ Blockadetechniken

## 11.2 Amputations- und Phantomschmerzen beim älteren Patienten

▷ Physiotherapie
▷ Psychologische Behandlung.

Bei der **medikamentösen Therapie** des Phantomschmerzes kommen verschiedene Medikamentengruppen zum Einsatz. Hier sind vor allem Antikonvulsiva, Antidepressiva und Opioide zu nennen. Die Erfahrung aus der Arbeit mit Medizinern zeigt, dass es immer wieder die (trizyklischen) Antidepressiva sind, die einen nennenswerten Behandlungserfolg versprechen.

Therapeutische **Blockadetechniken** haben die Analgesie zum Ziel. Vor allem lokalanästhetische Präparate werden hier eingesetzt, um die Schmerzempfindung zu blockieren. Helfen lokalanästhetische Blockaden nicht, kann eine zentrale Ursache des Phantomschmerzes vorliegen.

In der **Physiotherapie** werden Amputierte mit Phantomschmerzen häufig mit der transkutanen elektrischen Nervenstimulation (TENS) behandelt. Dabei werden Strukturen des Nervensystems elektrisch gereizt. Es kann zwischen unterschiedlichen Methoden der Reizung hinsichtlich Impuls und Frequenz unterschieden werden (Thoden, 1993).

Direkte physiotherapeutische Therapien bei Phantomschmerz sind nicht bekannt. Jedoch arbeiten Physiotherapeuten oftmals schmerzlindernd, ohne es zu wissen. So wirken herkömmliche Anschlussbehandlungen nach Amputationen wie Gehschule oder Prothesentraining defokussierend, d.h., sie lenken den Patienten ab (Mütze, 2000).

Im Folgenden wird die **psychologische Intervention** näher vorgestellt, die sich hier aus hypno- und verhaltenstherapeutischen Elementen zusammensetzt. Es sei im Sinne eines interdisziplinären Arbeitens betont, dass sich diese Konzepte leicht in den Gesamttherapieplan implementieren lassen. Weiterhin besitzen sie keine Gültigkeit für die Gesamtheit aller Beinamputierten, da Therapiepläne – wie auch in der Physiotherapie – am Einzelfall ausgerichtet sind.

Innerhalb des interdisziplinären Ansatzes der Behandlung von älteren Beinamputierten verfolgt die Psychologie (wie mittlerweile auch eine große Anzahl von Medizinern) ein biopsychosoziales Krankheitsmodell, das den Patienten nicht auf seine biologisch-medizinische Erkrankung reduziert, sondern eben auch die psychosozialen Folgen der Erkrankung bzw. Behinderung mit einbezieht (vgl. 11.1). Vor diesem Hintergrund beschäftigt sich die Psychologie besonders mit den Bereichen Krankheitsbewältigung, Compliance, aber auch mit dem

Schmerzmanagement und der Entspannung. Die effektivsten Methoden stammen in der Regel aus der Verhaltenstherapie (auch: Verhaltensmedizin), aber auch aus der Hypnotherapie, die sich in den letzten Jahren immer mehr zu einem weithin akzeptierten Verfahren entwickelt hat (im Überblick: z.B. Revenstorf, 1993).

Die beiden Hauptbausteine der Behandlung von Patienten mit Phantomschmerzen sind im Folgenden aufgeführt:
▷ Information über die Erkrankung, deren Folgen und mögliche Bewältigungsprozesse
▷ Schmerzbewältigung.

### Information über die Erkrankung, deren Folgen und mögliche Bewältigungsprozesse

Wie bereits weiter oben betont, gehen Amputationen mit beträchtlichen Folgen für den Patienten einher, die weit über den Verlust des Beins hinausgehen. In der Regel kommt es dazu, dass bestimmte Tätigkeiten aufgrund des fehlenden Körperteils nicht mehr ausgeführt werden können. Diese Problematik sollte in Gesprächen mit dem Patienten angesprochen werden. Weiterhin kann es sinnvoll sein, mit dem Patienten gemeinsam über mögliche Lösungen nachzudenken. Als theoretisches Modell empfiehlt sich hier die selektive Optimierung mit Kompensation (Baltes & Baltes, 1990).

Dieses Modell geht grundsätzlich davon aus, dass jeglicher Entwicklungsprozess immer Wachstum und Abbau beinhaltet. Jedoch bleibt das quantitative Verhältnis zwischen Wachstum und Abbau während der Lebensspanne nicht gleich. Mit zunehmendem Alter ergeben sich proportionale Verschiebungen, d.h. die Gewinne werden geringer, während die Verluste im Entwicklungsprozess größer werden. Im Rahmen der Beschäftigung mit diesem Gewinn- und Verlust-Paradigma wurden Ansätze entwickelt, die versuchen, den Umgang mit Verlustprozessen, also den Adaptionsvorgang an das Altern, prototypisch zu erklären. Baltes und M. Baltes (1989, 1990) schlagen hierzu das o.g. Modell der **selektiven Optimierung mit Kompensation (SOK)** vor. Dabei meint **Selektion** die adaptive Leistung, sich auf Bereiche mit hoher Priorität zu konzentrieren (Baltes & M. Baltes, 1989). Selektion kann heißen, bisherige Verhaltensbereiche ganz aufzugeben oder aber nur teilweise einzuschränken. Selektion erlaubt es jedoch auch,

neue Verhaltensbereiche aufzunehmen. Mit **Optimierung** wird auf das Bedürfnis der Individuen angespielt, „ihre Kapazitätsreserven zu heben und die gewählten Lebenswege in Quantität und Qualität zu verbessern" (Baltes & M. Baltes, 1989, 96). **Kompensation** tritt dann auf, „wenn bestimmte Verhaltenskapazitäten ausgefallen oder aber unterhalb eines funktionsadäquaten Stellenwertes gesunken sind" (Baltes & M. Baltes, 1989, 96).
Was bedeutet das nun für den älteren, beinamputierten Patienten?
Aufgrund der Beinamputation ist der Patient gezwungen, seine alltäglichen Gewohnheiten zu verändern. Es ist für ihn nicht mehr so leicht möglich, mobil zu sein und seine Skatrunde aufzusuchen oder seinen Garten wie bisher zu pflegen. Hier muss es o.g. Modell folgend zunächst zu Selektionsprozessen kommen. Gemeinsam mit dem Therapeuten müssen ausführbare bisherige Aktivitäten oder gänzlich neue Aktivitäten ausgewählt werden. In der Praxis finden sich hier ganz unterschiedliche Fälle. So können wir über Patienten berichten, deren Selektionsprozesse die gesamte Aufgabe des Gartens beinhalteten, was durch die Aufnahme anderer Tätigkeiten (in diesem Fall den Erwerb eines PC) kompensiert werden konnte. Andere Patienten haben nur Teilaufgaben beibehalten, wie z.B. das Obst ernten oder Rasen mähen, während sie schwere körperliche Aufgaben einstellten. Es wird deutlich, dass es immer um den individuellen Fall geht. Bei jedem Patienten muss nach neuen Lösungen gesucht werden. Auch gibt es Patienten, die auf jeden Fall ihre bisherige Tätigkeit beibehalten möchten. Hier eignen sich dann Optimierungs- und Kompensationsprozesse, um die Beschäftigung mit der Prothese zu gewährleisten. Hier kann als Beispiel der Fall eines oberschenkelamputierten Patienten herangezogen werden, der einen Weinberg unterhält. Der Mann wollte unter allen Umständen seinen Weinberg weiter pflegen (Selektion), muss dafür aber im hügeligen Terrain mobil sein. Dieser Wunsch wurde in die Therapie eingebunden, indem beim Prothesentraining von Anfang an schräge Flächen und Steigungen einbezogen wurden (Optimierung). So wurde die Balance des Patienten geschult, er lernte, seine Fähigkeiten auszubauen. Als kompensatorische Maßnahme wurde die Art des Gehens verändert. Der Mann lernte, sich seitlich den Hang hinauf zu bewegen.
Die Praxisbeispiele zeigen, wie wichtig es ist, sich des einzelnen Patienten anzunehmen. Das Modell der selektiven Optimierung mit Kompensation kann als Unterstützung sehr hilfreich sein.

## Schmerzbewältigung mit Hilfe hypnotischer und verhaltenstherapeutischer Techniken

Grundsätzlich lassen sich hypno- und verhaltenstherapeutische Ansätze nicht ohne weiteres trennen. Jedoch erscheint es zur Vorstellung der Therapieformen leichter, eine Differenzierung vorzunehmen. Im Folgenden werden daher zunächst einige verhaltenstherapeutische und anschließend einige hypnotherapeutische Vorgehensweisen bei der Behandlung von Phantomschmerz vorgestellt.

### Verhaltenstherapeutische Ansätze

Psychologische Interventionen greifen in den Prozess der Schmerzverarbeitung ein. Sie versuchen, sowohl kognitive und behaviorale als auch affektive Komponenten zu verändern. Schmerztherapien verfolgen dabei immer das Ziel, die Aufrechterhaltung des Schmerzes zu verhindern. Dafür ist es wichtig, den Teufelskreis des Schmerzes (s.o.) zu durchbrechen. Drei Zielstellungen hierzu werden nachfolgend genannt.

### Modifikation dysfunktionaler Kognitionen

In vielen Untersuchungen hat sich gezeigt, dass Kontrolle über den Schmerz zu dessen Reduzierung führt. Therapeutische Anstrengungen gehen daher in die Richtung, Bedingungen zu isolieren, die den Schmerz beeinflussen und diese für den Patienten sichtbar zu machen. Dysfunktionale Gedanken und Selbstverbalisationen, wie „ich kann das alles nicht" oder „der Schmerz macht mich fertig" sollen möglichst so modifiziert werden, dass der Patient die Kontrolle besitzt („Ich werde das schaffen", „Wenn ich regelmäßig Entspannungsübungen mache, ist der Schmerz beherrschbar").

### Psycho-physische Aktivierung durch Stressoren verringern

Wie in unserem Schmerzteufelskreis angedeutet, stehen psychische und physiologische Mechanismen in engem Zusammenhang. Stressoren, denen sich ein Patient aussetzt, können hier zu einer Verstärkung des Schmerzerlebens führen. Neben der Vermeidung solcher Stressoren ist es hilfreich, dem Beinamputierten Entspannungsmöglichkeiten anzubieten, die er später selbstständig durchführen kann.

## 11.2 Amputations- und Phantomschmerzen beim älteren Patienten

***Verbesserung der Lebensqualität***
Als hohes Gut im Leben eines Menschen gilt sicherlich die Lebenszufriedenheit. Hier gilt es, den Amputierten an Möglichkeiten des Genusses und der Freude heranzuführen. Dies ist eine Grundvoraussetzung für eine hohe Lebensqualität. Unserer Erfahrung nach ist es sinnvoll, die Angehörigen mit in die Therapie einzubinden. Der Amputierte benötigt nach der OP Hilfe und Verständnis. Dies darf jedoch nicht mit Unselbstständigkeit verwechselt werden. Ein guter Partner bei der Bewältigung der Folgen der Amputation ist der, der dort hilft, wo es notwendig ist, und der sich dort zurückhält, wo der Patient alleine zurecht kommt. So wird die Integration des Beinamputierten gefördert, sein Selbstbewusstsein durch die Eigenständigkeit gestärkt.

**Hypnotherapeutische Ansätze**
Es scheint zunächst einmal wichtig, hypnotherapeutische Ansätze von einfachen Relaxationstechniken abzugrenzen. Dabei sollen Entspannungsverfahren nicht abqualifiziert werden, sondern es soll gezeigt werden, dass sich mit hypnotherapeutischen Verfahren gerade auf der körperlichen Ebene messbare Veränderungen nachweisen lassen.
Kiernan, Dane, Phillips und Price (1995) konnten belegen, dass hypnotische Analgesiesuggestionen auf dem Niveau von Rückenmarksreflexen wirken. Sie konnten nachweisen, dass der Schmerzreflex R-III über die Suggestionen reduzierbar ist, während ein Kontrollreflex (H) unbeeinflusst blieb.
Bei Patienten mit Phantomschmerzen haben wir mit einem symptombezogenen (gegenüber problembezogenen) Vorgehen bessere Wirkungen erzielen können. Symptombezogene Hypnotherapie setzt direkt am Schmerzerleben an und kümmert sich nicht so sehr um schmerzaufrechterhaltende Probleme. Statt dessen wird versucht, das Symptom Schmerz positiv zu verändern (Hoppe, 1993). Hierbei lassen sich wiederum Techniken unterscheiden, die eher die kognitive oder die sensorische Ebene ansprechen. Bei der kognitiven Strategie wird versucht, schmerzunverträgliche Aspekte (wie Einstellungen, Bilder oder Erinnerungen) hervorzurufen. Dies kann dann zu einer Schmerzreduktion führen. Ein wirksames Vorgehen ist hier die zeitliche Reorientierung. Der Patient wird hier in der Trance in eine Zeit „zurückgeführt", die vor dem Auftreten der Schmerzen, in unserem Fall also vor der Amputation, liegt.

Dadurch werden positive Assoziationen geweckt, die das Schmerzerleben positiv beeinflussen.

Eine sehr wirksame Methode im Bereich der sensorischen Strategien ist die Verschiebung des Schmerzes, die sich gleichzeitig mit einer Verkürzung des Beins koppeln lässt. Wie weiter oben schon erwähnt, wird als weithin akzeptierter Ansatz das Modell der Neuromatrix verwendet. Das zentral repräsentierte Körperbild ist auch nach der Operation noch vorhanden. Durch „Betätigung" der nicht mehr vorhandenen Strukturen kommt es zu Schmerzen. Innerhalb der Hypnotherapie wird nun versucht, das Bein in der Vorstellung des Patienten bis zum Stumpf zu kürzen (Telescoping) und somit auch einen Einfluss auf die zentrale Repräsentation zu nehmen. Gleichzeitig wird der Schmerz mit dem Verkürzen des Beins in höhere nicht schmerzende Körperteile verschoben.

Hypnose stellt in der Schmerzbehandlung einen höchst wirksamen Therapieansatz dar und ist mittlerweile weithin akzeptiert. Im Rahmen eines interdisziplinären Vorgehens darf sie bei der Behandlung von Phantomschmerzen nicht fehlen. Allerdings sind auch einige Voraussetzungen an die Hypnose geknüpft. Die wichtigste ist die Suggestibilität des Patienten, d.h. die Fähigkeit, sich überhaupt in Trance zu versetzen. Dies ist bei 90% der Menschen gegeben, wobei gerade bei älteren Patienten häufiger Schwierigkeiten zu erkennen sind. So zeigt sich – wie bei jeder anderen Methode – auch hier, dass Hypnose keine Wunder vollbringen kann, aber dennoch Schmerzlinderung möglich ist.

## 11.3 Tipps für die Behandlung älterer, beinamputierter Patienten zur Optimierung der physiotherapeutischen Behandlung

Dieser Abschnitt stellt in Tabelle 11.3 Tipps für einen adäquaten Umgang mit älteren Patienten zur Verfügung. Hiermit sollen aber nicht die älteren Patienten als „besondere Patientengruppe" stigmatisiert werden, sondern hier soll die Möglichkeit zur Selbstreflexion gegeben werden. Jeder, der mit anderen, insbesondere älteren Menschen arbeitet, hat sich schon einmal dabei ertappt, wie er eigene Maßstäbe als Grundlage für die therapeutische Zusammenarbeit gesetzt hat. Mit dieser Vorgehensweise ist es nur eine Frage der Zeit, bis die Therapie scheitert, sei

## 11.3 Tipps für die Behandlung älterer, beinamputierter Patienten

es, weil der Patient sich beschwert, oder weil er an dem von ihm Geforderten bitterlich scheitert. Die Berücksichtigung der unten genannten Tipps hilft dabei, Therapieabläufe zu optimieren und die Beziehung zwischen Therapeut und Patient in einem anderen Licht zu sehen.

**Tabelle 11.3** Handlungstipps mit Zielsetzungen

| Tipp | Anmerkung |
| --- | --- |
| • Kurz, einfach, eindeutig und konkret sprechen | Informationsverarbeitung wird vereinfacht, Gefahr des Vergessens wird reduziert, insgesamt bessere Ausführung der Anweisungen möglich |
| • Belehrungen vermeiden | Eskalationen treten nicht auf (Altersunterschiede bedenken), partnerschaftliches Verhältnis zwischen Therapeut und Patient |
| • Auf lebendige Mimik, Gestik und Tonfall achten und die eigene Sprache damit unterstützen | Steigerung der Verständlichkeit |
| • Wert auf die emotionale Ebene der Kommunikation legen („zwischen den Zeilen hören") | Kommunikation spielt sich sowohl auf der Inhalts- als auch auf der Beziehungsebene ab. Daher ist die emotionale Ebene für eine gute Beziehung unerlässlich |
| • Humor und Heiterkeit einsetzen | Vermitteln Motivation und Spaß und helfen über Misserfolge hinweg |
| • Fähigkeiten und Selbstständigkeit fördern | Es geht darum, den individuellen Patienten mit seinen ihm zur Verfügung stehenden Ressourcen zu fördern |

**Tabelle 11.3** Fortsetzung

| Tipp | Anmerkung |
|---|---|
| • Praktische Hilfen überlegen und anbieten | Nicht therapeutisches Lehrbuchwissen abarbeiten, sondern den praktischen Nutzen der Therapie sehen. Was benötigt dieser Patient für seine Alltagsbewältigung? |
| • Positive Verstärkung bei Erfolgen, insgesamt Methode der kleinen Schritte anwenden, auch kleine Erfolge zählen | Positive Verstärkung nach Erfolgen motiviert und erhöht das Wiederauftreten erwünschten Verhaltens in der Therapie (und darüber hinaus) |
| • Verbleibende, auch einfache Fähigkeiten nutzen („realistisch therapieren") | Viele kleine Erfolge werden auch zu großen. Langsam das komplexe Therapieziel erreichen |
| • Schmerzliche Misserfolgserlebnisse vermeiden | Resignation durch zu viele Misserfolge vermeiden |
| • Häufiges und geduldiges Wiederholen von Aufforderungen und Hinweisen | Fördert das Verständnis und macht die Zusammenarbeit leichter |
| • Ggf. Vormachen der Übung | Modelle helfen besser als verbale Anweisungen bei der Ausführung von Übungen |
| • Über- und Unterforderung vermeiden | Motivierung ist dann am größten, wenn weder unter- noch überfordert wird |
| • Flexible Reaktion des Therapeuten auf Schwankungen in der Leistungsfähigkeit (und Befindlichkeit) | Ältere Menschen sind – wie jüngere – nicht jeden Tag gleich. Es gibt Leistungs- und Stimmungsschwankungen, auf die eingegangen werden muss |

## Literatur

Arbeitsgruppe Geriatrisches Assessment (1997). Geriatrisches Basisassessment. Handlungsanleitungen für die Praxis. München: MMV

Bach, M.; Nikolaus, T.; Oster, P. & Schlierf, G. (1995). Depressionsdiagnostik im Alter. „Die Geriatric Depression Scale". *Zeitschrift für Gerontologie und Geriatrie*, 28, 42–46

Baltes, P. B. & Baltes, M. M. (1989). Optimierung durch Selektion und Kompensation. *Zeitschrift für Pädagogik*, 35, 85–105

Baltes, P. B. & Baltes, M. M. (1990). Psychological perspectives on successful aging: the model of selective optimization with compensation. In P. B. Baltes & M. M. Baltes (Hrsg.), *Successful Aging: Perspectives from the Behavioral Sciences.* (S. 1–34). Cambridge: University Press

Davis, R. (1993). Phantom sensation, phantom pain, and stump pain. *Arch Phys Med Rehab*, 74, 79–91

Döbler, K. & Zenz, M. (1993). Stumpf- und Phantomschmerz. In M. Zenz & D. Jurna (Hrsg.), *Lehrbuch der Schmerztherapie*. Stuttgart: Wissenschaftliche Verlagsgesellschaft

Saß, H.; Wittchen, H.-U. & Zaudig, M. (2000). Diagnostisches und Statistisches Manual Psychischer Störungen. Göttingen: Hogrefe

Fichtner, K. (1993). Postoperativer und Phantomschmerz. In U. T. Egle & S. O. Hoffmann (Hrsg.), *Der Schmerzkranke*. (S. 557–564). Stuttgart: Schattauer

Folstein, M. F.; Folstein, S. E. & McHugh, P. R. (1975). Mini-mental-state: A practical guide for grading the cognitive state of patients for the clinician. *Journal of Psychiatric Research*, 12, 189–198

Füsgen, I. (1992). Demenz: Praktischer Umgang mit der Hirnleistungsstörung. München: MMV

Haag, G. & Bayen, U. J. (1996*). Verhaltensmedizinische Konzepte bei Älteren*. Köln: Deutscher Ärzte Verlag

Häfner, H. (1991). Epidemiologie psychischer Störungen im höheren Lebensalter. In G. Haag & J. C. Brengelmann (Hrsg.), Alte Menschen: Ansätze psychosozialer Hilfen. S. 27–63. München: Röttger

Harwood, D.; Hanumanthu, S. & Stoudemire, A. (1992). Pathophysiology and management of phantom limb pain. *General Hospital Psychiatry*, 14, 107–118

Hoppe, F. (1993). Schmerz. In D. Revenstorf (Hrsg.), *Klinische Hypnose*. (S. 297–312). Berlin: Springer

Huber, G. (1990). Sport und Depression. Ein bewegungstherapeutisches Modell. Frankfurt: Harry Deutsch

Katz, J. & Melzack, R. (1990). Pain memories in phantom limbs: review and clinical observations. *Pain, 43*, 319–336

Kiernan, B.; Dane, J.; Phillips, L. & Price, D. (1995). Hypnotic analgesia reduces R-III nociceptive reflex: further evidence concerning the multifactorial nature of hypnotic analgesia. *Pain, 60*, 39–47

Melzack, R. (1990). Phantom limbs and the concept of the neuromatrix. *Trends Neuroscience, 13*, 88–92

Mütze, E. (2000). Die Rehabilitation beinamputierter Patienten mit arteriellen Durchblutungsstörungen. *Krankengymnastik*, 52, 2043–2055

Pientka, L. (1999). Mentale Gesundheit (Kognition). In T. Nikolaus & L. Pientka (Hrsg.), *Funktionelle Diagnostik. Assessment bei älteren Menschen*. Teil 4.3. S. 1–16. Wiebelsheim: Quelle & Meyer

Pucher, I. (1997). Verhaltenstherapeutische Behandlungsansätze nach Amputationen. Psychotherapie Forum, 5, 247–254

Pucher, I.; Kickinger, W. & Frischenschlager, O. (1999). Coping with amputation and phantom limb pain. *Journal of Psychosomatic Research, 46*, 379–383

Revenstorf, D. (1993). *Klinische Hypnose*. Berlin: Springer

Sherman, R. A. (1989). Stump and phantom limb pain. *Neurologic-Clinics, 7*, 249–264

Schmidt, R. F. & Struppler, A. (1982). *Der Schmerz – Ursache, Diagnose, Therapie*. München: Piper

Schweer, R. (1996). Psychologische Intervention im Alter: eine sinnvolle Maßnahme? In D. Windemuth, R. Schweer, B. Schmidt & A. Bongers (Hrsg.), *Psychohygiene. Ein Lehrbuch für die Altenpflege*. S. 145–157. Weinheim: Beltz

Schweer, R. (2001). *Eine psychogerontologische Kurzintervention in der medizinischen Rehabilitation*. Regensburg: Roderer

Schweer, R. & Naumann, C. (2001). Der Uhrentest: Eine methodische Überprüfung hinsichtlich seines Einsatzes im geriatrischen Basisassessment. Zeitschrift für Gerontopsychologie und -psychiatrie, 14, 123–136

Thoden, U. (1993). Transkutane elektrische Nervenstimulation in der Schmerzbehandlung. In M. Zenz & D. Jurna (Hrsg.), *Lehrbuch der Schmerztherapie*. (S. 319–324). Stuttgart: Wissenschaftliche Verlagsgesellschaft

Tombaugh, T. N. & McIntyre, N. J. (1992). The Mini-Mental-State-Examination: a comprehensive review. *Journal of the American Geriatric Society, 409*, 922–935

Watson, Y. I.; Arfken, C. L. & Birge, S. J. (1993). Clock Completion: An objective screening test for dementia. *Journal of the American Geriatric Society, 41*, 1235–1240

World Health Organization (1980). *International Classification of Impairments, Disabilities, and Handicaps.* Genf: WHO. (dt.: Matthesius, R.-G., Jochheim, K. -A., Barolin, G. S. & Heinz, C. (1995). ICIDH. Teil 1 und 2. Berlin: Ullstein Mosby)

Yesavage, J. A. & Brink, T. L. (1983). Development and validation of a geriatric depression screening scale: a preliminary report. *Journal of Psychiatric Research, 17(1)*, 37–49

# Register

## A

ambulante Physiotherapie 146
– Transferleistungen 146/147
– Rollstuhltraining 147
Amputation 53
– Amputationshöhe 57
– Amputationslinie 58
– Dauer der Amputation 55
– Diagnostik, angiologische 54
– Diagnostik, präoperative 54
– Exartikulation 55
– Formen der Wundbehandlung 56
– Indikationen 54
– IRA-Prinzip 53
– Narkoseverfahren 55
– Majoramputation 55
– Minoramputation 55
– Stumpfbelastbarkeit 56
– Versorgung, postoperative 56
Amputationschirurgie 50
– Blutungsbeherrschung 50
– Infektionsgefahr 51
– Operationsmethoden 52
Amputationsformen 60
– Oberschenkelamputation 60
– Kniegelenksexartikulation 60
– Unterschenkelamputation 61
– Hüftgelenksexartikulation 61
– Zehen- und Fußamputation 62
Amputationsgruppe mit Prothese 140
– Therapietreppe 140
– Schaukelbrett 140
– Freizeitsportart 140
Amputationsnachbehandlung, biomechanische Methoden 188
– Abrollverhalten 203
– Beckenwasserwaage 195
– Beinlängendifferenzen 195
– dynamometrische Ganganalyse 198
– Feedback-Training 189
– Ganganalyse 196
– Gleichgewichtsanalyse 192
– Messsohlen 203
– Messverfahren 189
– Muskeleinsatz 200
– Oberflächenmyografie 200
– Orthopädischer Maßschuh 203
– Pedobarografie 202
– Schweizer Sperre 198
– sensomotorisches Training 192
– statische Einstellung der Prothese 194
– symmetrische Gewichtsbelastung 189
– Videoaufzeichnungen 196
– Videoganganalyse 196
Amputationsursachen 13
Amputationsteam 87
Arterienverschluss, akuter peripherer 25
Arteriosklerose 15
Atemtherapie 72
– Aktivieren der Zwerchfellfunktion 73
– Flankenatmung 73
– Pneumonieprophylaxe 73

## B

Beckenkorbprothese 114
– hüftexartikulierter Patient 114
Befund, interdisziplinärer 88
– Patientenbegleitblatt 88, 89

# Register

Bewältigungsprozesse 238
Bewegungstherapie 77
– Beugekontraktur 77
– Muskelmantelschulung 77
– Spannungsübungen 77
– Trainingsprogramm 78

## C

Chronische periphere arterielle Verschlusskrankheit (pAVK) 14

## D

Dekubitusprophylaxe 74, 75
Diabetes mellitus 27, 158
– Fußsyndrom, diabetisches 29, 159
– Hyperglykämie 159
– Hypoglykämie 158
– Makroangiopathie, diabetische 31
– Mikroangiopathie, diabetische 32
– Neuropathie, diabetische 29
– Polyneuropathie, diabetische 159
Durchblutungsstörungen, arterielle 14

## E

Einzeltherapie 91
– desensibilsierende Maßnahmen 91
– Kontrakturprophylaxe 93
– Schmerzbehandlung 91, 92
Embolie, arterielle 25
Endangitis obliterans (Morbus Winiwater-Buerger) 43
Ergotherapie 206
– Aktivitäten des täglichen Lebens (AdL) 207
– Angehörigenanleitung 217
– Anziehen 210

– beidseits oberschenkelamputierte Patienten 215
– Bobath-Konzept 210
– Dusch- und Anziehtraining (DAT) 207
– Haushaltstraining 217
– Hilfsmittel 215
– Hilfsmittelberatung 215
– Motorisch-funktionelles Training 206
– Rollstuhltraining 212
– Selbstständigkeit 206
– Strumpfanziehhilfen 209
– Toilettengang 211
– Transfer 214
– Transfer aus dem Bett 208
– Treppensteigerät 216
Erkrankungen des Herz-Kreislaufsystems 160
– Herzinfarkt 161
– koronare Herzkrankheit 160
– Periphere arterielle Verschlusskrankheit 161
– Störungen des venösen Rückflusses 162
Erstversorgungsprothese 111, 165
– Halmstadter Aufstehhilfe 111
– Pneumatische Gehhilfe 112
– Saarbrücker Erstversorgungsprothese 112

## F

Frühkomplikationen 63
– Gangrän 63
– Stumpfrevision 63
– Wunddehiszenz 63
– Wundinfekt 63

– Wundrandnekrosen 63
Funktionelle Einzeltherapie 217
– Mobilisierung mit dem Rollstuhl 218
– Sensibilitätstraining 218
– Schulung der Feinmotorik/Kraftsteigerung 218
– Psychische Stabilisierung 218
– Rumpfstabilität 219
– Hirnleistungstraining 219

## G

Ganganbahnung 104
– Beckenmobilität 104
– Gehschule 104
Gangschule 110
– Aufstehen mit Prothese 122
– Biofeedback 124
– doppelt beinamputierte Patienten 130
– Erstversorgungsprothese 111
– Gangphasen 125
– Halmstadter Aufstehhilfe 111
– Hinsetzen mit Prothese 122
– Oberschenkelprothese 121, 127
– pneumatische Gehhilfe 112
– prothetische Sofortversorgung 111
– Saarbrücker Erstversorgungsprothese 112
– Treppensteigen 127, 128, 130
– Unterschenkelprothese 125
Gleichgewicht 103
– Sitzstabilität 103
Gruppentherapie 137
– Atemstoffwechselgymnastik 138
– Rollstuhlgruppe 138
– Standgruppe ohne Prothese 138
– Amputationstraining mit Prothese 140

## H

Hausübungsprogramm 141
– Kontrakturprophylaxe 141
Haut- und Weichteilinfektionen 45
– Phlegmone 45
– nekrotisierende Fasziitis 45
– Gasbrand 46
– Ostitis 46
– Osteomyelitis 46
Hilfsmittelversorgung 88
Hirnleistungsschwäche/-störung 91, 223
– Demenz 223
– Mini-Mental-State-Examination (MMSE) 225
– Uhrentest 227
– Geriatrische Depressionsskala (GDS) 230
– Merkfähigkeitsstörungen 232
– Gruppenarbeit 233
Hüftgelenksexartikulation 61

## K

Knieexartikulationsprothese 118, 175
– Gipsnegativ 176
– Soft Socket 176
– Standphasensicherung 178
– Verkleidung 180
Kniegelenksexartikulation 60
Komplikationsrate nach Amputation 62
Kontrakturbehandlung 95
– Adduktorenkontraktur 97
– Hüftgelenk 96
– Immobilisation 95
– Kniegelenk 97
– manuelle Mobilisation 98

– postisometrische Relaxation 96
Kontrakturprophylaxe 74, 93, 141
– Wundkontraktion 74
– Spitzfußstellung 74
– Wundheilung 93
– Entzündungsphase 93
– Proliferationsphase 94
– Umbauphase 94
– Oberschenkelamputierter Patient 94
– Hüftbeugekontraktur 94
– Unterschenkelamputierter Patient 95
– Lagerungen 94
Kräftigung 99
– Armmuskulatur 101
– Beinmuskulatur 102
– Gesäßmuskulatur 102
– Muskelmanteltraining 102
– Phantomgefühl 102
– Phantomgymnastik 102
– Rumpfstabilisation 100
– Stütztraining 102

## M
Mobilitätstraining 82
– Gleichgewicht 82
– Einbein-Transfer 84
– Rollstuhltraining 84
– Transfer 83
Multimorbide Patienten 157
– Diabetes mellitus 158
– Erkrankungen des Herz-Kreislauf-systems 160
– Sekundäre Wundheilungsstörungen 162
– Neurologische Begleiterkrankungen 162

Myodese 60
Myoplastik 60

## N
Neurologische Begleiterkrankungen 162
– Schlaganfall 162
– Zerebrale Veränderungen 162

## O
Oberschenkelamputation 60
Oberschenkelprothese 115, 180
– Anziehhilfe 115
– Gipsnegativ 181, 183
– Kompression 117
– Längsovale Einbettungstechnik 181
– Oberschenkelprothesenschaft 181
– Prothesenschaftform 182
– querovale Einbettungstechnik 181
– Stumpfendkontakt 181
Operationsletalität 63
Operationsmethoden 58
– Fischmaulschnitt 58
– Myodese 60
– Myoplastik 60
Orthopädietechniker 164

## P
Phantomschmerz/-gefühle 102, 104, 233
– Telescoping 234
– Behandlung 236
– medikamentöse Therapie 237
– Transkutane elektrische Nervenstimulation (TENS) 237
– Psychologische Intervention 237
Physiotherapeutischer Befund 67
– Befund des verbleibenden Beins 68

## Register

- Belastbarkeit des Standbeins 68
- Beurteilung der Rumpfaufrichtung 68
- Dehnfähigkeit der Beinmuskulatur 69
- Funktion der Arme 68
- Goniometer 69

Präoperative Maßnahmen 66
- Befundaufnahme 66

Präoperative Übungen 72
- Atemübungen 72

Postoperative Maßnahmen 72
Polymorbidität 87
Prothese, Einstellung 136
Prothese nach Knieexartikulation, s. Knieexartikulationsprothese
Prothese nach Oberschenkelamputation, s. Oberschenkelprothese
Prothese nach Unterschenkelamputation, s. Unterschenkelprothese
Prothesengangfehler 133
- Kontraktur des M. iliopsoas 133
- Abschwächung der Glutealmuskulatur 133
- Schmerzen 134
- Ausweichbewegungen 135
- Hilfsmitteleinstellung 135
- Prothesenlänge 136
- Beinlängenunterschied 136

Prothesenfähigkeit 165
Prothesenhandling 114
Prothesenpassteile 167, 169
- Halbfertigfabrikate 167
Prothesenversorgung 75, 164
Psychologische Aspekte 220
- Amputation 220
- Fähigkeitsstörung 221
- Psychosoziale Beeinträchtigung 222
- Hirnleistungsstörung 222, 223

## R

Ratschow-Test 70
Rehabilitation 9
- mdizinische 10
- geriatrische 11
Rollstuhlgruppe, Atemstoffwechselgymnastik 138

## S

Schmerz 233
- Phantomschmerz 233
- Phantomgefühle 233

Schmerzbewältigung 240
- verhaltenstherapeutische Ansätze 240
- hypnotherapeutische Ansätze 241

Soft Socket 173
Spätkomplikationen 64
- Narbenbeschwerden 64
- Neurome 64
- Phantomempfindung 64
- Stumpfödem 64
- Stumpfschwund 64

Standgruppe ohne Prothese, Transfertraining 138
Stumpfkompression 75
- Knieexartikulation 76
- Stumpfkompressionsstrumpf 76
- Unterschenkelamputation 76
- Wundödem 76

Sturzprophylaxe 110
- Falltraining 110
- Sicherheit 110
- Standstabilität 110

## T

Test der Vitalfunktionen 69
– Atemfunktion 69
– Kardiale Belastbarkeit 69
– Kondition 69
– Ratschow-Test 70
Thrombose, arterielle 25
Trainingstherapie 150
– sporttherapeutisches Training 150
– Kraftausdauer-Training 150
– Muskelaufbautraining 151
– Herz-Kreislauftraining 155
Transfertraining 106, 139
Traumata 47
Tumoren 47

## U

Unterschenkelamputation 61
Unterschenkelprothese 119

– prothetische Versorgung 170
– Silikonsysteme 171
– Gellinersysteme 171
– Weichwandschaft (Soft Socket) 172
– Gipsnegativabnahme 173
– Passprobleme 174
– Aufbaufehler 174
– Anprobe 174
– Stumpfvolumenzunahme 174
– Volumenschwankungen 120

## W

Wundheilungsstörungen 62, 162
Wundkontrolle 63

## Z

Zehen- und Fußamputation 62

# Pflaum Physiotherapie
## eine Auswahl

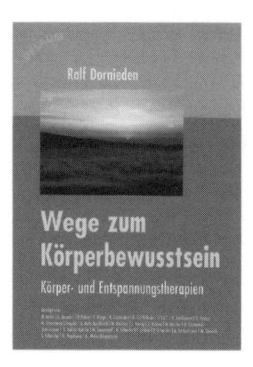

Ralf Dornieden
**Wege zum Körperbewusstsein**
Körper- und Entspannungstherapien
384 S., 150 Abb., kart.
ISBN 3-7905-0857-8

Christel Eickhof
**Grundlagen der Physiotherapie bei erworbenen Lähmungen**
312 S., 82 Abb., kart.
ISBN 3-7905-0840-3

Ursula Gärtner u.a.
**Physiotherapie in der Intensivmedizin**
398 S., 62 Abb., kart.
ISBN 3-7905-0796-2

Gabriele Hanne-Behnke
**Klinisch orientierte Psychomotorik**
322 S., 122 Abb., kart.
ISBN 3-7905-0797-0

Wolfgang Ide/Winfried Vahlensieck
**Die Harninkontinenz beim Mann**
127 S., 20 Abb., kart.
ISBN 3-7905-0872-1

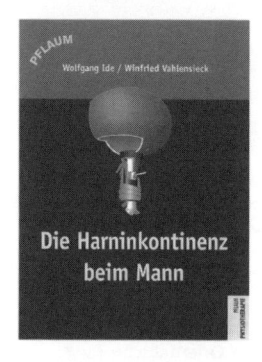

Jörg Jerosch/Jürgen Heisel
**Künstlicher Gelenkersatz**
Hüfte, Knie, Schulter
344 S., 265 Abb., kart.
ISBN 3-7905-0799-7

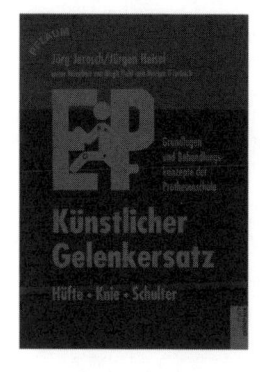

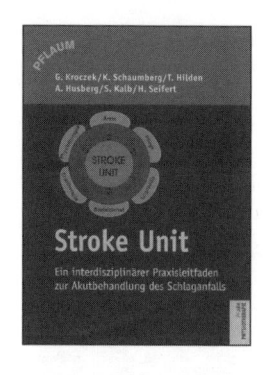

Germar Kroczek u.a.
**Stroke Unit**
Ein interdisziplinärer Praxisleitfaden zur Akutbehandlung des Schlaganfalls
348 S., 161 Abb., kart.
ISBN 3-7905-0829-2

Sieglinde Martin
**Balancetraining für das behinderte Kind.**
Ein Praxisbuch für Physiotherapeuten und Eltern
184 S., 124 Abb., kart.
ISBN 3-7905-0869-1

Sabine Mehne/Livia Haupter
**Vom Tun und Lassen**
Grundlagen der Systemischen Physiotherapie – SYS PT®
424 Seiten, 27 Abb., kart.
ISBN 3-7905-0874-8

Richard Pflaum Verlag GmbH & Co. KG
Lazarettstr. 4, 80636 München, Tel. 089/12607-0, Fax 089/12607-333
http://www.pflaum.de, e-mail: kundenservice@pflaum.de

# Pflaum Physiotherapie
## eine Auswahl

Adalbert Olschewski-Hattenhauer
**Stress bewältigen**
Ein ganzheitliches Kursprogramm in 12 Sitzungen
272 S. mit Abb., kart.
ISBN 3-7905-0853-5

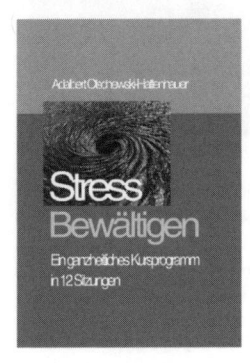

Mario Prosiegel u.a.
**Klinische Hirnanatomie**
Funktion und Störung zentralnervöser Strukturen
340 S., 200 Abb., kart.
ISBN 3-7905-0828-4

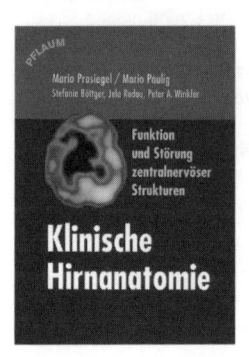

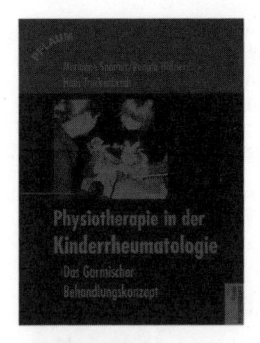

Marianne Spamer u.a.
**Physiotherapie in der Kinderrheumatologie**
344 S., 183 Abb., kart.
ISBN 3-7905-0852-7

Marion Spörl
**Der Orientalische Tanz in der Schwangerschaft und Geburtsvorbereitung**
134 S. mit 79 Abb., kart.,
ISBN 3-7905-0855-1

Hans-Rudolf Weiß
**Befundgerechte Physiotherapie bei Skoliose**
264 S. mit 169 Abb., kart.,
ISBN 3-7905-0837-3

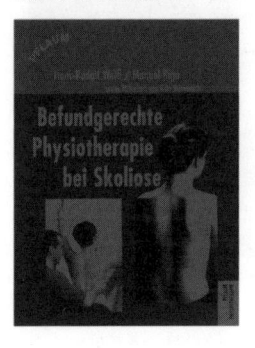

Friederike Ziganek-Soehlke
**So geht's weiter**
Neurorehabilitation mit Bewegungsspielen in der Gruppe
165 S., 28 Abb., kart.
ISBN 3-7905-0827-6

*Bitte fordern Sie den ausführlichen Prospekt der Fachbuchreihe Pflaum Physiotherapie an.*

## Ihre Fachzeitschrift

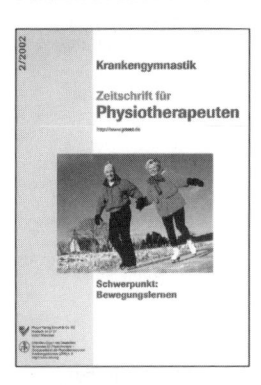

**Krankengymnastik**

**Zeitschrift für Physiotherapeuten**

*Gerne schicken wir Ihnen ein kostenloses Probeexemplar!*

**Richard Pflaum Verlag GmbH & Co. KG**
Lazarettstr. 4, 80636 München, Tel. 089/12607-0, Fax 089/12607-333
http://www.pflaum.de, e-mail: kundenservice@pflaum.de